KB018448

코로나에서 암과 저출산 문제까지 완전 해부

우리가 몰랐던 숨겨진

코로나 진실

코로나와 같은 재난 다시 없길 바라며
코로나 사태 심층 취재 파일 공개하다

김석봉 지음

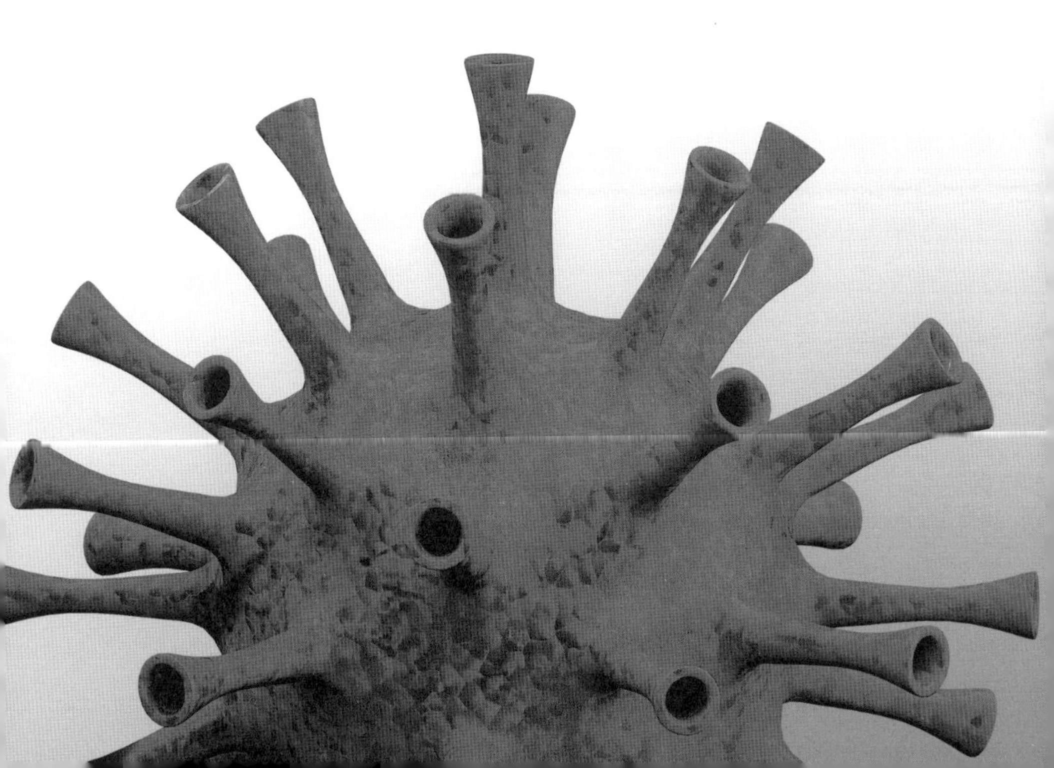

우리가 몰랐던 숨겨진
코로나 진실

초판 발행 2021년 3월 25일

지은이 김석봉
펴낸이 김석봉
디자인 김상하
웹툰 일러스트 이정민
펴낸 곳 동양자연의학연구소

출판 등록 제2017-000154호
주소 서울시 영등포구 영등포로 422 정오빌딩 206호
전화 02-888-7780
이메일 jayun7780@hanmail.net
ISBN 978-89-98952-08-2
정가 15,000원

코로나에서 암과 저출산 문제까지 완전 해부

우리가 몰랐던 숨겨진

코로나 진실

코로나와 같은 재난 다시 없길 바라며
코로나 사태 심층 취재 파일 공개하다

김석봉 지음

동양자연의학연구소

〈들어가는 글〉

코로나 사태 진실에 대해 끝장 토론하자

2019년 말에 시작된 코로나 사태가 1년 넘게 계속되고 있다. 매일 언론을 통해 코로나 확진자와 사망자 발표를 보면서 국민들은 코로나 바이러스에 감염되면 죽는다는 공포감에 젖어 있다. 이런 공포감으로 코로나바이러스의 확산을 막기 위해, 또 감염을 피하기 위해 전례가 없는 사회적 거리두기에 전 국민이 동참하고 있다. 또 대부분의 행사나 모임이 금지되고, 다중 이용시설의 영업이 제한되고 있다. 이로 인해 국가적으로 엄청난 혼란을 겪고 있고, 경제적으로 막대한 피해를 당하고 있다. 지난해 초 경제 전문가들은 코로나 사태로 전 세계가 191조 원에 달하는 경제적 피해를 볼 것으로 예상했고, 우리나라 경제가 0.15~0.19퍼센트 마이너스 성장할 것으로 전망했다. 전 세계적으로는 0.2~0.3퍼센트 마이너스 성장할 것으로 전망했다. 하지만 코로나 사태가 장기화되면서 그 피해가 당초 예상보다 10배 가까이 될 것으로 추정하고 있다. 실제 지난해 우리나라 경제가 당초 예상보다 훨씬 큰 1.1퍼센트 마이너스 성장했다.

그런데 이런 엄청난 경제적 피해와 고통을 당하면서 우리 사회에는 질병관리청(이하 질병청)과 양의사들이(주 : 개념을 명확히 하기 위해 이하 양의사로 표기한다.) 일방적으로 주장하는 세균병인론의 논리만 있을 뿐이다. 반면 이번 사태의 주범이 진짜 코로나바이러스인지, 또 질병청과 양의사들이 주장하는 대로 바이러스 때문에 생긴 재난인지 검증하는 일은 조금도 없다. 이것은 건강한 사회 발전을 위해 참으로 안타까운 일이다.

서양의학과 그 이론을 따르는 질병청과 양의사들은 세균과 바이러스가 질병을 일으킨다는 세균병인론을 주장하고 있다. 그것도 감염된 사람을 통해 수많은 사람들에게 전파되어 사람들을 몰살시키는 무서운 전염병을 일으킨다고 주장하고 있다. 그리고 이런 세균병인론이 초등학교 교과서에 실려 아무것도 모르는 백지상태의 어린이들에게 종교의 교리처럼 주입되고 있다. 또한 이번 코로나 사태처럼 국가적 재난이 발생하면 양의사들이 어김없이 각종 언론에 등장하여 바이러스 때문에 생긴 일이라고 대대적으로 주장하고 있어 성인이 되어서도 세균병인론을 주입받고 있다. 따라서 세균과 바이러스가 병을 일으킨다는 것은 고정관념이 되었고, 세균과 바이러스에 감염되면 죽는다는 생각으로 공포에 떨게 되었다.

하지만 코로나 사태의 주범이 진짜 코로나바이러스인지, 또 서양의학과 양의사들이 주장하는 세균병인론이 맞는지에 대해 그 내면을 들여다보면 의문이 되는 점이 한두 가지가 아니다. 그 첫 번째 합리적 의심은 코로나 사태가 여름철에는 상대적으로 잠잠했다가 날씨가 추워지는 겨울철이 되면 심해진다는 것이다. 즉, 일일 코로나 신규 확진자가 여름철에는 50명 내외였다가 날씨가 추워지는 겨울철에는 300~1천 명으로 폭증한다는 것이다. 일일 사망자도 여름철에는 발생하지 않거나 한두 명 정도에 그쳤다가 겨울철에는 20명 내외로 증가한다는 것이다. 이런 현상은 매년 연례행사처럼 치러지는 독감의 경우도 마찬가지다. 설령 여름철에 일시적으로 코로나 확진자가 증가했다 해도 무증상자가 대부분이고 사망자도 발생하지 않는데 비해 겨울철에는 발열과 기침 등 유증상자가 급증하고, 사망자도 급증한다는 것이다.

이에 대해 질병청과 양의사들은 바이러스 특성상 날씨가 추워지면 전파력이 강해지기 때문이라고 주장하고 있다. 하지만 이런 말은 질병청과 양의사들이 신봉하고 있는 세균병인론에 짜맞춘 주장이다.

모든 생명체는 겨울철에는 번식을 멈추고 움츠러든다. 이런 사실은 겨울이 되면 대지의 모든 식물이 시들고, 동물이나 곤충도 추위를 피해 땅속으로 들어가 동면을 하는 것을 보면 알 수 있다. 또 음식을 냉장고에 넣어두면 세균이 힘을 못 쓰고, 냉동고에 넣으면 꽁꽁 얼어붙는 것을 보면 알 수 있다. 심지어 무생명체인 돌과 쇳덩이도 움츠러든다. 따라서 세균과 바이러스가 추운 겨울철에 더 번성하고 전파력이 강해진다는 것은 자연의 이치에 맞지 않은 일로 서양의학의 세균병인론에 짜맞춘 주장이다. 만약 날씨가 추워지면 바이러스가 더 강해진다는 게 사실이라면 냉장고는 바이러스 배양기이기 때문에 질병청과 양의사는 국민의 건강과 생명을 위해 당장 전 국민을 대상으로 냉장고 폐기 운동부터 해야 한다.

겨울철 들어 코로나 확진자가 300~1천 명 이상으로 급증한 이유는 추위 때문이다. 질병청과 양의사들이 코로나 신규 확진자 운운하며 코로나바이러스에 감염되어 생긴 일로 착시현상을 일으켜서 그렇지 그 본질은 화학물질 등에 의해 몸이 허약해진 사람이 겨울철 추위를 이기지 못한 나머지 몸에 침습한 한기(寒氣)를 해소하기 위해 열을 내고, 폐에 들어온 찬 공기와 이물질을 신속히 내뱉기 위해 기침을 하는 사람의 급증이다. 겨울철에 독감으로 고생하는 사람이 급증하는 것 역시 인플루엔자 운운하며 착시현상을 일으켜서 그렇지 그 본질은 몸이 허약한 사람이 겨울철 추위를 이기지 못하고 몸에 침습한 한기를 해소하기 위해 열을 내고, 폐에 들어온 찬 공기를 신속히 배출하기 위해 기침을 하는 사람의 급증이다. 따라서 코로나바이러스에 감염된 것이 큰일날 일이라고 생각할 게 아니라, 겨울철 추위를 견디지 못할 정도로 많은 국민들이 화학물질 등에 의해 면역력이 허약해진 본질에 주목해야 한다.

사람이 고열을 내고 기침을 하는 것은 생존본능의 생리작용이다. 즉, 모든 생명체는 열기를 잃으면 죽는다. 겨울이 되면 동물들이 땅속으로 들어가는 것도 열기를 잃지 않기 위해서다. 식물도 겨울철 찬 기운에 냉해(冷害)를 입으면 죽는다. 따라서 몸이 허약한 사람이 겨울철 추위를 이기지 못해 한기가 몸에 침습하면 생존본능으로 몸이 냉해지는 것을 막기 위해 열을 내고, 폐에 들어온 찬 공기를 신속하게 내보내기 위해 기침을 하고, 콧물을 흘리는 증상을 보이게 된다. 이런 사실은 건장한 사람이라도 운동 후 땀을 흠뻑 흘린 상태에서 추위에 노출되면 몸이 으슬으슬 떨리고, 열이 나면서 기침을 하는 것을 보면 알 수 있다. 이것은 열려진 땀구멍으로 침습한 찬 기운에 의해 몸이 냉해진 것을 해소하기 위한 생리작용이요, 폐의 냉기를 신속하게 내보내기 위한 생리작용이다. 폐렴(肺炎) 역시 폐에 들어온 찬 공기에 의해 냉해를 입어 손상된 폐 조직을 긴급히 복구하기 위해 인체가 비상동원령을 발동하여 폐에 많은 혈액을 투입한 결과 폐가 뜨거워진 상태다. 염증(炎症)의 염(炎)은 불 화(火)가 두 개 겹친 것으로 폐에 많은 혈액이 몰려 아주 뜨거워진 상태라는 뜻이다. 혹자는 폐렴이라고 하면 세균과 바이러스에 의해 폐가 문드러져 고름이 생긴 것으로 생각하나, 폐렴은 손상된 폐 조직을 복구하기 위해 많은 혈액이 몰림으로써 폐가 붓고 뜨거워진 상태다. 결국 고열과 기침, 폐렴은 세균과 바이러스가 일으킨 것도 아니요, 화학 약으로 없애야 할 질병도 아니다. 그것은 생존본능으로 폐에 침습한 한기를 해소하려는 인체의 생리작용이요, 손상된 폐를 치유하려는 인체의 절박한 노력이다. 히말라야산맥을 등반하다 조난당한 사람을 나중에 발견해 보면 극한의 추위임에도 기이하게 옷을 온통 벗은 상태로 동사해 있다고 하는데, 이 역시 살기 위한 생리작용의 결과다. 그만큼 인체는 몸에 한기가 스며들면 살기 위한 몸부림으로 마지막 순간까지 고열을 내 한기를 해소하기 위한 생리작용을 하는 것이다.

겨울철에 코로나와 독감이 급증하는 게 바이러스나 인플루엔자 때문이 아니라는 사실은 여름철 일사병의 사례를 보면 쉽게 알 수 있다. 사람이 여름철에 폭염에 지나치게 노출되면 탈수증으로 심한 갈증과 어지러움 등 몸에 이상 반응이 생긴다. 나아가 심하게 더위를 먹으면 생명을 잃기까지 한다. 마찬가지로 사람이 겨울철 추위에 지나치게 노출되어 한기가 몸에 스며들면 생존본능으로 한기를 해소하기 위해 열을 내고, 폐에 침습한 냉기를 신속히 배출하기 위해 기침을 하게 된다. 그리고 심하게 추위에 노출되어 열기를 잃으면 생명을 잃기까지 한다. 결과적으로 여름철 일사병이 바이러스 때문에 생긴 것이 아니듯이 겨울철 급증하는 코로나나 독감 역시 바이러스 때문에 생긴 것이 아니다. 또 여름철 일사병을 예방하기 위해 화학 백신이(주 : 개념을 명확히 하기 위해 이하 화학 백신으로 표기한다.) 필요한 것이 아니듯이 겨울철 급증하는 코로나나 독감을 예방하기 위해 화학 백신이 필요한 것이 아니다. 여름철 일사병의 명약은 시원한 소금물이고, 겨울철 코로나와 독감의 명약은 뜨거운 생강차다. 또 여름철 일사병의 효과적인 치료법은 시원한 그늘에서 열기를 해소하는 것이고, 겨울철 코로나와 독감의 효과적인 치료법은 뜨거운 온돌방에서 땀을 내면서 몸에 침습한 한기를 해소하는 것이다.

그럼에도 겨울철 코로나와 독감이 바이러스 때문에 생긴 병이라고 주장하며 소동을 벌이는 것은 꼬리가 몸통을 흔드는 격으로 가치를 전도시키는 일이다. 또 봉이 김선달이 사람들을 현혹하여 대동강 물을 팔아먹었듯이 겨울철 추위로 인해 생긴 일을 바이러스로 호도하여 화학 백신과 화학 항바이러스제를 판매하는 일이다.

그리고 질병청이 발표하는 코로나 사망자를 보면 그 실체는 고혈압과 당뇨, 정신병 등으로 10년 이상 화학 약물(주 : 개념을 명확히 하기 위해 이하 화학 약물 또는 화학 약으로 표기한다.) 처치를 받으며 화학 약물에 중독되어 생명력이 극히 쇠약해진 경우다. 국내외 통계를 보면 우리나라뿐만 아니라 전 세계적으로 코로나로 사망했다는 사례의 98퍼센트는 중증의 기저질환자다. 그들은 고혈압과 당뇨, 정신병 등으로 10년 이상 화학 약물 처치를 받으며 화학 약물에 중독되어 거동조차 제대로 못하고 양방의 요양병원과 정신병동에 입원해 있는 중증의 기저질환자들이다. 연령은 83퍼센트가 70세 이상이다.

이렇게 화학 약물에 중독되어 생명이 경각에 달린 사람은 몸이 허약해져 겨울이 되면 추위를 이기지 못할 위험이 크다. 게다가 고령자는 혈기 왕성한 젊은이에 비해 몸이 냉하기 때문에 그 위험이 더욱 커진다. 이로 인해 겨울철 추위를 이기지 못하게 되어 몸에 한기가 스며들면 이것을 해소하기 위해 생존의 몸부림으로 열을 내고, 폐에 침습한 냉기를 신속히 배출하기 위해 콧물과 기침 등의 생리현상을 보이기 마련이다. 이런 생존본능의 생리작용을 거스르고 화학 해열제로 열을 끌어내리면 그렇지 않아도 화학 약물에 중독되어 생명력이 바닥이 난 고령의 중증 기저질환자로서는 속수무책으로 열기를 잃어 사망할 위험이 커지게 된다. 또 고령의 중증 기저질환자는 생기발랄한 젊은이에 비해 세포 재생력이 극히 떨어져 있기 때문에 바이러스를 죽인다는 명분으로 화학 항바이러스제를 투여하면 세포가 속수무책으로 생명력을 잃어 사망할 위험이 더욱 커지게 된다. 즉, 겉으로 보기에는 화학 해열제와 화학 항바이러스제를 투여하여 위급한 환자를 치료한 것처럼 보이지만, 그 내막은 화학 약물로 인체의 생리작용을 억제하고 세포의 생명력을 죽인 것이라고 의심해 볼 수 있다.

그럼에도 질병청과 양의사들은 이렇게 사망한 중증의 기저질환자를 사망에 이르기까지의 면밀한 역학조사 없이 간단히 코로나 사망자로 발표하고 있다. 그 결과 국민들이 코로나바이러스에 감염되면 죽는다는 인식으로 공포에 떨고 있다. 이것은 그들이 신봉하는 세균병인론에 짜맞춘 결론이다. 그리고 이런 일은 지난해 말 독감 화학 백신 접종 후 하루 이틀 만에 110명이 사망한 사건에 대해서는 어떻게든 가벼운 증상이라도 찾아내 화학 백신과는 무관하게 기저질환 때문에 사망했다고 결론을 내리는 것과 대비해 보면 이율배반적인 일이요, 세균병인론과 화학 백신 접종의 당위성에 짜맞춘 이중잣대다.

질병청과 양의사들이 주장하는 세균병인론에 대한 또 한 가지 합리적인 의심은 먹이사슬의 구조로 볼 때 세균과 바이러스는 바다의 플랑크톤보다 더 낮은 최하위 단계의 미약한 생명체라는 점이다. 특히 바이러스는 일반 현미경으로는 보이지 않고 전자 현미경으로나 볼 수 있는 생명 전단계의 입자에 불과하다. 반면 인간은 최상위 포식자다. 또 신체 구조가 어느 생명체보다 완벽하고, 생명력이 강한 만물의 영장이다. 인류가 어느 생명체보다 더 많이 팽창한 것을 보더라도 그 생명력을 알 수 있다.

그런데 이런 먹이사슬의 구조를 파괴하고 세균과 바이러스가 최상위 포식자인 인간을 죽일 정도로 강력한 존재라면, 인간 아래 단계에 있는 하등 생명체는 세균과 바이러스에 의해 벌써 멸종되었을 것이다. 더구나 세균과 바이러스는 공기처럼 지구상에 무한대로 퍼져 있기 때문에 지구상의 하등 생명체는 인간을 죽일 정도의 세균과 비이러스의 강력한 공격을 피할 수 없어 벌써 멸종했을 것이다. 하지만 지구상의 모든 생명체는 철저히 먹이사슬 구조에 적응하면서 생존하고 있다. 하물며 지렁이나 벌레와 같은 미물도 세균과 바이러스에 더 많이 노출되어 있는데도 세균과 바이러스를 제압하면서 살아가고 있다. 따라서 만물의 영장인 인간이 극히 미약한 생명체인 세균과 바이러스조차 제압하지 못하고 죽는다는 것은 자연의 섭리에 맞지 않는 일이다. 그 사실은 코로나바이러스에 감염되었다고 확진 판정을 받은 사람의 90퍼센트 이상이 아무런 증상을 보이지 않는 것을 보면 알 수 있다. 즉, 코로나바이러스 때문에 고열과 기침 증상이 생기는 것이 아니요, 코로나바이러스 때문에 사망하는 것이 아니라고 의심할 수 있다.

근대 서양의학은 모든 병은 세균 때문에 발생한다는 관점의 세균학에서 비롯되었다. 그리고 세균을 죽여야 병이 낫는다는 생각으로 화학 약을 개발하여 의약을 상업화하였다. 따라서 서구 제약회사와 양이사들은 그들의 존재 가치를 위해, 또 화학 백신과 화학 약 사용의 당위성을 위해, 또 그들의 수입과 화학 약 사용의 확대를 위해 자연계의 생명체에 생기는 모든 이상을 어떻게든 세균과 바이러스 때문에 생긴 일이라고 원인으로 규정하기 마련이다.

이런 세균병인론과 화학 약 사용의 당위성에 짜맞추다 보니 추운 겨울철에 바이러스의 전파력이 더 강해져 코로나와 독감을 확산시킨다는 주장을 하게 된 것이고, 먹이사슬의 최하위 단계에 있는 세균과 바이러스가 최상위에 있는 인간보다 더 강한 존재가 된 것이다. 또 코로나바이러스에 감염되었으면 아무런 증상이 없어도 환자가 되어야 하고, 장기간의 화학 약물 처치로 화학 약물에 중독된 중증의 기저질환자가 사망하면 바이러스 때문에 사망한 것이 되어야 하는 것이다. 반면 화학 백신 접종 후 사망한 사람은 화학 백신과는 무관하게 기저질환 때문에 사망한 것이 되어야 하는 것이다.

그리고 또 하나 생각해 볼 점은 바이러스와 세균이 사람들에게 전염되어 무서운 질병을 일으키고 사망에 이르게 하는 게 사실이라면 현재 코로나보다 8배나 더 확산되어 있는 간염부터 차단해야 한다. 이를 위해 코로나보다 몇 배 더 강력한 사회적 방역 소동을 벌어야 하고 바이러스 감염 경로를 파악하기 위해 대규모 역학조사를 해야 한다. 건강보험심사평가원의 통계 자료를 보면 양의사들이 간염바이러스에 감염되었다고 확진하여 치료한 간염 환자가 2015년 43만3천244명, 2016년 47만9천619명, 2017년 47만8천518명, 2018년 48만6천3명, 2019년 52만760명에 이르는 등 매년 급증하고 있다. 이렇게 간염이 확산되는 것을 차단하기 위해서는 코로나보다 몇 배 더 강력한 사회적 방역 소동과 역학조사를 해야 한다. 하지만 그렇게 하고 있지 않다.

물론 이렇게 말하면 질병청과 양의사들은 간염의 경우는 백신과 치료제가 개발되어 있어 관리가 가능하기 때문이라고 말할 수도 있다. 그 말을 들으면 마치 간염이 잘 해결되고 있는 것처럼 착각을 들게 한다. 하지만 한번 간염 바이러스에 감염된 것이 확진되면 쉽게 그 사슬에서 벗어나지 못하고 만성적으로 화학 항바이러스제와 화학 항생제 등 화학 약물 처치를 받는 고생을 하고, 간경화나 간암으로 악화되는 일을 당하기도 하는 게 현실이다. 게다가 통계청의 국가통계포털을 보면 2019년만 해도 간염바이러스에 감염되어 사망했다는 사람이 649명 발생했다.

또 질병청과 양의사들의 주장대로 세균과 바이러스에 감염되어 생긴 병인 독감 인플루엔자, 폐결핵, 위암의 원인 헬리코박터파일로리균, 자궁경부암의 원인 인유두종 바이러스, 홍역, 백일해, 이하선염, 수두 등 여타의 심각한 세균성 질환까지 생각한다면 사사건건 바이러스 공포 속에 접촉에 의한 감염을 피하기 위해 전 국민이 평생 매일매일 대소동을 벌여야 한다. 특히 건강보험심사평가원의 통계를 보면 독감 인플루엔자에 감염되었다고 치료받은 환자가 2015년 80만9천67명이었던 것에 비해 2019년 231만5천434명으로 5년 사이에 3배 가까이 폭증했다. 연도별로 보더라도 2016년 106만7천357명, 2017년 141만8천792명, 2018년 226만298명으로 매년 급증하고 있다. 또한 작년 10월 질병청 정은경 청장이 발표한 바에 따르면 독감 인플루엔자에 의한 사망자가 매년 3천 명씩 발생하고 있다고 한다. 결과적으로 독감 인플루엔자 환자는 코로나 1년 누적 확진자의 33배, 사망자는 3배에 달한다.(2021년 1월 9일 기준) 사태가 이러한데 독감 인풀루엔자 화학 백신과 화학 치료제가 개발되어 있다는 게 무슨 의미가 있는가? 이런 사실을 무시하고 독감은 코로나와 달리 백신과 치료제가 개발되어 있다고 발하는 것은 독감이 잘 해결되고 있는 양 국민을 현혹하는 일이다. 따라서 질병청과 양의사들의 주장대로 독감이 인플루엔자 바이러스 때문에 생긴 전염병이라 한다면 코로나보다 수십 배 더 강력한 사회적 통제와 경제활동 중지 등의 대소동을 벌여야 하고, 그러다 국가가 완전히 파탄이 나고 모두가 그대로 앉아 굶어 죽어야 할 일이다. 이런 비현실적인 결론에 도달하는 것은 그만큼 세균병인론과 코로나 대소동에 대해 합리적 의심이 필요하다는 방증이다.

질병청과 양의사들이 유독 코로나에 대해 대소동을 벌이는 이유는 단 한 가지라고 의심해 볼 수 있다. 즉 코로나를 독감처럼 감염병의 하나로 만들어 화학 백신을 접종시키는 또 하나의 상품으로 정착시키기 위함이라고 의심해 볼 수 있다. 또 세균병인론을 신봉하고 있는 그들의 정당성을 얻고, 사회적 이익과 존재감을 높이기 위함이라고 의심해 볼 수 있다. 또한 다국적 제약회사와 양의사는 화학 백신과 화학 항바이러스제, 화학 해열진통제 등 화학 약의 수요를 확대하여 수입을 높이기 위함이라고 의심해 볼 수 있다. 이런 목적에 간염과 독감 인플루엔자, 폐결핵, 자궁경부암의 원인 인유두종 바이러스, 홍역, 백일해, 이하선염, 수두 등은 이미 감염병으로 정착되어 화학 백신을 접종하는 상품이 되었기 때문에 아무리 감염자와 사망자가 나와도 굳이 대소동을 벌일 필요가 없는 것이라고 의심해 볼 수 있다.

약을 팔려면 질병과 공포부터 팔라는 말이 있다. 우연인지 다국적 제약회사와 양의사들은 이번에 코로나 공포감이 고조된 가운데 코로나 화학 백신을 새로운 접종 상품으로 안착시켜 특수를 누리고 있다. 겨울철 독감을 바이러스 때문에 생기는 것으로 규정하여 독감 화학 백신 접종을 연례행사로 정착시킨 데 이어 코로나라는 새로운 화학 백신을 겨울철 접종 상품으로 정착시키기에 이른 것이다. 이것은 봉이 김선달이 대동강물을 팔아먹는 것과 같이 추위를 바이러스로 호도하여 팔아먹는 것은 아닌지 살펴볼 필요가 있다. 즉, 겨울철이 되면 발열과 기침 증상을 보이는 사람이 급증하는 것이 화학물질 등에 의해 몸이 허약해진 사람이 겨울철 추위를 견디지 못해 몸에 침습한 한기(寒氣)를 해소하기 위한 인체의 생리작용 때문인지, 아니면 겨울철이 되면 바이러스가 더욱 강력해져 인체를 공격했기 때문인지 살펴볼 필요가 있다. 또 추위 하나를 가지고 새로운 바이러스 공포로 복제하여 또 하나의 화학 백신 접종 상품을 추가시킨 것은 아닌지 면밀히 살펴볼 필요가 있다.

어쨌든 다국적 제약회사와 양의사는 코로나 화학 백신을 한 방에 3~6만 원씩 받고 인류를 상대로 접종하여 수백 조에 달하는 수입을 올림으로써 코로나 사태의 '최대 수혜자(?)'가 되었다. 물론 코로나 방역을 한다고 밤잠을 설쳐 가며 보건당국과 많은 의료인들이 고생하고 있지만, 다국적 제약회사와 양의사가 코로나 사태로 막대한 수입을 올린 것은 분명하다. 질병청 역시 코로나 사태로 그들의 존재감과 위상을 한껏 높였다.

코로나 사태가 1년간 지속되면서 모든 일상은 엉망이 되었고, 서민들의 삶은 도탄에 빠졌다. 그런데 이런 국가적 혼란과 서민들의 경제적 파탄은 앞으로 또 벌어질 가능성이 크다. 2009년 신종플루 사태 때도 전시를 방불케 할 정도로 대소동을 벌였었고, 그 정도는 덜했지만 2015년 메르스 사태 때도 마찬가지였다. 가축의 경우도 공장식 화학 축산으로 인해 병약해진 닭과 오리가 겨울철 추위를 견디지 못하고 집단 폐사하고 있다고 볼 수 있는 일을 서양의학의 세균병인론에 맞춰 조류인플루엔자 때문에 생긴 일로 규정하여 대대적인 화학 백신 접종과 화학 방역 소동을 벌이고 있다.

세균병인론은 화학 백신이나 화학 항바이러스제 등 특정 집단의 이익과 결부된 상업적 속성을 지니고 있다. 그 규모도 전 인류를 대상으로 하기 때문에 수십 수백 조에 달할 만큼 천문학적이다. 이런 점에서 세균병인론이 상업적으로 이용될 위험성을 항상 주시하고 경계해야 한다. 그리고 그러한 일이 있을 때 이익의 정점에 있는 다국적 제약회사와 양의사, 그리고 서양의학의 세균병인론과 화학 약의 깃발 아래 집단 카르텔을 형성하고 있는 WHO와 보건당국의 말만 듣고 처음부터 세균과 바이러스 때문에 생긴 일로 단정지어 놓고 공포감에 젖어 대소동을 벌일 게 아니라, 정신을 바짝 차리고 진짜 세균과 바이러스 때문에 생긴 일이 맞는지 활발한 검증과 검토가 있어야 한다.

최근 우리 사회엔 신종플루, 코로나, 조류독감, 구제역 등 서양의학과 양의사들이 주장하는 감염병에 의한 국가적 재난이 반복되고 있다. 그리고 그 어떤 경우이든 서양의학과 양의사들이 주장하는 세균병인론에 따라 처음부터 주입되듯이 바이러스 때문에 생긴 일이라고 단정을 지어 놓고 대소동을 벌이고 있다. 엄청난 국가적인 재난에 대해 어떠한 반대 검증이나 다양한 고찰은 전혀 없이 서양의학과 양의사들의 세균병인론만 일방적으로 주입되고 있다. 이렇게 제약회사와 양의사들의 일방적인 주장만 통한다는 것은, 또 그것을 사전에 단정적으로 못박아 놓고 대소동을 벌이는 것은 특정인의 이익과 목적에 맞게 이용되고 가공될 위험이 있다. 물론 제약회사와 양의사들은 그들의 세균병인론에 따라 인류와 자연계에 이상이 생겼을 때 모든 걸 세균과 비이러스가 원인이라고 주장할 수는 있다. 그렇다고 그런 주장을 맹목적으로 따르고 단정하는 것은 위험하다.

미신이 판치면 세상은 혼란해지고, 삶은 도탄의 나락으로 떨어지기 마련이다. 또 독재 사회가 되면 개인적 탐욕에 의해 진실이 왜곡되고, 인권이 유린될 위험이 있다. 코로나와 같은 엄청난 국가적 재난에 대해 무조건 처음부터 바이러스 때문에 생긴 일이라고 일방통행식으로 단정지어 놓고 소동을 벌이는 맹목성은 위험하다. 그보다는 세균병인론이 자연의 섭리에 맞는지, 또 국민들이 고통을 당하고 사망하기까지 하는 게 바이러스 때문인지 냉철하게 따져보는 합리성이 필요하다. 반복되고 있는 바이러스 공포를 생각하면 이제는 코로나 사태가 양치기 소년과 같은 공포마케팅은 아닌지 합리적으로 의심해야 할 것은 의심하고, 냉철하게 따져볼 것은 따져봐야 하지 않은가? 1년 넘게 지속되고 있는 엄청난 국가적 혼란과 국민들의 고통을 감안하면, 또 앞으로 반복될 가능성이 있는 코로나와 같은 사태를 감안하면, 또 반복된다면 그 피해가 크고 끔찍하다는 걸 생각하면 모든 걸 서양의학과 양의사들이 주장하는 세균병인론으로만 해석하여 세균과 바이러스로 단정하기보다는 인과관계에 있는 모든 걸 공론의 장에 올려놓고 냉철히 분석하지 못할 이유가 없지 않은가?

끝으로 본 내용은 2005년 4월에서 2021년 3월 사이에 월간 전통의학에 게재한 내용과 유튜브 방송 건강직설 TV에 공개한 단편들을 모아 엮은 것이다. 따라서 논리 전개상 내용이 중복된 부분도 있고, 시차가 있는 부분도 있다. 이 점 독자 여러분께 양해를 부탁드린다. 독자 여러분의 건승을 바라마지 않는다.

2021년 3월

김석봉

〈차 례〉

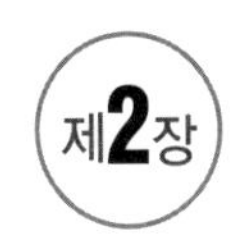

화학 백신이 질병과 사망 위험 높인다

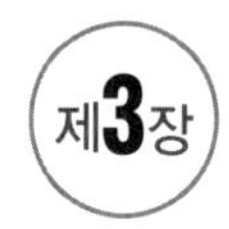

화학 해열진통제의 치명적 독성

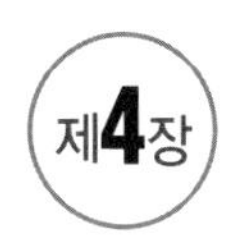

세균병인론인가 화학물질 병인론인가

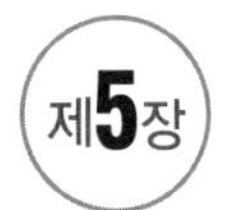

화학 약에 중독사 당하다

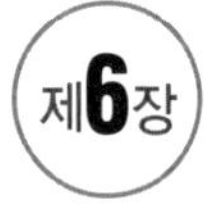

코로나에 좋은 약이 되는 음식

제1장

코로나 사태에 대한 합리적 의심 필요하다

코로나 사태가 바이러스 때문인지 합리적 의심 필요하다

코로나 사태는 2019년 12월 중국 우한에서 시작되어 우리나라에까지 엄청난 영향을 미치고 있다. 3월 19일 현재 전 세계적으로 1억2천178만6천462명이 신종 코로나바이러스에 감염된 것으로 확진되었고, 269만1천33명의 사망자가 발생했다. 국내에서는 9만7천757명이 감염 확진 판정을 받았고, 1천690명의 사망자가 발생했다.

이렇듯 감염자와 사망자가 생기자 신종 코로나바이러스에 대해 두려움에 젖어 극장 등 다중이용시설이 폐쇄되고, 여행과 운동경기 등 각종 행사가 취소되었다. 또 사회적 거리두기로 모임이 취소되고, 식당과 상점들이 문들 닫는 일이 생기고 있다. 또한 각급 유치원과 학교가 개학을 미루고 있고, 학원도 개강을 연기하고 있다. 또 외출이나 악수하는 것조차 꺼리고, 기침을 하는 것이 다른 사람에게 폐를 끼치는 일이 되었다. 전 국민이 잠재적 신종 코로나바이러스 전파 위험자가 되어 서로가 서로를 경원하게 된 것이다. 사랑과 어울림의 사회가 아니라 배척과 불신의 역방향으로 가고 있다.

그런데 과연 신종 코로나바이러스가 이번 사태의 진짜 원인이고, 세균과 바이러스가 그렇게 무서운 악마인가 생각해 볼 필요가 있다. 또 어느 동물보다 생명력이 강한 만물의 영장인 인간이 생명 전단계의 입자에 불과한 바이러스조차 제압하지 못하고, 심지어 목숨까지 잃는 게 맞는지 생각해 볼 필요가 있다.

서양의학과 그 이론을 따르는 양의사들은 세균과 바이러스가 질병을 일으킨다는 세균병인론을 주장하고 있다. 그것도 감염된 사람을 통해 수많은 사람들에게 전파되어 사람들을 몰살시키는 무서운 전염병을 일으킨다고 주장하고 있다. 그리고 이런 세균병인론이 초등학교 교과서에 실려 아무것도 모르는 백지상태의 어린이들에게 종교의 교리처럼 주입되고 있다. 또한 이번 신종 코로나바이러스 사태처럼 국가적 재난이 발생하면 양의사들이 어김없이 각종 언론에 등장하여 바이러스 때문에 생긴 일이라고 대대적으로 주장하고 있어 성인이 되어서도 세균병인론을 주입받고 있다. 따라서 세균과 바이러스가 병을 일으킨다는 것은 고정관념이 되었고, 세균과 바이러스에 감염되면 죽는다는 생각으로 공포에 떨게 되었다.

하지만 천동설(天動說)이 고정관념이었던 시대에 지동설(地動說)을 주장하여 교황청으로부터 종교재판까지 받았던 16세기의 코페르니쿠스와 17세기의 갈릴레오처럼 세균병인론이 미신(迷信)은 아닌지 합리적인 의심이 필요하다.

겨울철에 세균과 바이러스가 더 강해진다?

코로나 사태와 세균병인론에 대한 첫 번째 합리적 의심은 겨울만 되면 세균과 바이러스가 더욱 강력해져 질병을 유행시키는 게 맞는가 하는 점이다. 근래 우리 사회는 겨울만 되면 이번의 코로나뿐만 아니라, 독감 인플루엔자·사스·신종플루·조류독감·구제역·돼지열병 등 양의사들이 주장하는 세균성 질병이 끊임없이 창궐하고 있다. 특히 겨울철 독감 인플루엔자는 아예 연례행사가 되었다

질병청과 양의사들은 겨울철에 유독 코로나와 독감이 유행하는 이유에 대해 바이러스 특성상 날씨가 추워지면 전파력이 더 강해지기 때문이라고 주장하고 있다. 하지만 날씨가 추워지면 바이러스가 더 강해져 코로나와 독감을 유행시킨다는 것은 자연의 섭리도 아니고, 과학도 아니다.

이것은 세균병인론에 짜맞춘 주장이다. 겨울철에 강해진 것은 바이러스가 아니라 추위이고, 약해진 것은 화학물질에 오염된 인체 면역력이다.

모든 생명체는 섭씨 10도의 봄날에 서서히 생명을 틔우기 시작하여 무더운 여름철에 최대로 번성했다가 날씨가 추워지면 움츠러들고, 겨울이 되면 번식을 멈춘다. 이런 사실은 겨울이 되면 대지의 모든 식물이 시들고, 동물이나 곤충도 추위를 피해 땅속으로 들어가 동면하는 것을 보면 알 수 있다. 또 음식을 냉장고에 넣어 두면 세균이 힘을 못 쓰고, 냉동고에 넣어 두면 꽁꽁 얼어붙는 것을 보면 알 수 있다. 심지어 무생명체인 쇳덩이와 돌조차도 움츠러든다.

이런 사실을 무시하고 겨울철에 기침과 발열 증상을 보이는 사람이 급증하는 것을 그들의 세균병인론에 짜맞추다 보니 바이러스가 날씨가 추워지는 겨울철에 더 강해진다는 자연의 이치에 맞지 않는 주장을 하고 있는 것이다. 만약 기온이 떨어지면 바이러스가 더 강해지는 것이 사실이라면 질병청과 양의사들은 국민 건강과 위생을 위해서 무엇보다 앞서 냉장고는 바이러스 배양기이기 때문에 당장 사용을 중지해야 한다고 집안에 있는 냉장고를 없애는 국민운동부터 해야 한다.

겨울철에 코로나와 독감이 급증하는 것은 추위 때문이다. 질병청과 양의사들이 코로나 확진자 또는 독감 인플루엔자 운운하며 바이러스에 감염되어 생긴 일인 것처럼 국민들에게 착시현상을 일으켜서 그렇지 그 실체는 기력과 체질이 허약한 사람이 겨울철 추위를 이기지 못해 몸에 침습한 한기를 해소하기 위해 고열을 내고, 폐에 침습한 냉기를 신속히 내보내기 위해 기침을 하는 증상이다. 폐렴 증상 역시 한기에 상한 폐 조직을 긴급히 복구하기 위해 비상적으로 폐에 많은 혈액이 몰림으로써 폐가 뜨거워진 상태다. 이런 증상을 보이는 사람이 무더운 여름철과 달리 날씨가 추워지면서 급증한 것이다.

특히 장기간 화학 가공식품을 섭취한 사람이나 화학 약을 장기간 투여받아 화학 약물에 중독된 사람은 기력과 체질, 면역력이 극히 허약해져 있어 겨울철 찬 기운을 이기지 못할 위험이 크다. 따라서 서양의학과 양의사들이 주장하는 대로 세균이 원인이요 범인이라는 선입견과 고정관념을 갖기보다는 국민들의 체질이 겨울철 추위를 이기지 못할 정도로 허약해지지는 않았는지 우리 내부의 문제에 대해 성찰할 필요가 있다.

오늘날 우리 사회는 서구의 화학 문명에 구조적으로 장악되어 의식주와 환경 전반에 걸쳐 화학물질이 만연해 있다. 식생활만 보더라도 화학 첨가제로 가공한 인스턴트식품과 패스트푸드가 만연해 있다. 이들 화학 가공식품을 통해 국민 1인당 하루에 섭취하는 화학물질의 양이 10그램, 1년에 3킬로그램에 달한다. 또 농산물은 화학 농약과 화학 비료로 재배되고 있고, 가축과 양식 어류는 화학 성장호르몬제와 화학 항생제가 첨가된 사료로 길러지고 있다. 여기에다 각종 화학 약물의 복용 또한 심한 실정이다. 전 국민의 절

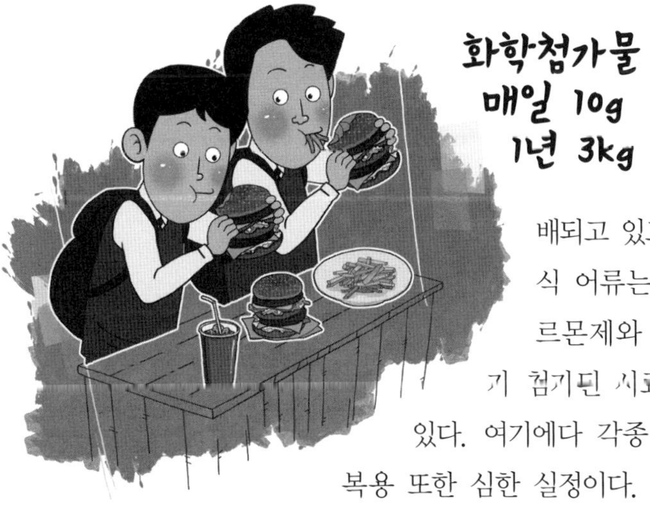

반 정도가 화학 약물을 밥 먹듯이 비일비재 복용하거나, 1년 이상 장기 복용하고 있는 상태다. 또 주거 공간은 화학 건축자재로 지어지고 있고, 생활용품은 화학제품이 대부분을 차지하고 있다. 공기도 화학물질 배기가스에 오염되어 있어 매일 신용카드 한 장 분량의 화학물질을 흡입하고 있다.

또한 우리나라는 세계 1위의 유전자조작곡물(GMO) 수입국이자 GMO 완제 식품 세계 1위 수입국이다. 사료곡물까지 합하면 한 해에 무려 1천만 톤이 넘는 GMO가 수입되고 있다. 이렇게 수입된 GMO는 우리가 미처 깨닫지 못한 사이에 우리가 날마다 먹는 수많은 먹을거리 속에 슬그머니 숨어들어와 있다. 콩이나 옥수수처럼 널리 알려진 것들뿐만이 아니라, 인스턴트식품·패스트푸드·두부·식용유·간장·고추장·된장·음료수·아이스크림에 이르기까지 광범위하게 스며들어 있다. 이제는 오히려 GMO가 포함되지 않은 먹을거리를 찾기가 힘들 지경이다.〈31쪽 표 참조〉

GMO는 글리포세이트를 대량으로 살포하여 생산되고 있다. 글로포세이트는 유전자가 조작된 작물 외의 식물은 모두 말려 죽이는 강독성의 화학 제초제로 그 독성이 월남전에서 살포되어 악명을 떨쳤던 고엽제보다 125배나 강하다.

이 화학 제초제는 유전자가 조작된 작물의 재배 과정에서만 뿌려지는 것이 아니라, 밀 등 일반 작물의 수확 과정에서도 대량으로 살포되고 있다. 글리포세이트를 수확 전에 뿌리면 작물이 바싹 마르게 되어 수확하기가 훨씬 쉽고, 잡초들이 재거되어 다음해 씨를 뿌릴 때 편리하기 때문이다. 밀가루가 우리의 주식이 되다시피 해 엄청난 양이 수

GMO로 만드는 식품 종류

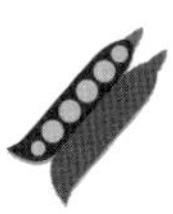

콩

간장, 된장, 고추장, 두부, 콩나물, 식용유, 선식, 버터, 마가린, 콩과자, 마요네즈, 스파게티, 커피크림

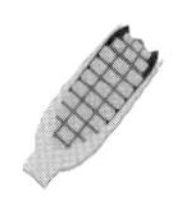

옥수수

콘샐러드. 콘스낵, 팝콘, 옥수수유, 씨리얼, 물엿, 과자, 사탕, 빵, 맥주, 콜라, 사이다, 스프, 당면

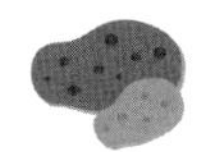

감자

프라이드 포테이토, 녹말가루, 건조 감자, 당면, 스낵

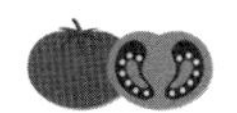

토마토

케찹, 주스, 스파게티 소스, 파스타, 피자소스

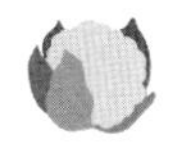

면화

식용면실유, 땅콩버터, 참치통조림, 스낵

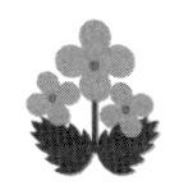

유채

카놀라유(샐러드 드레싱, 마가린, 과자) 등으로 그 종류와 가짓수가 다양

〈자료 출처 : 헤럴드경제〉

입되고 있는 실정임을 생각하면, 끔찍한 일이 아닐 수 없다. 2018년 우리나라 식용 밀가루 수입량은 233만 톤, 금액은 7천407억 원이다. 국민이 1인당 연간 466톤, 매일 1천300그램의 밀가루를 먹고 있는 셈이다. 사료용 밀가루 수입량은 146만 톤이다.

최근 밀가루 음식을 먹으면 소화가 안 되거나 염증성 질병이 심해지는 글루텐 질병이 글리포세이트와 연관성이 있다는 연구가 나오고 있다. 뿐만 아니라 글리포세이트가 암, 불임증, 간장병, 파킨슨씨병 등을 유발한다는 독성 연구 결과가 속속 나오고 있다.

사태가 이러니 입과 코와 피부를 통해 화학물질이 무차별적으로 유입되고 있고, 화학 독소에 오염된 정도에 따라 사람들의 체질이 약화 또는 악화되어 있다. 특히 미세먼지 등 화학물질 배기가스에 의해 공기 오염이 점점 심해지고 있는 실정이라 외부의 공기에 직접적으로 영향을 받는 폐가 크게 약해져 있는 상태다. 그 결과 허약해진 폐에 겨울철 찬 공기가 들어오면 냉기를 이기지 못하게 되고, 이로 인해 냉해를 입으면 폐에 침습한 한기(寒氣)를 신속히 내뱉기 위해 기침을 하게 된다. 또 몸이 냉해지는 것을 해소하기 위해 고열을 내고, 손상된 폐 조직을 신속히 복구하기 위해 많은 혈액이 폐에 몰림으로써 폐가 뜨거워지는 폐렴(肺炎) 증상을 보이게 된다.

그럼에도 화학 문명과 인간이 저지른 잘못을 보이지도 않는 미약한 입자에 불과한 바이러스가 범인이라고 뒤집어씌우는 것은 잘못된 일이요, 원인을 왜곡하여 문제의 해결을 방해하는 일이라고 할 수 있다. 날씨가 추워지면 바이러스가 더 강해진다는 것은 자연의 섭리도 아니고, 과학도 아니다. 문제는 더위와 추위 등 자연의 조건에 적응하지 못할 정도로 화학 독소에 의해 인체가 병약해진 탓이요, 폐가 허약해진 탓이다.

참고로 혹자는 폐렴(肺炎)이라고 하면 폐에 고름이 생긴 것으로 생각한다. 그것도 세균과 바이러스에 의해 폐가 문드러져 고름이 생긴 것으로 생각하는데, 전혀 그렇지 않다. 폐렴은 인체가 손상된 폐 조직을 신속히 복구하기 위해 비상동원령을 발동하여 폐에 많은 혈액을 투입함으로써 폐가 뜨거워진 상태다. 염증(炎症)의 염(炎)은 불 화(火)가 두 개 겹친 것으로 불꽃이란 뜻이다. 즉, 손상된 인체 조직을 신속히 수리하기 위해 많은 혈액이 몰림으로써 뜨거워졌다는 뜻이다. 결국 염증반응은 인체가 살기 위해 손상된 조직을 치유하는 생리작용으로 생긴 증상이지 세균과 바이러스가 인체를 손상시켜 일으킨 질병이 아니다. 고열도 몸이 냉해지는 것을 막기 위한 생존본능의 생리작용이고, 통증은 손상된 조직을 수리하기 위해 많은 혈액이 몰림으로써 혈관에 미치는 압력이 높아져 생긴 현상이다. 마치 태풍과 폭우로 건물이 크게 파손되면 건물을 복구하기 위해 많은 인력이 동원되고, 공사장이 소란스러워지는 것과 같은 격이다. 이런 염증과 고열과 통증이 불편하다며 화학 소염제와 화학 해열진통제로 증상을 없애 버리는 것은 파손된 건물을 수리하는 작업자들을 해산시키는 격이요, 공사장의 소음이 시끄럽다고 공사를 못하게 막는 격이다. 이렇게 하면 건물이 폐허가 되어 붕괴될 위험이 커지듯이 몸의 이상 역시 만성으로 악화되어 생명에 치명상을 입을 위험이 커지게 된다.

먹이사슬 최하위 세균이 최상위 인간을 죽인다?

코로나 사태와 세균병인론에 대한 두 번째 합리적 의심은 먹이사슬의 구조로 볼 때 세균과 바이러스는 바다의 플랑크톤보다 더 낮은 최하위 단계의 미약한 입자라는 점이다. 반면 인간은 최상위 포식자이다. 또 신체 구조가 어느 생명체보다 완벽하고, 생명력이 강한 만물의 영장이다. 인류가 어느 생명체보다 더 많이 팽창한 것을 보더라도 그 생명력을 알 수 있다.

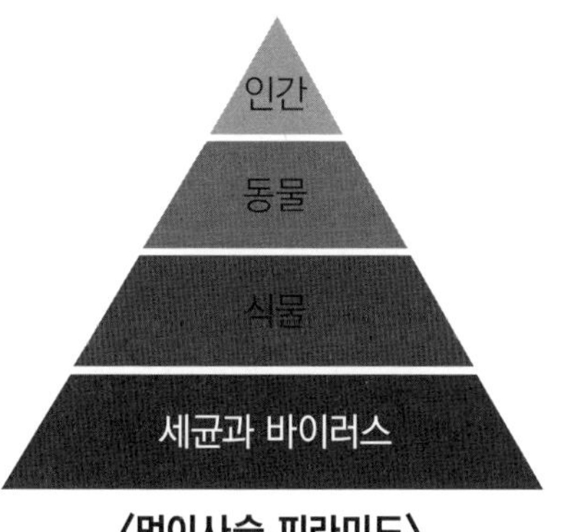

〈먹이사슬 피라미드〉

그런데 만물의 영장인 인간이 극히 미약한 생명체인 세균과 바이러스조차 제압하지 못한다는 것은 이치에 맞지 않는 일이다. 인간은 그렇게 나약한 신체 구조와 미약한 생명력을 가진 존재가 아니다. 세균과 바이러스에 더 많이 노출되어 있는 지렁이와 벌레 같은 미물도 항체를 만들어 세균과 바이러스를 제압하며 살아가고 있는데, 만물의 영장인 인간이 스스로 항체를 만들어 내지도 못하고, 세균과 바이러스조차 제압하지 못한다는 것은 이치에 맞지 않는 일이다.

만약 서양의학과 양의사들의 말대로 세균과 바이러스가 최상위 포식자인 인간을 죽일 정도로 강력한 존재라면 지구상의 모든 생명체는 세균과 바이러스의 공격에 의해 벌써 멸종되었을 것이다. 즉, 세균과 바이러스는 땅과 하천, 바다, 공기 등 지구상 어디에든 무한대로 퍼져 있기 때문에 최상위 포식자인 인간을 죽일 정도의 막강한 힘을 가졌다면 인간 아래 단계에 있는 하등 생명체는 세균과 바이러스의 강력한 공격을 피하지 못하고 속절없이 멸종될 수밖에 없다. 나아가 여기저기 먹이사슬 구조에 공백이 생겨 세균과 바이러스의 공격을 받지 않은 생명체도 멸종될 수밖에 없다. 하지만 지구상의 모든 생명체는 철저히 먹이사슬 구조에 적응하면서 생존하고 있다.

현재 호랑이와 북극곰 등 수많은 생명체가 멸종의 위기에 처해 있는데, 이들을 멸종의 위기에 몰아넣는 것은 세균과 바이러스가 아니다. 그 범인은 화학물질 재앙으로 인한 지구온난화요, 화학물질 오염으로 인한 생태계 파괴다. 마찬가지로 인간의 생명을 위협하는 것도 세균과 바이러스가 아니다. 인류의 생존을 위협하는 주범은 우리 의식주와 환경 전반에 오염되어 있는 화학물질이다. 여기에다 화학물질의 독소로 인해 나타나고 있는 현대병을 화학 약물로 처치하고 있으니 암, 고혈압, 당뇨 등으로 사망하는 사람이 해가 갈수록 늘어나고 있는 것이다. 마치 화학물질 산업폐수에 죽어가는 하천에 화학물질을 더 방류하는 격이다.

무증상자도 환자다?

코로나 사태와 세균병인론에 대한 세 번째 합리적인 의심은 신종 코로나바이러스에 감염된 사람 중에는 발열과 기침 등 아무런 증상이 없는 무증상자가 90퍼센트 이상이라는 점이다. 이런 예외가 절대다수라는 것은 세균과 바이러스가 원인이 아니라는 뜻이다. 그럼에도 질병청과 양의사들은 아무런 증상이 없는 사람을 환자로 분류하고 있다. 이것은 질병청과 양의사들이 신봉하고 있는 세균병인론에 짜맞춘 결과다. 세균이 병의 원인이라고 주장을 하다 보니 아무런 증상이 없어도 환자가 되어야 하는 괴이한 일이 된 것이다.

이번 코로나 사태에서 전 세계적으로 코로나바이러스 때문에 사망했다는 사람의 99퍼센트는 고혈압과 당뇨 등으로 오랜 기간 화학 약물을 투여받은 나머지 화학 약물에 중독되어 기력과 생명력이 극히 쇠약해진 노약자였다. 국내에서 발생한 사망자들도 98퍼센트가 양방병원에서 오랜 기간 화학 약물 처치를 받아 온 사람들로서 거동조차 제대로 못할 정도로 생명력이 극도로 쇠약해진 상태였다. 경북 청도의 병원이나 노인 요양병원에서 사망자가 많이 나오는 것도 정신병동과 요양병원의 특성상 환자들이 5년 내지 20년간 장기 입원해 있으면서 폐쇄된 환경에서 화학 약물 처치를 집중적으로 받아 기력과 생명력이 극히 쇠약해진 상태였기 때문이라고 할 수 있다.〈36쪽 표 참조〉 반면 신종 코로나바이러스에 감염되었다고 확진 판정을 받았어도 발열과 기침 등 아무런 이상이 없는 90퍼센트 이상의 사람은 기력이 강건한 사람들이었다.

코로나 사망자 발생 현황(1~16번째 사망자)

연번	신고 시도	성별	연령	기저질환	사망일	비고
1	경북	남	62	정신질환	2.19	청도대남병원
2	부산	여	54	정신질환	2.21	청도대남병원
3	경북	남	40	고혈압	2.21	
4	경북	남	56	정신질환	2.23	청도대남병원
5	대구	여	56	만성신부전증	2.23	
6	경북	남	59	정신질환	2.23	청도대남병원
7	경북	남	61	정신질환	2.23	청도대남병원
8	대구	남	66	정신질환	2.24	청도대남병원
9	대구	여	68	고혈압, 당뇨	2.24	
10	경북	남	57	정신질환	2.25	청도대남병원
11	경기	남	35	만성간질환	2.25	
12	대구	남	73	만성신부전증	2.26	
13	대구	남	74	신장 이식	2.27	
14	대구	여	62	암	2.27	
15	대구	여	69	고혈압, 당뇨	2.28	
16	대구	여	93	심장질환	2.28	

〈자료 출처 : 네이버 블로그〉

이렇게 신종 코로나바이러스가 검출된 사람 중에 기침이나 발열이 전혀 없는 무증상자가 90퍼센트 이상이고, 반면 사망자의 98퍼센트가 겨울철 찬 기운을 견디지 못할 정도로 화학 약물에 중독되어 기력과 생명력이 극히 악화된 중증의 기저질환자들이었다는 것은 코로나 사태의 진짜 원인이 코로나바이러스가 아니라는 뜻이라고 해석할 수 있다. 그 실체는 기력과 생명력이 쇠약해진 사람이 겨울철 추위를 견디지 못한 나머지 외부의 기후에 큰 영향을 받는 폐가 냉해를 입어 냉기를 해소하기 위해 생긴 발열과 기침, 콧물 증상이다. 이런 사실은 따뜻한 봄날과 여름철에 코로나 무증상자가 크게 증가하고, 사망자가 대폭 감소하는 것을 보아도 알 수 있다. 따라서 추위조차 이겨내지 못할 정도로 기력과 생명력이 쇠약해진 일을 심각하게 생각해야 한다.

일사병과 코로나

인간은 스스로 미약한 생명체인 바이러스조차 제압하지 못할 만큼 허약하고 허술한 생명체가 결코 아니다. 인간은 어느 생명체보다 강한 생체 구조와 면역력을 지닌 만물의 영장이다. 인간이 지닌 면역력이면 생명 전 단계의 입자에 불과한 바이러스 정도는 천 배 만 배 능히 제압하고도 남는다.

하지만 서양의학과 양의사들은 세균병인론에 짜맞춰 세균과 바이러스가 인간에게 온갖 질병을 일으키고, 그것도 감염된 사람을 통해 수많은 사람들에게 전파되어 사람을 몰살시키는 강력한 힘을 지닌 악마로 인식시키고 있다. 반면 인간은 스스로 항체를 만들어 내지도 못하고, 세균과 바이러스조차 제압하지도 못하는 허약하고 허술한 존재로 인식시키고 있다. 그 결과 사람들은 세균과 바이러스에 감염되면 죽는다는 생각으로 공포에 떨게 되었고, 세균과 바이러스를 죽이는 화학약묵과 화학 백신이 생명을 담보해 주는 유일한 희망이 되었다.

돌이켜 보면 코로나 사태는 2019년 12월과 2020년 1월 사이에 시작되었다. 계절로 보면 추운 겨울이었다. 따라서 겨울철에 사람들이 집단적으로 기침과 고열 증상을 보이는 것은 몸이 허약한 사람이 겨울철 추위를 이기지 못했기 때문이요, 폐가 침습한 한기에 의해 냉해를 입었기 때문이다. 즉, 고열은 인체가 열기를 잃으면 죽기 때문에 살기 위한 생존본능으로 냉해를 입은 몸을 덥히는 생리작용이고, 기침은 폐에 침습한 한기를 신속히 내뱉기 위한 생리작용이다. 또 두통은 고열로 인해 열기가 머리로 상승함으로써 생긴 증상이고, 몸이 쑤시는 몸살은 침습한 한기를 막기 위해 세포가 떨리는 생리작용이다. 또한 폐렴(肺炎)은 한기에 의해 손상된 폐 조직을 신속히 복구하기 위해 많은 혈액이 몰림으로써 폐가 뜨거워진 증상이다. 그런데 이런 생존본능의 인체 생리작용을 가지고 질병청과 양의사들은 신종 코로나바이러스가 일으킨 전염병이라고 주장하고 있다.

이런 질병철과 양의사들의 주장이 논리적으로, 또 과학적으로 맞지 않다고 의심해 볼 수 있는 것은 일사병과 열사병의 사례를 보면 알 수 있다. 우리는 매년 무더운 여름철에 전 세계적으로 일사병으로 현기증과 구토, 무기력증을 보이며 쓰러지거나 사망하는 사람이 집단적으로 발생하는 일을 경험하고 있다. 이것은 겨울철 한기와 마찬가지로 무더운 여름철에 열기에 감응되어 더위를 먹었기 때문이다. 인간이 아무리 만물의 영장이라 해도 자연의 일부이기 때문에 더위나 추위, 태풍과 폭우, 가뭄 등 자연의 기후에 영향을 받기 마련이다. 여름철 일사병은 무더위에 더위를 먹은 증상이고 겨울철 기침과 발열은 추위에 냉해를 입어 생긴 증상으로 모두가 외부의 기후에 감응된 증상이다.

우리는 여름철에 집단적으로 발생하는 일사병과 열사병을 바이러스에 감염된 전염병이라고 하지 않는다. 또 일사병과 열사병을 예방하기

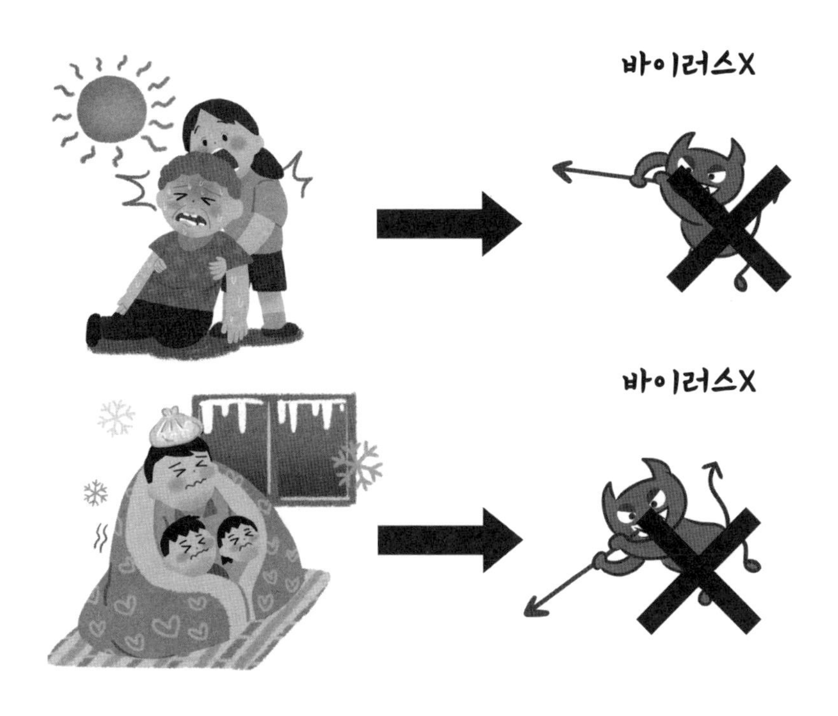

위해서는 화학 백신이 필요하다고 말하지도 않는다. 마찬가지로 겨울철에 집단적으로 발생하는 기침과 발열도 한기에 냉해를 입어 생긴 증상으로 바이러스에 감염된 전염병이 아니다. 또 이것을 예방하기 위해서는 화학 백신이 필요한 것도 아니다. 여름철 일사병의 명약은 시원한 소금물이고, 겨울철 코로나와 독감의 명약은 뜨거운 생강차다. 또 여름철 일사병의 효과적인 치료법은 시원한 그늘에서 열기를 식히는 것이고, 겨울철 코로나와 독감의 효과적인 치료법은 뜨거운 온돌방에서 땀을 내면서 몸에 침습한 한기를 해소하는 것이다.

그런데 질병청과 양의사들은 겨울철 추위로 인해 생긴 일을 가지고 그들이 신봉하는 세균병인론에 짜맞춰 바이러스에 감염된 무서운 전염병이라고 주장하고 있다. 거듭 강조하지만 여름철에 전 세계에 걸쳐 집단적으로 발생하는 일사병과 열사병이 바이러스 때문에 생긴 게 아니라 더위 때문에 생겼듯이 겨울철 독감과 코로나 역시 바이러스 때문에 생긴 게 아니라 추위 때문에 생긴 것이다.

겨울철 들어 코로나 확진자가 급증하는 이유는 서양의학과 양의사들이 주장하는 것처럼 날씨가 추워지면 바이러스의 전파력이 강해지기 때문이 아니다. 또 겨울철에 코로나 사망자가 늘어나는 이유 역시 날씨가 추워지면 코로나바이러스의 힘이 더 강력해지기 때문이 아니다. 그 실체는 몸이 허약해진 사람이 겨울철 추위를 이기지 못하고 몸에 침습한 한기를 해소하기 위해 기침과 발열 증상 보이는 것이고, 이런 사례가 여름철과 달리 상대적으로 겨울철에 급증하면서 유증상자와 접촉자 등을 중심으로 검사 건수가 급증함에 따라 코로나바이러스에 감염되어 있는 사람이 더 많이 발견되는 것일 뿐이다. 따라서 코로나바이러스가 문제를 일으키는 게 아니라, 겨울철 추위를 견디지 못할 정도로 화학 식품과 화학물질에 오염된 생활로 국민들의 면역력과 생명력이 쇠약해진 게 문제라 할 수 있다. 그리고 사람이 열기를 잃으면 생명을 잃는데, 코로나 사망자가 겨울철 들어 늘어나는 것은 생명력이 쇠약해진 사람이 그만큼 겨울철 추위에 열기를 잃을 위험이 커졌기 때문이다. 여기에다 더 많은 유증상자들에게 화학 해열제가 투여되면서 그만큼 생명력이 쇠약해진 사람의 열기를 끌어내릴 위험이 커지고, 세균처럼 단세포의 생명작용을 하는 인체의 세포를 화학 항바이러스제로 죽일 위험이 커졌기 때문이라 할 수 있다. 따라서 겨울철 추위에 바이러스가 더 강해져 감염을 확산시켜 가면서 더 많은 확진자와 사망자를 발생시키고 있다는 주장은 면밀히 검증해 볼 점이 많다. 특히 겨울철에 코로나 확진자와 사망자가 여름철에 비해 상대적으로 폭증한다는 것은 코로나 사태의 원인이 바이러스가 아니라 추위

코로나 검사자 수 대비 확진자와 사망자 수 사례

검사일(0시 기준)	요일	검사자(명)	확진자(명)	사망자(명)
2020년 6월 16일	화	22,632	34	1
2020년 7월 15일	수	23,297	39	0
2020년 8월 17일	월	48,996	197	0
2020년 9월 29일	화	20,056	38	1
2020년 10월 16일	금	17,355	47	2
2020년 11월 12일	목	29,284	143	0
2020년 11월 13일	금	30,119	162	1
2020년 11월 17일	화	41,202	230	0
2020년 12월 25일	금	118,078	1,241	17
2020년 12월 29일	화	108,383	1,046	40
2020년 12월 30일	수	102,492	1,050	20
2020년 12월 31일	목	95,082	967	21

〈자료 참조 : 질병청〉

때문이라는 것을 분명하게 보여주는 방증이요, 추위를 견디지 못할 정도로 화학물질에 의해 면역력이 쇠약해졌기 때문이라는 방증이다.

코로나 사태 원인 진단 다시 해야 한다

여름철에 50명 내외로 발생하던 코로나 확진자가 겨울철 들어 300명 이상 발생하는 등 폭증하고 있다. 일일 사망자도 여름철에는 발생하지 않거나 한두 명 정도에 그쳤다가 겨울철에는 20명 내외로 증가하고 있다.〈상기 표 참조〉 1년 내내 방역 소동을 벌였는데도 이렇게 확진자와 사망자가 폭증한다는 것은 코로나 사태에 대해 원인 진단과 대책이 잘못되었다는 뜻이라 할 수 있다.

모든 생명체는 열기를 잃으면 죽는다. 겨울이 되면 동물들이 땅속으로 들어가는 것도 열기를 잃지 않기 위해서다. 식물도 겨울철 찬 기운에 냉해를 입으면 죽는다.

겨울철 들어 코로나 확진자가 여름철과 달리 300명 이상으로 급증한 이유는 추위 때문이다. 질병청과 양의사들이 코로나 확진자라 운운하며 착시현상을 일으켜서 그렇지 그 실체는 겨울철 추위에 한기를 이기지 못하고 몸에 스며든 냉기를 해소하기 위해 열을 내고, 폐에 침습한 냉기를 신속히 내보내기 위해 기침을 하는 사람의 급증이다. 즉, 여름철과 달리 겨울철 추위로 인해 기침과 발열 등의 증상을 보이는 사람의 급증이요, 유증상자의 급증으로 접촉자에 대한 검사 건수의 급증이다. 이런 검사 건수의 증가로 코로나 감염자 수치가 올라간 것일 뿐, 그 본질은 겨울철 추위를 이기지 못할 정도로 화학물질 등에 의해 국민들의 생명력과 면역력이 허약해졌다는 것이다.

건강한 사람이라도 누구든 운동 등으로 땀을 흠뻑 흘린 상태에서 추위에 노출되면 열려진 땀구멍으로 한기가 침습하고, 한기를 해소하기 위해 열을 내려고 몸이 으슬으슬 떨린다. 이때 몸을 따뜻하게 보호하지 않고 방치하면 한기의 침습이 심해져 인체가 본격적으로 이를 해소하기 위해 고열과 두통, 기침 등의 생리 증상을 보인다. 그럼에도 이런 생존본능의 생리작용을 세균병인론에 따라 바이러스 때문에 생겼다고 하는 것은 마치 파리와 모기가 무더운 여름을 불러왔다고 주장하는 것과 같은 일이다. 그럴 만한 자연 상태가 되었기 때문에 파리와 모기가 번성한 것이고, 그럴 만한 인체 상태가 되었기 때문에 고열과 기침 증상이 생긴 것이다.

"달을 가리키면 달을 봐야지 손가락 끝은 왜 보고 있냐?"라는 가르침이 있다. 달을 가리키는 손가락을 달의 실체로 여긴다면 달만 잃어버리는 게 아니라 손가락까지도 잃어버려 혼란에 빠지게 된다. 즉, 모든 실체를 잃어버리고, 실체에서 멀리 벗어나 대혼란에 빠지게 된다. 코로나 확진자 수치에 연연할 게 아니라, 겨울철 추위에 발열과 기침 증상을 보이는 사람이 급증한 본질에 주목해야 한다. 원인이 올바로 진단되어야 문제가 해결될 수 있고, 대책도 올바로 세워질 수 있다.

여름철에 폭염에 지나치게 노출되면 탈수증으로 심한 갈증과 어지러움 등 몸에 이상이 생기고, 심지어 생명까지 잃는다. 마찬가지로 사람이 겨울철 추위에 지나치게 노출되어 한기가 몸에 스며들면 한기를 해소하기 위해 발열과 기침 등 증상이 생기고, 심하게 열기를 잃으면 생명까지 잃는다. 특히 장기간 화학 식품 섭취와 화학 약물 투여로 화학물질에 심하게 중독된 사람은 인체의 면역력이 극도로 허약해져 있어 추위를 이기지 못할 위험이 크다. 이로 인해 열기를 잃으면 생존본능으로 몸에 스며든 한기를 해소하기 위해 열을 내고 폐에 침습한 냉기를 신속하게 내뱉기 위해 기침을 하는 생리 증상을 보이게 된다. 이런 사례가 여름철 무증상과 달리 날씨가 추워지면서 크게 드러나 그만큼 검사 대상자가 확대되다 보니 코로나 확진자가 급증한 것이다.

이런 경우를 코로나바이러스에 감염되었기 때문이요, 바이러스 특성상 날씨가 추워지면 전파력이 더 강해지기 때문에 생긴 일이라고 주장하는 것은 꼬리가 몸통을 흔드는 격으로 가치를 전도시키는 일이다. 또 봉이 김선달이 사람들을 호도하여 대동강물을 팔아먹었듯이 겨울철 추위로 인해 생긴 일을 바이러스로 호도하여 화학 백신과 화학 항바이러스제를 팔아먹는 일이라고 의심해 볼 수 있다.

여름철 일사병이 바이러스 때문에 생기는 것이 아니듯이 겨울철 들어 발열과 기침 증상을 보이는 사람이 급증하는 것 역시 코로나바이러스 때문에 생긴 일도 아니요 코로나바이러스가 문제를 일으킨 일도 아니다. 그것은 열기를 잃으면 죽기 때문에 몸에 스며든 한기를 해소하기 위한 생존본능의 인체 생리작용이다.

이런 본질을 통찰한다면 발열과 기침 등 코로나 증상을 없애겠다고 화학 해열제를 투여하고, 화학 백신을 접종하는 등의 요란을 떨 필요가 없다. 또 불안과 공포감을 가질 필요도 없다. 감기든, 독감이든, 코로나든, 신종이든, 변종이든 상관없이 한기를 해소하려는 인체의 생리작용을 도와 생강차나 인삼차와 같은 뜨거운 성질의 음식으로 몸을 따뜻하게 보하고, 뜨거운 온돌방에서 땀을 흠씬 내 한기를 풀면 된다. 다만 땀을 낼 때 탈수증이 없도록 따뜻한 물에 간에 맞게 볶은 천일염을 타서 마시고, 땀을 흠씬 낸 후에는 열린 땀구멍으로 한기가 다시 스며들지 않도록 잘 보온하면서 따뜻한 물로 씻으면서 정상 체온으로 안정시키면 된다. 이것은 세균과 바이러스 공포에 휩싸여 수동적으로 화학 백신과 화학 방역에 매달릴 필요없이 누구나 주체적으로 할 수 있는 일이다. 몸에 침습한 한기를 해소하려는 인체의 생리작용을 도와주면 되는 일이요, 음식이 곧 몸이니 화학 식품 대신 질 좋은 유기농 식품으로 몸을 튼튼하게 만들면 되는 일이다. 인체가 열을 내고 기침을 하는 생리작용을 하는 게 불편하다고 화학 해열제로 열을 내지 못하게 하고 기침하는 것을 막아 버리는 것은 배변 전에 배가 아픈 생리작용이 불편하다며 변의를 느끼지 못하게 만드는 격이요, 나아가 변이 더럽고 냄새가 난다며 나오지 못하게 막아 버리는 격이다.

코로나 폭증은 추위로 생긴 문제라 추위가 계속되는 한 아무리 사회적 거리 두기를 격상해도 발열과 기침 증상을 보이는 사람이 여름철에 비해 상대적으로 늘어난 상태를 누그러뜨릴 수 없다. 이 문제는 날씨가 따뜻해지는 4~5월이 되어야 서서히 잠잠해질 수밖에 없다. 이것을 가지고 질병청과 양의사들은 코로나 화학 백신 접종의 성과라고 주장할 수도 있겠지만 그 본질은 날씨가 따뜻해졌기 때문이다.

코로나 진짜 사망원인

질병청의 발표를 보면 2021년 3월 19일 현재 코로나 사태로 사망한 사람이 1천690명에 달한다. 전 세계적으로는 269만1천33명에 이른다. 이렇듯 많은 사망자가 발생하자 국민들이 코로나바이러스에 감염되면 죽는다는 공포감에 젖어 온 나라가 대혼란에 빠져 있다. 사회적으로는 마스크 쓰기와 사회적 거리 두기 등 방역 소동이 벌어지고 있고, 경제적으로는 영업 제한 등 자영업자들이 매출에 심대한 타격을 입어 폐업하는 일이 속출하고 있다. 그런데 과연 코로나 사태로 사망한 사람이 코로나바이러스 때문에 사망했다는 게 맞는지 면밀히 살펴볼 필요가 있다.

지난해 3월 이탈리아 국립보건연구원은 코로나 사태의 사망자의 3분의 2 이상이 만성적인 기저질환(基底疾患)을 가지고 있는 등 99퍼센트가 코로나바이러스에 감염되기 전에 적이도 한 가지 이상의 기본적인 건강문제를 가진 채 살고 있었다고 분석했다. 코로나 사태로 전 세계적으로 가장 많은 50만 명 이상의 사망자를 기록하고 있는 미국도 전체 인구의 절반에 가까운 약 40퍼센트가 만성적인 심각한 건강 문제를 가지고 있다고 한다. 특히 이탈리아의 경우는 코로나 사태로 사망한 사람의 4분의 3 이상이 만성적으로 고혈압에 시달리는 중환자였다. 또 고혈압 외에도 당뇨병·심장병·천식·비만 등 다른 심각한 질병에 시달리는 기저질환자였다.

우리나라의 경우도 코로나 사태 사망자의 기저질환을 분석한 보건복지부의 자료를 보면 97퍼센트가 고혈압, 당뇨병, 심장병, 신장병, 폐질환, 암 등 순환기계질환이나 내분비계대사성질환, 정신질환, 호흡기계질환을 지닌 중증의 기저질환자였다. 연령은 83퍼센트가 70세 이상이다.〈47쪽 표 참조〉

이렇듯 전 세계적으로 코로나 사망자의 절대다수가 중증의 기저질환자다. 그리고 이들은 코로나바이러스에 감염되기 전에 이미 장기간 화학 약물 투여를 받으며 생명력이 극히 쇠약해진 상태였다. 우리나라의 경우만 해도 사망자들이 10년 이상 화학 약물 투여를 받으며 거동조차 제대로 못할 정도로 건강이 악화되어 양방 병원에 입원한 상태였다. 지난해 2월 7명의 사망자를 낸 경북 청도의 병원을 비롯한 대구 경북 지역의 경우도 사망자가 정신질환, 신부전증, 당뇨병, 고혈압, 간경화, 심장병, 암으로 양방 병원에 장기간 입원하여 화학 약물을 투여받고 있는 상태였다. 다른 요양병동의 사망자도 중증의 기저질환으로 입원하여 장기간 화학 약물을 투여받고 있는 상태였다.

세계적으로 코로나 사망자의 4분의 3 이상을 차지하는 기저질환인 고혈압에 대해 양의사들은 처치 수칙에 따라 화학 혈압강하제를 투여하고 있다. 화학 혈압강하제는 칼슘 길항작용을 하는 이뇨제로서 혈

코로나 사태 사망자의 기저질환 유뮤(중복 가능)

구분		명	비율(%)	비고
총 사망자수 (2020.09.07 00시 기준)		336	100	치명률(확진자 21,296명 중 336명) 1.58%
기저질환 있음 352명(97.0%) 기저질환 없음 7명(2.1%) 조사 중 3명(0.9%)				
기저질환 (중복 가능) 사망자의 97%가 1가지 이상 중증 상태였음	순환기계질환	256	76.20	심근경색, 심부전, 뇌졸중, 고혈압 등
	내분비계 대사성 질환	162	48.20	당뇨, 통풍, 쿠싱증후군 등
	정신질환	140	41.70	치매, 조혈병 등
	호흡기계질환	67	19.90	만성폐쇄성폐질환, 천식 등
	비뇨 생식기계질환	51	15.20	만성신장질환, 전립선질환 등
	암	44	13.10	폐암, 간암, 위암 등
	신경계질환	27	8.00	파킨슨병 등
	소화기계질환	12	3.60	간경변증 등
	근골격계질환	12	3.60	골다공증, 관절염 등
	혈액 및 조혈기계질환	5	1.50	원발성 혈소판증가증, 빈혈 등

〈자료 출처 : 보건복지부〉

관 내의 탁한 피를 끌어다 신장에 쏟아붓는다. 이렇게 하면 혈압은 눈가림식으로 뚝 떨어지지만, 혈액을 걸러 주는 신장의 사구체는 과부하로 점점 막히게 된다. 이로 인해 혈액이 제대로 걸러지지 않는 정도가 심해지면서 탁한 피가 역류하게 된다. 따라서 고혈압이 치료되지 않게 되는데, 이런 상황에서 양방의 처치 방식대로 계속 화학 혈압강하제를 복용하여 혈압을 눈가림식으로 내리다 보면 한 알 복용하던 화학 혈압강압제를 두 알, 세 알, 나중에는 한 주먹씩 복용하는 일이 벌어지게 된다. 그 결과 신장의 사구체가 완전히 망가져 신부전증으로 이어져 인공 혈액투석을 해야 하는 지경에 이르고, 나중엔 이마저도 소용이 없어 신장 이식과 사망에 이르는 처지가 된다. 이런 결과에 대해 서양의학과 양의사들은 화학 약물의 문제점을 외면한 채 고혈압 합병증이라고 말하고 있다. 하지만 고혈압이 중증으로 악화되고, 건강과 생명에 치명적인 문제가 생긴 일에 대해 화학 약물의 문제를 생각해야 한다. 화학 혈압강화제를 복용하면 혈압이 뚝 떨어지는 게 탁한 피가 하늘로 날라가거나, 땅으로 꺼진 게 아니라, 신장으로 끌어다 쏟아 부어놓은 것이요, 이로 인해 신장이 망가져 간 것이다.

더구나 이번 사태에서 드러났듯이 많은 사망자를 낸 요양병원과 정신병동에서는 입원한 환자들을 손쉽게 관리하기 위해 생명에 치명적인 화학 수면제를 비일비재하게 투여하기까지 했다. 지난해 10월 kbs의 〈시사기획창〉의 보도에 따르면 요양병원에서 매일 화학 수면 마취제가 입원한 사람의 거의 대부분에게 투여되고, 그 총량이 외국의 20배에 달한다고 한다.

이렇게 화학 약물에 중독되어 생명이 경각에 달린 사람은 면역력이 극도로 떨어져 있어 겨울이 되면 추위를 이기지 못할 위험이 크다. 게

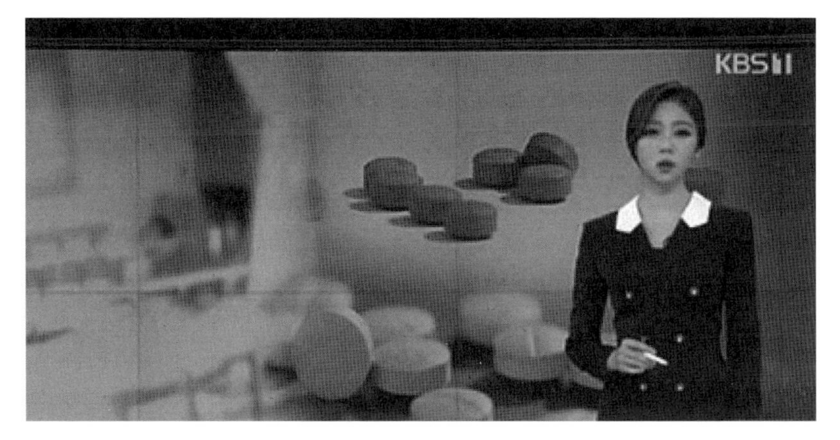

〈사진 : KBS 시사기획창〉

다가 고령자이면 혈기 왕성한 젊은이에 비해 몸이 냉하기 때문에 그 위험이 더욱 커진다. 이로 인해 몸에 스며든 한기를 해소하기 위해 살기 위한 몸부림으로 열을 내고, 폐에 침습한 냉기를 신속히 내보내기 위해 콧물과 기침 등의 생리 현상을 보이기 마련이다.

이런 생존본능의 생리 현상을 화학 해열제로 열을 끌어내리면 그렇지 않아도 화학 약물에 중독되어 생명력이 바닥이 난 고령의 중증 기저질환자로서는 속수무책으로 열기를 잃어 사망할 위험이 커지게 된다. 또 고령의 중증 기저질환자는 생기발랄한 젊은이에 비해 세포 재생력이 극히 떨어져 있기 때문에 바이러스를 죽인다는 명분으로 화학 항바이러스제를 투여하면 세포가 속수무책으로 생명력을 잃을 위험이 커지게 된다.

즉, 겉으로 보기에는 화학 해열제와 화학 항바이러스제를 투여하여 위급한 환자를 치료한 행위처럼 보이지만, 그 내막을 들여다보면 화학 약물을 가중시켜 죽음을 재촉한 것으로 의심할 수 있는 일이다. 그런데 이렇게 화학 약물 중독으로 볼 수도 있는 문제를 면밀한 역학조사 없이 간단히 코로나 사망자로 발표하고 있다. 그 결과 국민들이 코로나바이러스에 감염되면 죽는다는 인식으로 불안과 공포에 떨고 있다.

이런 점에서 코로나 사태로 사망한 사람의 진짜 사망원인은 코로나바이러스가 아니라고 의심할 수 있다. 그들을 사망에 이르게 한 진짜 원인은 오랜 기간 투여했던 화학 약물이요, 그들이 코로나바이러스에 감염되었다는 이유로 화학 약을 투여하여 화학 독성을 가중시킨 일이라고 의심할 수 있다. 이런 의심은 화학 약을 장기간 투여받은 일이 없는 사람은 코로나바이러스에 감염되었어도 아무런 이상이 없는 것을 보면 충분히 가능한 일이다.

질병청이 코로나 사태의 사망자 중 절대다수를 차지하는 중증의 기저질환자에 대해 사망에 이르기까지의 면밀한 역학조사도 없이 코로나바이러스에 감염되었다는 점만 내세워 코로나 사망자라고 발표하는 것은 '편파 판정'이란 점에서 생각해 볼 점이 많다. 즉, 이런 일은 지난해 말 독감 화학 백신 접종 후 하루 이틀 만에 110명이 사망한 사건에 대해서는 어떻게든 가벼운 증상이라도 찾아내 화학 백신과는 무관하게 기저질환 때문에 사망했다고 주장하는 것과 대비해 보면 이율배반적인 일이요, 그들의 편의대로 세균병인론과 화학 약물 사용의 당위성에 짜맞춘 이중잣대라고 할 수 있다.

코로나에 대해 유독 심한 공포감

질병청과 양의사들의 말대로 바이러스와 세균이 사람들에게 전염되어 질병을 일으키고 사망에 이르게 하는 게 사실이라면 질병청과 보건당국은 현재 간염이 확산되어 있고, 또 매년 확산되고 있는 것에 대

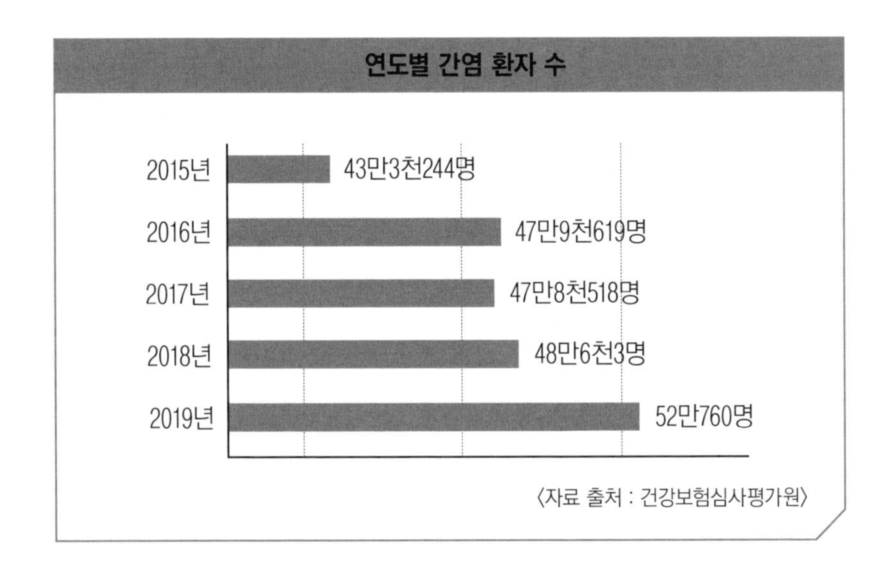

해 국민들에게 사과하고 직무유기부터 책임을 져야 한다.

건강보험심사평가원의 통계 자료를 보면 양의사들이 간염바이러스에 감염되었다고 확진하여 치료한 간염 환자 수가 2015년 43만3천244명, 2016년 47만9천619명, 2017년 47만8천518명, 2018년 48만6천3명, 2019년 52만760명에 이르는 등 매년 급증하고 있다.〈상기 표 참조〉 그리고 간염바이러스 확진자는 양의사들의 세균병인론에 따라 중증의 질병에 걸렸다는 공포감 속에 열심히 양방 병원에 다니며 화학 항바이러스제와 화학 항생제 등 화학 약물을 투여받고 있다.

어쨌든 간염바이러스 확진자는 신종 코로나바이러스 1년 이상 누적 확진자가 6만7천999명(2021년 1월 9일 기준)인 것과 비교해 볼 때 무려 8배에 달한다. 따라서 보건당국과 양의사들의 말대로 바이러스 등 세균이 사람들에게 전염되어 무서운 질병을 일으키고 사망에 이르게 하는 게 사실이라면 코로나바이러스에 비해 간염바이러스에 감염된 확진자가 8배나 많이 확산되어 있고, 매년 감염이 확산되고 있는 일에 대해 국민들에게 사과하고 책임져야 한다.

물론 이렇게 말하면 질병청과 양의사들은 간염의 경우는 백신과 치료제가 개발되어 있어 관리가 가능하기 때문이라고 말할 수도 있다. 그 말을 들으면 간염이 잘 해결되고 있는 것 같은 착각이 든다. 하지만 간염 환자는 매년 증가하고 있고, 한번 간염바이러스에 감염된 것이 확진되면 쉽게 그 사슬에서 벗어나지 못하고 만성적으로 화학 약물 처치를 받는 고생을 하고 있는 게 현실이다. 게다가 통계청의 국가통계포털을 보면 2019년만 해도 간염바이러스에 감염되어 사망했다는 사람이 649명에 달한다. 이것만 봐도 질병청과 양의사들의 말은 명분이 없는 궁색한 변명에 불과하다고 할 수 있다. 따라서 현재 신종 코로나바이러스와 같이 질병청과 양의사들이 주장하는 세균병인론 바이러스 공포 논리라면 간염이 대규모로 확산되어 있고, 또 매년 확산되고 있는 것에 대한 직무유기 책임이 결코 가볍지 않다.

그런데 더 큰 문제는 질병청과 양의사들의 논리대로 세균병인론이 사실이고, 또 질병청과 양의사들의 논리대로 세균과 바이러스로부터 국민의 건강과 생명을 지키기 위해 사회적 방역을 해야 하는 게 맞다면 간염의 경우는 코로나 사태와는 비교가 되지 않을 정도로 대소동을 벌여야 하고, 그러다 국가가 파탄 날 일이다. 즉, 50만 명 이상에 달하는 엄청난 간염바이러스 확진자로부터 국민 건강과 생명을 지키려면 대규모 사회적 방역 소동과 50만 명 이상의 감염자에 대한 감염경로 파악, 외출 금지 명령 등 끝없이 대소동을 벌이다가 사회가 전면 마비되고 경제가 완전히 파탄 나게 될 수밖에 없는 일이다. 게다가 질병청과 양의사들의 논리대로 세균과 바이러스에 감염되어 생긴 병이라고 주장하는 독감 인플루엔자, 폐결핵, 위암의 원인 헬리코박터파일로리균, 자궁경부암의 원인 인유두종 바이러스, 홍역, 백일해, 이하선염, 수두 등등 여타의 질환까지 생각한다면 사사건건 바이러스 공포 속에 접촉에 의한 감염을 차단하기 위해 전 국민이 평생 매일매일 대소동을 벌여야 할 일이다. 특히 건강보험심사평가원의 통계를 보면 독감 인플루엔자에 감염되었다고 치료받은 환자가 2015년 80만9천67명이었던 것에 비해 2019년 231만5천434명으로 5년 사이에 3배 가까이 폭증했다. 사망자도 작년 10월 질병청 정은경 청장이 발표한 바에 따르면 매년 3천 명씩 발생하고 있다. 결과적으로 독감 인플루엔자 환자는 코로나 1년 누적 확진자의 33배, 사망자는 3배에 달한다. 따라서 독감의 경우는 코로나보다 수십 수백배 대소동을 벌이다 국가가 완전히 파탄 날 일이다. 이런 비현실적인 결론에 도달하는 것은 그만큼 코로나 사태와 세균병인론 바이러스 공포에 대해 합리적 의심을 해 볼 필요가 있다는 방증이다.

질병청과 양의사들이 유독 코로나에 대해 공포 소동을 벌이는 것은 단 한 가지라고 의심해 볼 수 있다. 코로나를 감염병의 하나로 만들어 코로나 화학 백신을 또 하나의 접종 상품으로 만들기 위함이라는 의심이다. 또 세균병인론을 신봉하고 있는 질병청과 양의사들로서는 그들의 정당성을 얻고, 사회적 이익과 존재감을 높이기 위함이라는 의심이다. 또한 다국적 제약회사와 양의사들은 화학 백신과 화학 항바이러스제, 화학 해열진통제 등 화학 약을 광범위하게 사용하여 수입을 높이기 위한 의도라는 의심이다. 이런 목적에 간염과 독감 인플루엔자, 폐결핵, 자궁경부암의 원인 인유두종 바이러스, 홍역, 백일해, 이하선염, 수두 등은 이미 화학 백신 접종이 정착되어 상품화되었기 때문에 아무리 감염자와 사망자가 많이 나와도 굳이 대소동을 벌일 필요가 없는 일이 되었다고 할 수도 있다. 결과적으로 코로나 사태는 새로운 접종 상품을 만들기 위한 공포마케팅이라는 의심이다. 만약 그렇다면 질병청과 양의사들로서는 그들의 권력과 이익이 강화될지 모르지만, 국민들이 심대한 고통을 당하고 서민들의 경제가 파탄 지경에 이르고 있으니 도저히 용서받을 수 없는 일이 될 수 있다.

화학 백신이 코로나 해결해 주는지 살펴보자

양의사들과 다국적 제약회사는 화학 백신을 접종하면 항체가 만들어져 질병이 예방된다고 말하고 있다. 또 최근 미국 화이자와 독일의 바이오엔테크가 개발한 코로나 화학 백신이 초기 임상 3상 시험 결과에서 90퍼센트 이상의 예방 효과를 보였다고 한다. 이런 영향으로 현재 우리나라뿐만 아니라 세계 각국은 코로나를 퇴치하고 예방하기 위해서는 화학 백신 접종이 필요하다며 접종을 서두르고 있다. 이런 일을 보면 화학 백신을 접종하면 금방이라도 코로나가 예방되고 퇴치될 것처럼 보인다.

하지만 화학 백신 자체가 항체를 만들어 내 세균과 바이러스를 제압해 주는 것이 아니다. 항체를 만들어 내 세균과 바이러스를 제압하는 것은 인체의 면역구조와 백혈구다. 따라서 굳이 위험한 독성물질이 첨가되어 있는 화학 백신을 접종할 게 아니라, 화학 식품과 화학 약을 금하고, 유기농 자연식품으로 인체의 면역구조를 건강하게 만들면 된다. 그러면 우리 몸은 코로나뿐만 아니라, 변종이든 신종이든 어떠한 바이러스나 세균에 대해서도 스스로 항체를 만들어 내 제압한다. 이런 사실은 자연계의 모든 생명체가 바이러스나 세균에 더 많이 노출되어 있어도 그들에게 주어진 자연의 먹이를 섭취하면서 스스로 항체를 만들어 내 세균과 바이러스를 제압하면서 아무 이상 없이 살아가는 것을 보면 알 수 있다. 세균과 바이러스는 미약한 벌레조차 스스로 항체를 만들어서 제압할 수 있는 먹이사슬 구조의 최하위 단계에 있는 입자에 불과하다.

그리고 인체의 정상적인 항체는 세포 감염을 통해 체액 반응으로 만들어진다. 이런 정상적인 면역반응을 통해 만들어진 항체는 평생 지속된다. 그런데 화학 백신은 세포 감염을 건너뛰고 체액에 직접 주입된다. 따라서 항체가 불완전하게 만들어지기 때문에 화학 백신을 접종했을 때 잠시 나타나는 면역반응은 시간이 지나면서 사라진다. 매년 독감 화학 백신 접종 소동을 벌이는 것도 이런 이유 때문이다. 이런 일에 대해 질병청과 양의사들은 매년 새로운 바이러스가 나타나기 때문이라고 말하나, 그 실체는 화학 백신에 의해 완벽하게 항체가 만들어지지 않기 때문이라고 할 수 있다. 물론 겨울철 추위에 기침과 발열 증상을 보이는 것은 바이러스나 항체 형성과는 무관하게 화학물질 등에 의해 면역력이 허약해져 겨울철 한기가 몸에 침습하는 것을 막아내지 못했기 때문에 생긴 일이다.

더구나 화학 백신은 세균을 약화시키거나 죽인 것에 수은, 알루미늄, 포름알데히드, 페놀, 자동차의 부동액으로 사용되는 에틸렌글리콜 등의 강독성의 화학물질이 첨가되어 만들어진다. 이들 화학물질은 각종 연구를 통해 밝혀졌듯이 암과 치매를 유발하거나, 뇌성마비와 기관지 근육 마비 등 신경계를 교란하는 치명적인 위험성을 지닌 독성 물질이다. 지난해 10월 독감 화학 백신 접종 후 하루 이틀 만에 사망한 사람이 110명 발생한 것이나, 매년 1천500명 이상이 독감 화학 백신 접종 후 일주일 이내에 사망하는 것도 이런 위험성과 무관하지 않다고도 할 수 있다. 또 다국적 제약회사가 코로나 화학 백신 접종 후 발생하는 인명 사고와 부작용에 대해 면책특권을 요구하는 것도 이런 위험성과 무관하지 않다고 할 수 있다.

코로나는 겨울철 추위를 이기지 못하고 몸에 스며든 냉기를 해소하기 위해 열을 내고 기침을 하는 증상이다. 이런 인체의 생리작용을 코로나바이러스 때문에 생긴 일이라고 주장하며 화학 해열제로 열을 끌어내리면 한기를 해소하려는 인체의 생리작용을 짓밟는 일이 될 수 있다. 또 바이러스를 죽이기 위해 화학 항바이러스제를 투여하는 것은 인체의 세포도 죽일 수 있는 일이다. 그보다는 화학 식품과 화학 약을 금하고, 유기농 자연식품을 섭취하면서 한기가 풀어지게 몸을 따뜻하게 보온하여 인체의 생리작용을 도와주는 게 합당하다. 설령 코로나바이어스 때문이라고 한다고 해도 불완전하게 항체를 만들어지게 하고, 생명에 치명상을 줄 위험이 있는 독성물질이 함유되어 있는 화학 백신을 접종하기보다는 유기농 자연식품으로 인체의 면역구조를 건강하게 만드는 게 합당하다. 이것이 완벽하면서도 영구적인 방역대책이다.

이런 점에서 정부는 건강보험과 국가 재정을 양방의 인공 화학요법과 화학 백신 접종에 지원하기보다는 국민들이 유기능 자연식품을 구입하는 데 지원하여 국민들을 건강체로 만들어야 한다. 이렇게 하면 국민들이 건강한 면역구조를 가지고 바이러스와 세균 정도는 스스로 제압하면서 살아갈 수 있다. 이것이 세균병인론의 바이러스 공포에 맞서 국가적 혼란과 경제적 파탄을 막을 수 있는 길이다.

영구적인 완벽한 방역대책

우리나라 코로나 사망자의 97퍼센트는 5년 이상 장기간 화학 약물 투여를 받아 온 사람들로서 고혈압, 당뇨, 정신질환 등이 악화된 중증의 기저질환자다. 결과적으로 코로나 사태의 진짜 사망원인은 코로나 바이러스가 아니라, 화학 약물 중독으로 인한 생명력 약화라고 의심해 볼 수 있다. 이러한 생명력 약화는 화학 약물 중독 외에도 노화, 굶주림, 추위와 더위에 장시간 노출, 과로 등에 의해 초래된다. 실제 생명력이 쇠약해지면 예외 없이 몸에 각종 이상이 생기고, 나아가 생명력의 쇠약이 심해지면 예외 없이 목숨을 잃게 된다. 이것은 외부에서 특이하게 나쁜 세균이나 바이러스가 유입되어 생긴 일이 아니다.

혹자는 예전에도 콜레라와 같은 나쁜 세균이 돌아 한 마을 사람이 몰살했다고 주장한다. 하지만 기근은 임금님도 어쩔 수 없다고 했듯이 예전에 많은 사람이 기력을 잃고 사망했던 것은 초근목피와 보릿고개란 말처럼 굶주림이 심했기 때문이다. 즉, 세균 탓이 아니라 굶주림 탓인 것이다. 배부르고 등 따뜻하면 세상 부러울 게 없다는 말은 생명의 열기를 얻었기 때문에 생존에 문제가 없다는 생존본능의 행복감이다. 인류와 자연계의 생명체를 위협하는 것은 세균이 아니라, 굶주림과 추위, 무더위, 화학물질이다.

따라서 코로나 문제를 해결하는 방법은 간단하다고도 할 수 있다. 세균과 바이러스 공포에 휩싸여 수동적으로 화학 방역 소독과 화학약 처치에 의존하기보다는 주체적으로 질이 좋은 건강한 음식으로 기력을 보하여 몸을 건강하게 만들면 된다. 또 추위에 냉해를 입은 몸을 따뜻하게 풀고, 과로에 지친 피로를 해소하면 된다. 이렇게 누구나 할 수 있는 문제 해결 방법은 세균병인론에 기반한 질병청과 양의사의 입장과는 맞지 않는 일일 수도 있다. 또 양의사들과 제약회사의 입장으로 볼 때 코로나 화학 백신을 접종 상품으로 정착시켜 막대한 수입을 올릴 수 없는 일이 될 수도 있다.

하지만 서양의학과 양의사들의 세균병인론에 따라 반복되고 있는 쓰나미와 같은 국가적 혼란과 경제적 마비를 생각한다면 그 본질을 정확히 직시해 볼 필요가 있다. 그러기 위해선 질병청과 양의사들이 주장하는 세균병인론이 타당한지 맹목적인 고정관념과 공포감에서 벗어나 합리적인 이성을 가지고 검토해 보아야 한다. 더구나 공기와 식품 등 생활환경 전반에 걸쳐 화학물질의 오염이 점점 심해지고 있는 실정에서 앞으로 화학 독소에 의해 인체 조직이 괴사되거나, 갑작스럽게 호흡곤란을 일으키며 쓰러지는 등 전대미문의 괴질이 집단적으로 생길 위험성이 큰 상황이다. 이런 재앙이 세균병인론에 따라 세균 또는 바이러스 때문에 생긴 일로 맹목적으로 단정되는 일은 없는지, 그래서 문제의 본질이 왜곡되어 혼란이 초래되는 일은 없는지 합리적인 이성을 가지고 살펴보아야 한다. 엄청난 국가적 혼란과 국민들의 고통을 감안하면, 인과관계에 있는 모든 걸 공론의 장에 올려놓고 냉철히 분석하지 못할 이유가 없다.

대동강물을 팔아먹은 봉이 김선달과 양치기 소년

봉이 김선달은 조선 후기 우화에 등장한 풍자적인 인물이다. 개성 이북 서도지방에 살던 봉이 김선달이 자신의 경륜을 펼치기 위해 한양에 왔다가 서북인 차별정책과 낮은 문벌 때문에 뜻을 얻지 못하자 권세 있는 양반, 부유한 상인, 위선적인 종교인들을 기지로 골탕먹이는 여러 일화들을 남긴다. 그 중 대동강물이 자기 것인 양 사람들을 선동하여 한양 상인에게 높은 가격에 팔아먹은 일화는 유명하다.

약을 팔려면 질병과 공포를 팔라는 말이 있다. 사람들을 선동하여 대동강물을 팔아먹은 봉이 김선달처럼 오늘날에는 다국적 제약회사와 양의사들이 추위를 가지고 허상의 바이러스 공포를 조성하고 있지는 않은지, 또 허상의 바이러스 공포를 조성해 가며 전 인류를 상대로 질병 장사를 하고 있지는 않은지 주시할 필요가 있다. 몸이 허약한 사람이 추위를 이기지 못하고 몸에 침습한 한기를 해소하기 위해 발열과 기침 증상을 보이는 걸 가지고 세균에 의한 감기로, 또 인플루엔자 바이러스에 의한 독감으로, 그리고 이번에는 신종 코로나바이러스에 의한 코로나로 가공 복제해여 팔아먹고 있지는 않은지 살펴볼 필요가 있다. 만약 그렇다면 세균과 바이러스는 대기와 토양, 하천 등 지구상에 공기보다 더 무한대로 존재하기 때문에 앞으로도 추위와 바이러스를 가지고 질병과 공포를 계속 복제해 내어 사람들을 혼란에 빠뜨릴 위험이 있다. 특히 화학 백신은 발열과 기침 증상이 없는 사람에게도 예방이란 명목으로 전 인류에게 집단적으로 접종된다. 따라서 추위 하나로 생긴 증상을 이런저런 바이러스 공포를 붙여가며 또 하나의 화학 백신 접종 상품을 정착시킬 수만 있다면 다국적 제약회사와 양의사들로서는 수입을 두 배, 네 배, 열 배, 수백 배로 증폭할 수 있는 일이 될 수 있다. 이런 점에서 양치기 소년처럼 허상의 바이러스 공포를 증폭시키는 일은 없는지, 그리고 이로 인해 국민이 고통을 당하는 일은 없는지 면밀히 주시해야 한다.

독일을 대표하는 세계적 시사 주간지인 〈슈피겔〉에서 의학 및 자연과학 편집자로 일해 온 와르크 블레흐는 그의 저서 『없는 병도 만든다』에서 오늘날의 제약회사와 양의사는 화학 의약품의 판매를 위해 있지도 않은 병을 만들어 낸다고 비판한다. 그리고 의학은 환자의 건강보다는 제약회사나 양의사 집단의 이익을 위해 쓰인다며, 제약업과 양방 병원이 팽창될수록 그들은 더 많은 사람이 병자로 분류되길 원한다고 지적했다. 의약이 상업화되다 보니 질병과 환자가 공산품처럼 제약회사와 양의사들에 의해 상산되고 있다는 것이다.

그리고 이렇게 다국적 제약회사와 양의사들이 전 인류를 상대로 질병 장사를 하는 게 가능한 것은 세계를 지배하고 있는 거대 자본 권력이 있기 때문이라고 한다. 미국의 현직 가정의학과 의사인 레이 스트랜드는 그의 저서 『약이 사람을 죽인다』에서 세계보건기구(WHO)와 미 식품의약국(FDA)의 뒤에는 거대 자본 권력이 자리 잡고 있고, 세계 각국의 보건당국은 이들에 의해 꼭두각시처럼 일사불란하게 움직이는 기관에 불과하다고 한다. 그리고 언론은 아무리 화학 약의 문제점이 지적되어도 거대 자본 앞에 침묵한다고 한다. 이런 구조를 바탕을 전 인류를 상대로 질병과 공포마케팅을 하는 게 가능하고, 이런 결과로 그들 앞에 천문학적인 돈방석이 차려진다고 한다.

코로나 사태가 1년간 지속되면서 모든 일상은 엉망이 되었고, 서민들의 삶은 도탄에 빠졌다. 반면 양의사와 서구의 다국적 제약회사는 그들의 존재감을 공고히 하면서 화학 항바이러스제와 화학 백신으로 천문학적인 이익을 취할 수 있는 기회가 되었다.

그런데 이런 국가적 혼란과 경제적 파탄은 질병청과 양의사들이 주장하는 세균병인론의 본질을 똑바로 직시하지 않는 한 앞으로 또 벌어질 개연성이 있다. 1990년대 에이즈 공포가 그렇고, 2009년 신종플루 사태 때도 이번처럼 전 국민이 공포감에 휩싸여 각종 모임과 행사가 취소되는 등 경제가 마비되는 지경에 이른 바 있다. 또 그 정도는 덜했지만 2015년 메르스 사태 때도 마찬가지였다. 가축의 경우도 화학 축산으로 인해 병약해진 닭과 오리가 겨울철 추위를 이기지 못하고 집단 폐사하고 있는 것이라고 할 수 있는 일을 전대미문의 조류독감 인플루엔자로 단정을 지어놓고 대대적인 화학 백신 접종과 화학 방역, 대규모 살처분 소동을 벌이고 있다.

신종플루 공포 사례

우리는 2009년 신종플루 공포로 대소동을 벌였다. 당시 세계보건기구(WHO)는 전 세계에 신종플루가 대유행하여 세계 인구의 3분의 1 정도인 20억 명이 감염되고, 수많은 사망자가 발생할 것이라고 경고했다. 이에 따라 세계 각국은 충격에 휩싸인 채 엄청난 예산을 들여 화학 백신과 화학 항바이러스제 타미플루와 라렌자를 비축하는 등 전시 체제를 방불케 할 정도의 대소동을 벌였다. 우리나라 역시 막대한 예산을 들여 신종플루 화학 백신을 사들여 약 1천300만 명에게 투여하고, 50만 명 분을 여분으로 확보했다. 언론은 언론대로 신종플루 감염자가 생겼다고 하면 금방이라도 큰 재앙이 생길 것처럼 앞다퉈 대대적으로 보도했다.

이런 영향으로 수많은 사람들이 공포에 휩싸여 각종 행사를 취소하고, 학교가 휴교하기도 했다. 또 조금이라도 기침을 하면 신종플루가 아닌지 확인하려는 수많은 사람들로 양방 병원과 보건소는 북새통을 이루었고, 너도나도 앞을 다투어 신종플루 화학 백신을 맞기 위해 예약하는 사태가 빚어졌다. 심지어 신종플루 화학 백신의 품귀 현상까지 빚어져 신종플루와는 상관없는 폐렴 화학 백신을 맞는 일까지도 벌어졌다.

그런데 일대 대소동을 피운 것에 비해 그 실상은 어떠했던가? 신종플루가 큰 재앙을 초래할 것이라는 WHO와 양의사들의 말과는 달리 공식 집계 결과 1년 3개월 동안 전 세계적으로 신종플루에 감염된 사람은 40여만 명이었고, 그로 인한 사망자는 1만8천여 명이었다. 이 결과는 매년 환절기만 되면 면역력이 심하게 떨어진 사람에게서 으레 발생하는 독감과 그로 인한 사망자 수에도 훨씬 못 미치는 것이었다. 그것도 신종플루로 인해 사망했다고 분류한 사람의 절반 이상이 본래 천식과 백혈병 등 중병을 앓고 있는 사람들이었다. 또 화학 백신 접종과 타미플루 복용 후 멀쩡하게 건강했던 사람이 잇따라 사망하는 사고와 부작용까지 감안하면 그 의미는 더욱 반감된다. 우리나라에서도 신종플루 화학 백신 접종과 타미플루 복용 후 멀쩡했던 중학생이 의식불명 상태에 빠지는 등 수백 건의 이상 증상이 신고됐고, 4명이 사망했다. 또 일본에서는 청소년들이 타미플루 복용 후 달리는 자동차에 뛰어들거나, 아파트에서 뛰어내려 사망하는 사고가 수십 건 발생하여 타미플루 복용 중단 사태가 빚어지기도 했다.

사정이 이러니 신종플루 대유행 주장은 화학 백신과 화학 항바이러스제 타미플루 또는 라렌자를 팔아 막대한 이익을 챙기려는 다국적 제약회사가 WHO에 압력을 가해 퍼뜨린 허위 대유행이자 금세기 최대 의학 비리 가운데 하나라는 주장이 유럽회의에서 제기됐다. 또 영국의 일간지 〈인디펜던트〉는 의학 연구자들이 연구비를 더 많이 타내기 위해, 혹은 제약회사들이 수익을 늘리기 위해 신종플루에 대한 공포감 조성에 동참했다고 지적했다. 〈브리티시 메디컬 저널(BMJ)〉 역시 비영리조사단체인 언론조사국(BIJ)과 공동으로 실시한 조사에서 지난 2004년 WHO의 신종플루 관련 가이드라인 작성에 참여한 프레드 하이든, 아널드 몬토, 칼 니컬슨 등 3명의 과학자가 타미플루 제조사인 로슈와 라렌자 제조사인 글락소스미스클라인(GSK)으로부터 이전에 돈을 받은 적이 있었다는 내용의 보고서를 유럽의회를 통해 발표했다. 또 신종플루 대유행을 결정한 WHO의 16인 비상위원회 위원 중에서도 GSK로부터 돈을 받은 사례가 있다고 폭로했다. 프랑스 일간지 〈르 파리지앵〉도 신종플루에 대한 공포를 증폭시킨 이면에는 일부 의학자와 제약회사 간의 부적절한 관계가 있다고 지적했다.

어쨌든 신종플루에 대한 공포로 전 세계가 대소동을 벌였고, 양의사와 제약회사는 전 인류를 대상으로 화학 백신을 대대적으로 접종시키거나, 화학 항바이러스제 타미플루와 라렌자를 투여하였다. 그리고 그들은 천문학적인 수입을 톡톡히 챙겼다.

조류독감 공포 사례

지난 2005년 10월 국내 및 전 세계의 언론은 한 달 내내 조류독감 뉴스로 장식하다시피 했다. 뉴스의 대강만 보더라도 그 내용은 충격과 공포를 주기에 충분하였다. 세계보건기구(WHO)는 조류독감 바이러스가 변이를 일으킬 경우 전 세계에서 10억 명 이상이 감염되어 200만 명 내지는 700만 명의 사망자가 발생할 것이라고 하였다. 또 미국의 ABC방송은 미국 보건전문가들의 말을 인용하여 조류독감 등 전염병 창궐로 인한 피해 규모는 핵전쟁 피해에 가까워질 수 있다고 했다.

이런 조류독감에 대한 대대적인 경고 속에 WHO는 조류독감 바이러스의 변이를 막기 위해 총체적인 감시와 예방 조치가 필요하다고 촉구했다. 이에 따라 전 세계는 조류독감 예보 발령과 함께 대량의 조류독감 화학 백신을 비축하는 등 마치 전시를 방불케 할 정도로 비상체제에 돌입하였다. 또한 조류독감에 감염되었다고 의심되는 닭과 오리를 대량 살처분하였고, 조류독감 감염 공포로 너도나도 독감 화학 백신을 맞기에 바빴다.

조류독감이란 사육하고 있는 닭과 오리가 집단 폐사하면서 생겨난 말이다. 이런 일에 대해 WHO나 서양 의학자들은 일제히 나서서 바이러스에 의한 전염병으로 기정사실화하고, 철새가 바이러스를 전파한다고 주장하고 있다.

그런데 그게 사실이기에는 몇 가지 앞뒤가 맞지 않는 일이 있다. 즉, 사육되는 닭과 오리의 집단 폐사가 철새가 전파한 바이러스 때문이라고 한다면, 청둥오리나 꿩 등 야생의 조류에게서도 집단 폐사가 발생했어야 한다. 하지만 야생 조류는 예전이나 지금이나 바이러스로 집단 폐사한 적이 없다. 더구나 야생 조류의 경우는 사육되는 가축보다 먹이도 부족하고, 위생적으로도 열악하여 바이러스에 더 노출되어 있다. 따라서 집단 폐사가 나타났어도 먼저 나타났어야 했다. 그런데 실정은 그렇지 않고, 공장식 축산과 화학 사료로 사육되고 있는 닭과 오리만이 전대미문의 해괴한 조류독감으로 집단 폐사하고 있다.

또 예전에 집에서 방목하여 키우던 닭과 오리를 보면 시궁창을 뒤지고 다니며 벌레를 잡아먹었고, 흙과 함께 먹이를 먹었다. 따라서 오늘날 사육장에서 정제된 화학 사료를 먹고, 화학 살균제 소독을 받고 있는 닭과 오리보다 몇십 배 세균과 바이러스에 감염되어 있었다. 이런 점에서 세균과 바이러스가 병의 원인이라면 벌써 예전에 사육하던 닭과 오리에게서 집단 폐사하는 일이 벌어졌어야 한다. 하지만 예전에 방목하여 키웠던 닭과 오리에서는 그런 일이 발생한 적이 없었다.

오늘날 사육장의 닭과 오리는 경제적 목적으로 사육되기 때문에 넓은 자연 공간에서 자연의 먹이를 먹고 자라지 못하고 있다. 넓은 자연 공간을 확보하는 것은 그만큼 비용의 상승을 동반하기 때문이다. 여기에다 인간의 경제적 욕심으로 더 빨리 성장시키고, 더 많은 알을 낳게 하기 위해 화학 성장호르몬제와 화학 배란촉진제, 화학 항생제 등으로 만들어진 사료를 먹이고 있다.

이런 점에서 사육장에서 집단으로 사육되고 있는 닭과 오리의 병약성의 원인은 일차적으로 화학 사료에서 찾을 수 있다. 여기에다 밀폐되고 좁은 사육장에서 사육되는 생활 조건으로 인한 운동 부족도 닭과 오리의 병약성을 가중시키는 원인이라 할 수 있다.

이런 사실은 사육장의 병약한 닭과 오리를 자연 속에 방목하면 흉하게 빠졌던 털이 다시 돋아나고, 윤기와 생기를 되찾는 것을 보면 알 수 있다. 또 처음에 힘이 없어 도망가지도 못하던 닭과 오리가 자연 상태의 먹이를 먹은 지 한 달도 지나지 않아 잡지 못할 정도로 펄펄 날아다니는 것을 보면 알 수 있다. 따라서 조류독감은 생명의 존엄성을 무시한 채 화학물질로 가공한 사료를 먹이고 삶의 조건을 착취하면 어떤 결과가 초래되는지 자연이 인간에게 보여주는 경고요, 공장식 화학 축산에 대한 대규모 동물실험이라 할 수 있다.

그런데 공장식 화학 축산의 문제로 생긴 일에 대해 서양의학과 양의사들의 세균병인론에 따라 조류인플루엔자 때문에 생긴 일로 사전에 단정지어 놓고 대대적으로 화학 백신 접종과 화학 살균제 살포를 하고 있다. 심지어 화학 백신을 접종하지 않은 농가에 대해서는 과태료를 부과하는 등 접종을 강제하고 있다. 이것은 닭과 오리를 2차 학대하는 일이요, 화학 축산의 문제를 은폐하고 화학 약으로 수입을 올리는 일이라고 할 수 있다

현재 조류독감이 전국 여기저기 농가에서 발생하고 있지만, 바이러스의 감염 경로를 밝히지 못하고 있다. 단지 철새가 전파했을 거라고 말하고 있다. 그러면서 예방적 차원에서 조류독감 발생 농가의 반경 3킬로미터 이내의 닭과 오리를 대량 살처분하고, 야생 조류의 접근을

철저히 차단하고 있다. 하지만 두더지게임하듯이 전혀 연관성이 없는 전국 여기저기에서 조류독감이 발생하고 있다. 그래서 사료 차량이 바이러스를 전파했을 거라며 차량에 집중적으로 화학 살균제를 살포하고 있다. 그럼에도 여전히 조류독감은 전국 산란계 농장 여기저기에서 발생하고 있다.

이런 오리무중의 소동이 벌어지는 것은 공장식 화학 축산의 문제를 은폐하고, 서양의학과 양의사들의 세균병인론에 따라 바이러스 때문에 생긴 일이라고 단정해 놓고 바이러스 찾기와 바이러스 차단에 골몰했기 때문이다. 그 결과 전국 여기저기서 닭과 오리가 집단 폐사하고 있는데도 정작 그 원인인 바이러스 감염 경로는 밝혀내지 못하고 있는 것이다. 또 바이러스를 죽이기 위해 대대적으로 화학 방역 소동을 벌였음에도 불구하고 확산이 차단되지 않고 있는 것이다.

조류독감의 원인은 강독성 화학 제초제인 글리포세이트에 오염되어 있으면서 유전자가 조작된 옥수수에 화학 항생제와 화학 성장촉진제, 화학 배란촉진제 등을 첨가하여 만든 화학 사료를 먹이는 화학 축산에서 찾아야 한다. 또 좁은 공간에 가둬놓고 사육하는 공장식 축산 방식에서 찾아야 한다. 또 바이러스를 죽이겠다고 집중 살포하고 있는 화학 살균제에서 찾아야 한다. 화학 살균제는 가습기 화학 살균제처럼 닭과 오리의 폐 섬유화를 유발할 위험이 있는 독성물질이라는 걸 알아야 한다. 이런 공장식 화학 축산으로 닭과 오리가 병약해져 겨울철 추위를 이기지 못하고 폐사하고 있는 것이고, 전대미문의 조류독감이 생긴 것이다.

이렇게 문제의 본질을 직시하면 예방 차원에서 화학 백신을 접종했음에도, 또 조류독감 발생 농가 인근 일대의 닭과 오리를 대량 살처분했음에도 조류독감 발생이 그치지 않는 의문이 풀리게 된다. 또 야생조류의 접근을 철저히 차단하고, 사료 차량을 집중적으로 화학 소독했어도, 또 철새 도래지와 조류독감 발생 농가를 중심으로 반경 3킬로미터의 주변에 화학 살균제를 매일 집중적으로 뿌려댔어도 두더지게임하듯이 전국 여기저기서 조류독감 발생 농가가 생기고, 확산이 차단되지 않는 의문이 풀리게 된다.

어쨌든 조류독감의 원인을 서양의학과 양의사들의 세균병인론에 따라 바이러스로 사전에 단정해 놓고 매년 닭과 오리에게 대대적으로 화학 백신을 접종하는 일이 벌어지고 있다. 또 이런 바이러스 공포 속에 구제역과 돼지열병 등도 하나의 질병 상품으로 자리 잡음으로써 대대적인 화학 백신 접종과 화학 방역으로 이어지고 있다. 조류독감과 구제역, 돼지열병에 대한 이런 방식의 대응으로 정부가 최근 4년여 사이에 지출한 혈세가 무려 4조 원에 달한다. 문제의 원인을 바이러스로 단정해 놓고 화학업자들이 그 뒤에서 막대한 수입을 올리고 있는 것은 아닌지, 또 문제의 해결을 막고 있는 것은 아닌지 생각해 보아야 한다.

포스트 코로나 대책

오늘날 우리 사회는 미세먼지 등 각종 화학물질에 의한 공기오염이 날이 갈수록 심해지고 있다. 화학물질에 오염된 공기로 인해 국민이 매일 신용카드 한 장 분량의 화학물질을 미세먼지로 흡입하고 있다.

미세먼지의 주된 성분은 황산화물, 납, 카드뮴, 비소 등 중금속 화학물질이다. 미세먼지 중에서도 입자의 크기가 더 작은 초미세먼지는 화학제품에서 발산되는 유독가스와 화학약품의 냄새, 자동차의 배기가스다. 세계보건기구(WHO)는 미세먼지 중에서 석유의 디젤에서 배출되는 유독가스인 BC(black carbon)을 발암물질로 지정했다. 또 2013년 8월 영국의 의학전문지 〈란셋〉에 실린 덴마크 암학회 연구센터의 라쇼우 니엘센 박사팀의 연구 논문을 보면, 초미세먼지 농도가 평방미터당 5마이크로그램 상승할 때마다 폐암 발생 위험이 18퍼센트 증가한 것으로 나타났다.

이렇게 화학물질에 의해 공기 오염이 점점 심해지는 실정에서 외부의 공기에 직접 영향을 받는 폐가 공기에 오염되어 있는 화학물질의 독소에 의해 치명상을 입고 있다. 그 결과 폐의 면역력이 허약해져 겨울철이 되면 폐에 흡입되는 찬 공기를 견디지 못하고 냉해를 입어 기침과 발열 증상을 보이는 사람이 점점 늘어나고 있다. 기침은 폐에 침습한 냉기를 신속히 배출하기 위한 생리현상이고, 발열은 몸에 침습한 냉기를 해소하기 위한 생존본능의 생리현상이다.

그럼에도 화학물질의 피해로 생긴 증상을 세균병인론에 짜맞춰 바이러스로 인해 생긴 독감 또는 코로나라고 한다는 것은 문제 해결을 막는 일이 될 수 있다. 게다가 살기 위한 생존본능으로 몸이 냉해지는 것을 막기 위해 열을 내는 생리작용을 화학 해열제를 투여하여 끌어내리면 열기를 잃어 사망의 위험을 초래할 수 있다. 또 바이러스를 죽이기 위해 화학 항바이러스제를 투여하면 폐 세포의 생명력도 죽일 위험을 초래할 수 있다. 또 방역을 위해 화학 살균제를 코로나 확진자가 거주하는 공간에 살포하면 가습기 화학 살균제 사건에서 보듯이 폐 섬유화의 위험이 커질 수 있다. 특히 고혈압과 당뇨 등으로 오랜 기간 화학 약물 처치를 받아 온 노약자의 경우는 몸이 냉하고, 세포의 재생력이 떨어져 있기 때문에 속수무책으로 열기를 잃고 세포가 생명력을 잃을 위험성이 더욱 커질 수 있다. 이번 사태에서 사망자의 97퍼센트가 고혈압과 당뇨, 정신질환 등으로 양방 병동에 입원하여 짧게는 5년 길게는 20년 이상 화학 약물 처치를 지속적으로 받아 오며 기력과 생명력이 극히 쇠약해진 중증의 기저질환자들이다. 또 83퍼센트가 70세 이상의 노약자다. 이런 사실을 결코 가볍게 넘겨서는 안 된다. 하지만 질병청과 양의사들은 사망에 이르기까지의 면밀한 역학조사도 없이 세균병인론에 맞춰 코로나바이러스 때문에 사망했다고 간단히 결론 내림으로써 사람들에게 바이러스 공포감을 심어 주고 있다.

문재인 대통령은 지난해 5월 10일 취임 3주년 특별 연설에서 포스트 코로나 대책을 발표했다. 이 중에서 보건에 관련된 것만 보면 질병관리본부를 질병관리청으로 승격하고, 감염병 전담 연구 인력을 증가하겠다고 했다. 또 비대면 인공지능 디지털 경제를 활성화하고, 감염병 대응 산업을 육성하겠다고 했다. 하지만 이것은 제대로 된 포스트 코로나 대책이라 할 수 없다.

국민의 건강과 생명을 위협하는 것은 세균과 바이러스가 아니라 화학물질이다. 더구나 화학물질에 의해 공기오염이 심해지는 실정에서 그 위험이 점점 커지고 있다. 따라서 포스트 코로나 대책은 우리 의식주 전반에 만연해 있는 화학물질의 위험성을 알리는 생활개혁운동에 초점을 맞추어야 한다. 또 양방의 인공 화학요법 위주의 보건 의료정책과 세균병인론 대신 화학물질 유해성을 알리고 인체 친화적인 자연의학으로 보건 의료를 개혁하는 데 초점을 맞추어야 한다. 또한 건강보험을 사후약방문격으로 양방의 인공 화학요법을 처치받은 데 지원할 것이 아니라 국민들이 유기농 자연식품을 구입하는 데 지원하여 국민들의 체질과 면역력을 강화해 나가야 한다.

제2장

화학 백신이 질병과 사망 위험 높인다

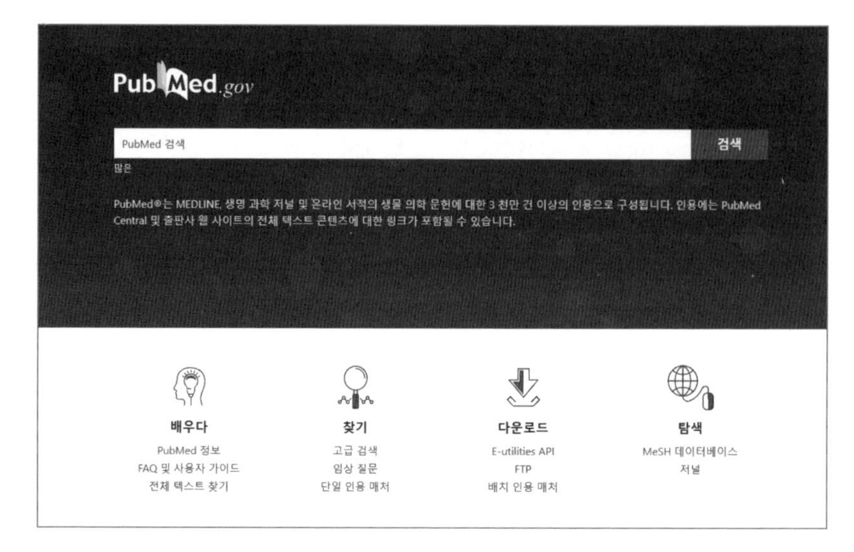

〈펍메드 싸이트〉

화학 백신에 대한 편향된 정보

전 세계 의학 연구 논문이 망라되어 있는 펍메드(pubmed)를 조회해 보면 화학 백신이 질병을 예방해 주는 게 아니라, 오히려 암과 자폐증 등 치명적인 문제를 일으킨다는 논문을 수없이 찾아볼 수 있다. 심지어 화학 백신을 맞은 후 사망했다는 보고도 무수히 많다.

그런데 불행히도 정부 당국과 제약회사, 양의사, 그리고 대부분의 언론이 보여주는 화학 백신에 관한 정보는 극히 편향적이다. 화학 백신 제조업체와 양의사들에게 유리한 정보는 범람하는 반면, 그들에게 불리한 정보는 은폐하다시피 하고 있다. 언론만 해도 화학 백신이 안전하고, 질병을 예방해 준다며 제약회사와 양의사들의 말을 그대로 전하고 있다. 심지어 화학 백신을 맞지 않으면 큰일이 일어날 수 있다고 대서특필하고 있다. 반면 화학 백신에 어떤 유독 성분이 함유되어 있고, 화학 백신이 어떤 문제를 일으킬 수 있는지에 대한 기사는 찾아

볼 수 없다. 화학 백신에 대한 이런 편향된 정보 속에 국민 스스로가 문제의 본질을 깨닫고 자신과 가족의 생명을 지키는 수밖에 없다.

화학 백신은 전 국민을 대상으로 접종이 집단적으로 행해지며, 국가가 공공 보건 정책 차원에서 접종 비용을 세금으로 지원하고 있다. 더구나 건강한 사람들에게 어릴 때부터 정기적으로 화학 백신을 접종시키면, 환자에 국한해 화학 약을 투여하는 것과는 비교가 안 될 정도로 천문학적인 수입이 보장된다. 이 때문에 제약회사와 양의사에게는 화학 백신이 놓칠 수 없는 황금알을 낳는 거위다. 따라서 제약회사와 양의사들은 수시로 국민들에게 세균과 바이러스 공포를 불어넣고, 화학 백신이 이러한 공포를 해결해 줄 것이라고 주장하고 있다. 그리고 틈만 나면 새로운 화학 백신 접종을 정착시키기 위해 전력을 다하고 있다. 심지어 비만, 당뇨, 치매, 심장 발작, 조산, 중이염, 대장암, 유방암도 화학 백신으로 예방하는 시대가 올 것이라고 주장하고 있다.

제약회사와 양의사들의 이런 집요한 작업으로 우리나라의 경우만 해도 생후 6개월 사이의 갓난아이에게 10여 가지의 화학 백신을 필수적으로 접종시키고 있다. 또 전 국민에게 독감 화학 백신 등 평생 30가지 이상의 화학 백신을 수시로 접종시키고 있다. 그 과정에서 계속 보고되고 있는 화학 백신의 심각한 부작용과 위험성은 화학 백신과는 연관성이 없는 일이 되고 있고, 화학 백신의 문제를 언급하는 것이 금기되다시피 하고 있다.

화학 백신에 대한 객관적 평가 필요하다

화학 백신의 부작용은 제품 설명서에 기재된 것만 해도 엄청나게 많다. 그런데 화학 백신의 부작용을 접종자에게 미리 알려주지 않기 때문에 부작용이 일어나도 부작용인지 모르는 경우가 많다.

또 화학 백신 접종 후 사망 등 치명적인 부작용 사례가 발생해도 공급자인 보건당국과 양의사들끼리 전문가 회의를 구성하여 셀프 조사를 하기 때문에 관련성을 인정받는다는 것은 불가능하다. 따라서 피해를 당한 국민들이 피해를 고스란히 안은 채 평생을 살고 있다. 이렇게 공급자인 보건당국과 양의사들끼리 모여 셀프 심사를 하여 일방적으로 결론을 낼 게 아니라, 역학조사에 피해 가족과 시민단체 인사 등을 참여시켜 공정성과 객관성을 높여야 한다.

또한 화학 백신의 효과를 일방적으로 전달하는 교육도 재고해야 한다. 현재 화학 백신 접종 후 치명적인 부작용 사례가 끊이지 않고 보고되고 있고, 접종 후 해당 질병이 오히려 증가하는 등 효과에 대한 의문이 제기되고 있다. 그럼에도 화학 백신을 접종하면 항체가 생겨 질병이 예방된다는 게 정설인 양 교과서에 싣는 것은 백지상태의 어린이에게 편향된 정보를 제공하고, 다국적 제약회사와 양의사들의 상업적 광고로 교과서가 이용될 수 있으므로 관련 내용을 삭제해야 한다.

화학 백신에 첨가되는 독성물질

양의사들과 제약회사는 화학 백신을 접종하면 우리 몸에서 항체가 만들어져 질병이 예방된다고 한다. 그런데 화학 백신은 세균을 약화시키거나 죽인 것에 수은, 알루미늄, 포름알데히드, 페놀, 글루타민산염, 아황산염, 그리고 자동차 부동액으로 쓰이는 에틸렌글리콜 등 인체에 치명적인 화학 독성물질을 첨가하여 만든다.〈75쪽 표 참조〉 이들 화학물질은 여러 연구를 통해 밝혀졌듯이 암과 치매를 유발하거나, 신경계를 교란하는 치명적인 위험성을 지니고 있다. 실제로 화학 백신

화학 백신 첨가물과 유해성

첨가 화학물	첨가 목적	유해성
수은	방부제	콩팥과 간 손상, 뇌 신경계 손상, 자폐증을 유발
알루미늄	항체 생산 증진	경련, 알츠하이머, 뇌 손상, 치매
포름알데히드	세균 불활성화	암 유발
페놀	방부제	암 유발
에틸렌글리콜	부동액	기관지 폐포 손상, 호흡곤란

접종 후 매년 전 세계적으로 목숨을 잃는 사람과 신경계 손상으로 중증 장애를 겪는 사람이 속출하고 있다. 지난해 말 우리나라의 경우만 해도 독감 화학 백신 접종 후 전국에서 하루 이틀 만에 100여 명이 사망했고, 노르웨이에서는 미국 화이자가 출시한 코로나 화학 백신 접종 후 얼마 지나지 않아 33명이 집단 사망하는 일이 발생하기도 했다.

화학 백신에 첨가되는 물질의 유해성을 살펴보면, 수은은 지구상에 존재하는 물질 중 방사선 다음으로 유해한 독극물로 바이러스조차 침투하지 못하기 때문에 화학 백신의 유통 기한을 늘리기 위해 방부제로 사용한다. 수은이 인체에 흡수되면 우리 몸의 면역체계와 콩팥과 간의 기능을 약화시키고, 뇌의 신경계에 치명상을 입혀 자폐증의 위험을 높인다. 컬럼비아대학 연구팀이 〈분자정신병학〉에 발표한 보고서를 보면 모두 4종의 갓 태어난 쥐에게 수은-백신 화합물을 주입한 결과 성장 부진과 비정상적인 뇌 구조, 뇌 크기 확대 등의 결과가 나타났다. 연구진에 의하면 이런 결과는 자폐 어린이들에게서 나타나는 전형적인 증상과 같다고 한다.

알루미늄은 항체 생산을 증진시키기 위해 염류 형태로 화학 백신에 첨가된다. 이 물질은 각종 연구에서 경련, 뇌 손상, 치매의 원인으로 지목되어 왔다. 알루미늄이 포함된 화학 백신과 알루미늄이 포함되어 있지 않은 화학 백신을 비교한 미국 〈소아과학회지〉에 실린 논문을 보면, 알루미늄이 포함되어 있는 백일해 화학 백신을 접종받은 아이들에게서만 알레르기 반응이 나타났다고 한다. 이런 결과는 세계적 의학저널인 〈랜싯〉과 세계보건기구의 회보에 실린 다른 연구들에 의해서도 동일하게 밝혀졌다.

포름알데히드는 발암물질로 알려져 있다. 이 물질은 시체를 방부 처리하는 과정에 사용된다. 또 살균제, 살충제, 폭약, 화학섬유 제조에도 사용된다. 이 물질은 페놀을 비롯해 다른 화학물질들과 배합되면 특히 독성이 강해진다. 화학 백신에 들어 있는 액체 포름알데히드는 포르말린으로 불리며, 세균을 불활성화 시키기 위해 사용된다. 『예방접종의 위험 요소』의 저자 그래엄 윌슨은 "포르말린은 맹독성이라 살균제로 사용하기에도 부적당하다."고 말한다.

페놀은 석유의 찌꺼기인 콜타르를 가지고 합성해 낸 물질로 물감, 살균제, 플라스틱, 방부제, 살균제를 만들 때 사용된다. 페놀은 맹독성 1급 발암물질로서 면역계를 교란하는 정도가 아니라, 생명을 위협하는 수준이라고 한다.

이렇듯 화학 백신에는 인체에 치명적인 독성물질이 첨가되어 있다.

미국의 의학박사 모리츠는 그의 저서 『예방접종이 오히려 병을 부른다』에서 화학 백신은 질병을 예방해 주기는커녕 현대의 질병과 대부분 원인으로 연루되어 있다고 한다. 그는 각종 연구 자료를 근거로, 화학 백신이 질병을 예방해 줄 것처럼 말하는 것은, 제약회사와 양의사들이 그들의 이익을 위해 벌이는 거짓말이라고 한다. 또 『예방 접종의 위험 요소』의 저자 그래엄 윌슨은 화학 백신을 접종하면 질병이 예방되기는 고사하고, 독성물질에 의해 인체의 면역력이 약해져 질병과 사망의 위험이 높아진다고 한다. 또한 영국 독성학 권위자인 베일리 해밀턴은 20세기 들어 대량으로 화학 백신 접종이 벌어지면서 자폐증과 주의력결핍증 등 그전까지 드물었던 심각한 정신 신경계 이상이 의학저널을 채우기 시작했다고 한다.

우리나라는 기형아 발생이 100명 당 5.5명으로 세계 1위다. 이들은 뇌신경계가 치명상을 입어 자폐증과 지적 장애 등 평생 장애를 안고 사는 불행을 당하고 있다. 또 뇌신경계에 치명상을 입어 치매로 고생하는 노인이 현재 72만5천명으로 매년 증가하고 있다. 이렇게 기형아와 치매 노인이 매년 증가하고 있고, 이것이 화학 백신 접종이 증가하면서 늘어나고 있다고 하는데, 그 원인을 밝혀야 하지 않을까?

화학 백신 이상 반응 아나팔락시스와 길랑바레증후군

공식적으로 인정된 화학 백신 접종으로 인한 심각한 이상 반응으로 아나팔락시스와 길랑바레증후군이 있다. 아나팔락시스는 알레르기 쇼크를 말한다. 주된 현상은 기관지 근육이 경련을 일으켜 호흡이 곤란해지고, 자신소증으로 의식을 잃게 된다. 또 혈압이 떨어지고, 뇌로 가는 혈류량이 줄어들어 두통과 어지러움이 나타난다. 이로 인해 오심과 구토가 생기고, 자신도 모르게 대소변을 보기도 한다. 또 입 주위나 얼굴에 따끔거리는 느낌이 들고, 나중에는 전신으로 번져 심한 가려움증과 홍조가 나타난다. 특히 목젖을 중심으로 후두 부위에 심한 혈관 부종이 생기면 음식이나 침을 삼키려 해도 삼킬 수 없게 된다. 뿐만 아니라 기도가 막혀 질식하게 된다.

길랑바레증후군은 말초신경에 염증이 생겨 발생하는 급성 신경마비 질환이다. 주로 운동신경에 문제를 일으키지만, 감각신경에도 문제를 일으킨다. 상행성 마비는 발병 초기에 다리의 발쪽부터 힘이 빠지는 증상으로 시작되고, 수일에 걸쳐 다리의 허벅지 쪽으로 마비가 진행되는 양상을 보인다. 대부분 다리가 팔보다 심하게 마비되고, 양쪽 얼굴이 마비되는 증상도 나타난다. 1~3주에 걸쳐 운동마비가 진행되지만, 급격하게 진행하는 경우에는 수일 만에 정점에 이르는 경우도 있다. 4~9세 사이 소아의 경우, 마비가 오기 전에 근육의 피로나 근육통을 호소할 수도 있다. 심하게 진행되면 기관지 근육이 마비되어 호흡이 곤란해지고, 음식이나 물을 삼킬 수 없게 된다.

화학 백신이 인체의 면역력 길러주는 게 아니다

양의사와 제약회사는 화학 백신이 인체의 면역력을 길러준다고 주장하고 있다. 면역력은 세균을 방어해내는 힘뿐만 아니라, 추위나 더위 등 자연의 어려운 상황을 감내하고 이겨내는 힘이다. 또 외부에서 유입되는 독소를 해독하는 힘이요, 삶의 힘든 일을 감내하고 견뎌내는 인내력이다. 달리 말하면 인체의 생명력이다. 이런 면역력이 화학 백신 한 방 맞았다고 마술 부리듯이 간단히 길러지는 것이 아니다. 항체에 국한해 보아도 화학 백신 자체가 세균과 바이러스에 대해 항체를 만들어 내는 것이 아니다. 세균과 바이러스에 대해 항체를 만들어 내는 것은 인체의 면역구조와 백혈구다.

이러한 면역력은 유기농 자연식품의 섭취와 운동, 숙면, 휴식 등 건강한 생활을 통해 길러진다. 잠시 과로를 했거나 화학 독소 등에 노출되어 몸이 아프다 해도 유기농 자연식품의 섭취와 운동, 숙면, 휴식 등 건강한 생활을 하면 몸이 정상으로 회복된다. 질병이 있을 때도 몸을 상하게 한 생활습관을 찾아 고치고, 유기농 자연식품의 섭취와 충분한 휴식으로 면역력을 강화하면 낫기 마련이다.

반면 화학물질은 인체의 면역력과 생명력을 떨어뜨려 질병을 초래하는 주된 요인되고 있다. 화학 가공식품과 화학물질에 오염된 공기가 인체의 건강을 증진시키고, 면역력과 생명력을 높여 줄 리는 만무하다. 마찬가지로 화석연료에서 물질을 추출하여 만든 화학 약이 산더미처럼 많지만, 면역력과 생명력을 높여 줄 리는 없다. 그 어떠한 화학물질로도 인체의 면역력과 생명력을 증진시킬 수 없다.

최근의 한 조사에 따르면 소득 하위 20퍼센트는 10명 중 8명이 질병을 지니고 있는 것으로 나타났다. 8대 만성질환 유병률에서도 소득 하위 20퍼센트는 65.0퍼센트로 상위층과 2배가량의 격차를 보였다. 이런 건강 부익부 빈익빈 현상은 부유층은 유기농 신선 식품을 섭취하는 반면, 빈곤층은 화학 첨가제로 가공한 값싼 식품을 섭취하기 때문이라고 할 수 있다. 그만큼 화학물질에 의해 인체의 면역력과 생명력이 떨어지는 등 건강이 나빠진 것이다. 따라서 건강보험 재정 등으로 빈곤층에게 유기농 신선 식품을 무상 공급하여 질병 발생을 근본적으로 차단하는 선순환 구조를 만들어 한다.

화학 백신이 질병을 예방한다는 것은 허구다

바이러스나 세균에 대한 인체의 정상적인 항체는 세포 감염을 통해 체액 감염으로 만들어진다. 이런 정상적인 면역반응을 통해 만들어진 항체는 완벽하고 평생 지속된다. 또한 특정 세균에만 효력이 있는 것이 아니라, 다른 세균으로부터도 인체를 보호한다.

그런데 화학 백신은 세포 감염을 건너뛰고 체액에 직접 투입된다. 따라서 항체가 불완전하게 만들어지기 때문에 화학 백신을 접종했을 때 잠시 나타나는 면역반응은 시간이 지나면서 사라진다. 매년 독감 화학 백신을 접종하는 소동을 벌이는 것도 이런 이유 때문이다.

이런 일에 대해 양의사들은 매년 새로운 독감 인플루엔자가 유행하기 때문이라고 주장하고 있다. 하지만 매년 새로운 독감 화학 백신을 만들어 접종했음에도 독감 환자가 해가 갈수록 늘어가고 있는 것을 보면 양의사들의 말은 국민을 현혹하는 주장이다. 그 본질은 화학 백신이 정상적인 항체를 만들어 내지 못하고, 독감을 예방해 주지도 못한다는 것이다. 더구나 독감은 화학물질 등에 의해 면역력과 생명력이 허약해진 사람이 겨울철 추위를 견디지 못해서 생긴 증상이라 화학 백신을 접종한다고 해서 예방되는 게 아니다. 독감은 화학 식품과 화학 약 등을 금하고, 대신 유기농 자연 식품 위주로 식생활을 하여 몸을 건강하게 만들어야 예방된다. 특히 화학물질에 의한 공기오염이 해가 갈수록 점점 심해지고 있는 상황에서 화학 식품과 화학 약을 비일비재하게 섭취하고 있어 인체의 면역력과 생명력이 떨어져 해가 갈수록 겨울철 추위를 견뎌내지 못하고 독감으로 고생하는 사람이 증가할 위험이 큰 실정이다. 실제로 최근 5년만 봐도 독감 환자가 2015년에 비해 2019년에 3배 가까이 폭증했다.〈81쪽 표 참조〉 독감을 예방하지 못하면서도 다국적 제약회사와 양의사들의 돈벌이를 위해 국민들에게 공포감과 불안감을 주고, 혈세를 낭비하는 소동을 매년 벌이고 있는

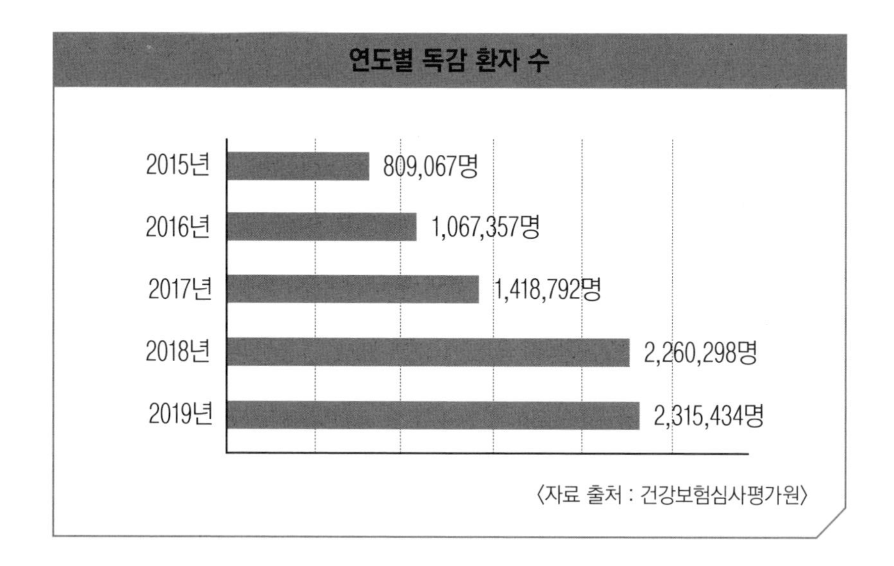

것은 아닌지 면밀히 따져 보아야 할 대목이다. 이런 맥락에서 미국의 소아과 의사인 로버트 멘델존은 "서양의학은 오해를 불러 일으키는 예방접종이란 용어의 사용을 즉각 중지해야 한다."고 말한다. '예방'이란 용어를 사용하여 화학 백신을 맞으면 질병이 예방되고 해결되는 양 사람들을 교묘하게 현혹하고 호도하고 있다는 것이다.

독감 화학 백신 접종 후 독감 급증

캐나다 다누타 스코론스키 교수 연구팀이 발표한 논문을 보면 2011년 캐나다 4군데 지역에서 수집한 자료를 분석한 결과 독감 화학 백신을 접종받은 사람은 접종받지 않은 사람보다 1.4배에서 2.5배 독감에 더 잘 걸린 것으로 나타났다. 또 2012년에 홍콩대학의 연구팀이 115명의 6~15세 아이들을 무작위로 선정하여 독감 화학 백신을 맞은 69명의 집단과 맞지 않는 46명의 집단으로 나누었다. 그리고 9개월 동안 관찰한 결과 독감 화학 백신을 맞은 집단이 맞지 않은 집단에 비해 급성 호흡기 질환 발병 비율이 무려 4.4배나 높았다.

미국의 소아과 의사인 로버트 멘델존과 리차드 모스코비치는 "백신은 의학적으로 전혀 확인되지 않은 것으로 단지 서양의학이라는 종교에서 행하는 의례 행위이며, 공익이라는 미명 하에 행해지는 판매 행사일 뿐이다."라고 비판한다. 또 프랑스 올리버 클레크는 "의사들이 현대 의학이라는 종교에 매달려 백신과 항생물질로 마술 쇼를 하는 동안 인류의 건강은 무너지고 있다."고 지적한다.

독감 화학 백신 접종 후 치명적인 사고 잇따라 발생

독감 화학 백신은 치명적인 부작용 문제도 낳고 있다. 미국 백신접종보고시스템(VAERS)에 신고된 내용을 보면 그 사례가 독감 화학 백신을 맞은 후 1시간 만에 심부전, 만성 폐쇄성 폐질환, 강직성 발작이 일어났다는 심각한 것들이다. 또 이탈리아 연구팀은 독감 화학 백신을 맞으면 급성뇌척수염과 신경마비가 일어날 가능성이 3.8배, 위장감염이 23.8배, 상기도 감염이 11.5배 높게 나타났다고 발표했다.

이런 문제가 있자 미국 학부모단체는 2017년 미시시피 잭슨스테이트대학 안소니 모슨 교수팀에 의뢰하여 6~12세 아이를 대상으로 조사를 했다. 연구팀은 독감 화학 백신을 전혀 맞은 않은 261명과 접종한 아이 405명을 비교했는데, 백신 접종자가 비접종자에 비해 발병 비율이 비염의 경우 3.01배, 알레르기 3.9배, 주의력결핍과잉행동장애(ADHD) 4.2배, 아토피피부염 3.9배, 학습장애 5.2배, 신경발달장애 3.7배, 만성질환이 2.4배 더 높았다. 또 하버드대학 연구팀이 컴퓨터로 자동 추적해서 독감 화학 백신 접종자를 조사한 결과 사망자 432명, 영구 불구자 1천91명, 입원 4천132명, 응급환자 1만284명이었다. 우리나라의 경우도 지난해 말 독감 화학 백신 접종 후 하루 이틀 만에 사망한 사고가 110건 발생했다.

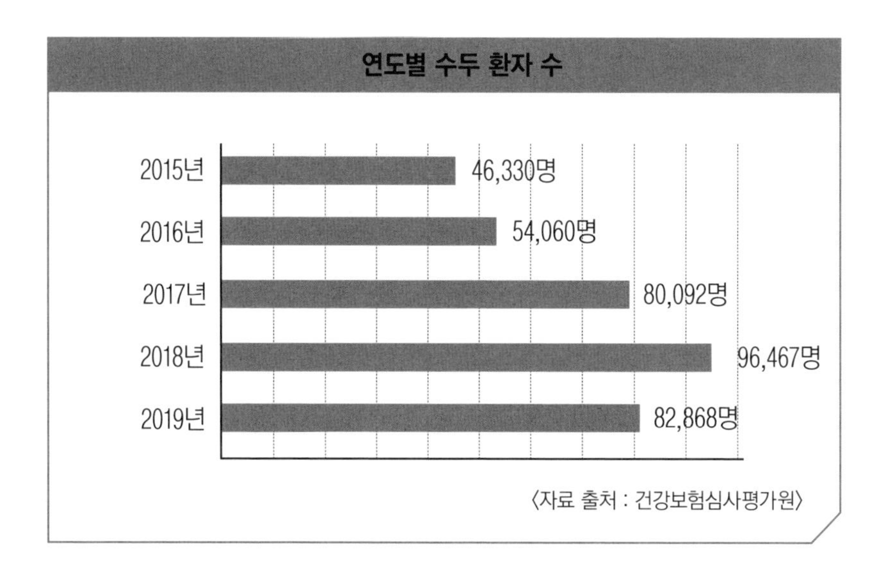

수두 화학 백신 접종 후 오히려 환자 증가했다

우리나라는 수두 화학 백신을 필수 국가 필접종으로 지정한 몇 안 되는 나라 중 하나다. 그런 만큼 접종률도 높다. 질병청의 최근 자료를 보면 우리나라 수두 화학 백신 접종률은 99퍼센트로 100퍼센트에 가깝다.

하지만 대량 접종 후 수두가 예방되기는커녕 오히려 해가 갈수록 수두 환자가 크게 증가하는 기현상을 보이고 있다. 질병청 홈페이지를 보면 수두 환자 발생이 2006년에는 1만1천27명이었으나, 2019년에는 무려 8배에 달하는 8만2천868명이었다. 최근 5년만 보아도 2015년 4만6천330명, 2016년 5만4천60명, 2017년 8만92명, 2018년 9만6천467명이다. 이런 기현상을 두고 수두 화학 백신이 수두를 유발한다는 각종 보고가 나오고 있다. 하지만 질병청은 이런 보고를 외면한 채 수두 화학 백신을 국가 접종으로 지정해 갓 돌이 지난 아기들에게 필수적으로 맞히고 있다.

자연 감염의 수두는 피부 발진과 높지 않은 열이 나는 순한 몸살로 어린아이들이 흔하게 앓고 지나간다. 인체에는 어떤 문제도 일으키지 않고, 오히려 면역력을 회복시켜 주는 작용을 한다. 외국에서는 수두 파티를 열어 수두에 걸린 아이의 집을 방문하여 다른 아이들도 어린 나이에 수두를 앓게끔 도와주기도 한다. 그만큼 수두가 인체 면역력 증강에 중요한 작용을 하기 때문이다.

하지만 수두 화학 백신을 도입한 이후 큰 변화가 일어났다. 다국적 제약회사와 양의사들은 아이의 부모에게 수두를 무서운 질병으로 인식시키기 시작했다. 그 결과 부모들은 영·유아에게 수두 화학 백신을 반드시 접종해야 하고, 그러면 무서운 수두가 예방되는 걸로 믿고 있다. 이런 일은 수두 화학 백신 접종 후 오히려 심각한 증상의 수두 환자가 증가하고, 치명적인 화학 백신 부작용 위험까지 생각하면 어처구니 없는 일이다.

이하선염 화학 백신 접종 후 환자 8배 증가했다

또 질병청의 통계를 보면 우리나라 0세에서 19세 사이의 이하선염(=볼거리) 환자 발생은 2006년 2천14명이었으나, 2019년에는 무려 8배인 1만5천967명이다. 우리나라는 이하선염 화학 백신 접종률이 2002년 95퍼센트를 넘었고, 근래에는 99퍼센트에 가깝다. 그럼에도 이하선염 환자가 화학 백신 접종의 증가와 더불어 오히려 늘었다. 최근 5년 사이만 해도 2015년 2만3천448명, 2016년 1만7천57명, 2017년 1만6천927명, 2018년 1만9천237명이다.

2014년 영국의 공중보건서비스의 연구 결과를 보면 MMR(홍역-이하선염-풍진) 화학 백신을 접종한 아동들이 접종하지 않은 아동들에 비해 근육경련이 발생할 위험이 3배나 높았다고 한다. 또 간질의 경우는 거의 70퍼센트가 MMR 화학 백신에 의한 것이라고 한다.

간염 화학 백신이 간 세포 손상 원인

2000년 12월부터 미국에서는 만 2개월이 된 유아에게 의무적으로 B형 간염 화학 백신을 접종하도록 하는 법규가 시행됐다. 그 후 B형 간염 화학 백신을 접종한 유아 중 3만6천 명에게서 부작용이 보고됐고, 그 중 440명이 사망했다. 이런 사건이 있자 미국 질병관리센터(CDC)는 B형 간염 화학 백신이 10배 이상 부작용의 위험성이 크다는 사실을 인정했다.

프랑스는 1998년 이후 B형 간염 화학 백신의 의무 접종을 중단했다. B형 간염 화학 백신을 강제로 접종받은 후 다발성경화증 등 신경조직이 파괴되는 부작용을 겪은 시민 1만5천 명이 국가를 상대로 한 소송에서 연관성을 인정받았기 때문이다.

의학저널 〈세포자연사〉에 발표된 연구 자료에 따르면 B형 간염을 예방하기 위해 개발된 B형 간염 화학 백신이 오히려 간 세포 손상의 원인으로 나타났다고 한다. 이 연구에서 학자들은 시험과 실힘을 통해 B형 간염 화학 백신에 의해 유발된 세포의 독성을 조사하여 간 세포 손상의 기전을 밝혀냈다. B형 간염 화학 백신이 간 손상을 유발한다는 사실은 이 화학 백신 접종을 한 6세 이하의 미국 아이들이 접종을 하지 않은 아이들보다 간 질환에 걸릴 위험성이 294퍼센트나 높았다는 1999년 연구 결과에서도 확인되고 있다.

우리나라는 2015년 A형 간염 화학 백신을 필수 예방접종으로 추가했다. 이에 따라 2015년 5월 1일부터 보건소 및 양방 의료기관에서 무료로 접종되고 있다. 전 세계적으로 A형 간염을 기본 접종에 포함시킨 나라는 얼마 되지 않는다. A형 간염은 간이 깨끗하고 건강한 어린이들에게는 문제가 되지 않기 때문에 대부분의 나라에서 접종하지 않는다. 접종 대상인 아이들은 A형 간염을 앓아도 증상이 약하기 때문에 굳이 접종을 받을 이유가 없다. 따라서 국가 예산 낭비라는 비판의 소리가 나오고 있다.

폐렴 화학 백신 접종 후 유아 5명 잇따라 사망 보고

2009년에 폐구균 화학 백신이 오히려 소아의 폐렴을 늘렸다는 스페인의 연구가 발표됐다. 이 연구는 화학 백신 도입 전인 1997~2001년과 도입 후인 2002~2006년에 입원한 어린이 환자 40만 명을 대상으로 진행했다. 이 연구는 폐구균 화학 백신 도입 후 오히려 침습성 폐구균 질환이 2세 이하 영유아에서 58퍼센트 급증했음을 보여주고 있다. 다른 연령 군에서도 양상은 비슷하여 화학 백신 도입 이후 오히려 폐렴이 크게 늘었다.

우리나라에서도 2013년 5월부터 폐렴을 예방한다는 취지로 65세 이상을 대상으로 폐구균 화학 백신 무료 접종 사업이 시작되었다. 그리고 두 달간에 걸쳐 90만 명 이상의 많은 사람들이 접종을 받았다. 이와 더불어 부작용도 급증했다. 즉, 매년 한두 건에 불과하던 폐구균 화학 백신 부작용이 무료 대량 접종 이후 두 달 사이에 76건의 부작용이 신고됐다. 이 가운데 사망, 패혈증 등의 중증 이상 반응도 접수됐다.

어린아이의 사망 사례도 보고되었는데, 식약처와 질병청에 따르면 지난 2008년 1월과 12월에 각각 2개월 남아와 2개월 여아가 폐렴구균 백신과 뇌수막염 화학 백신을 동시에 접종받은 뒤 숨진 사례를 보고받았다고 한다. 숨진 영아들이 접종한 폐렴구균 화학 백신은 화이자의 프리베나주였으며, 뇌수막염 화학 백신은 SK케미칼의 퍼스트힙주였다. 당시 관련성을 조사하기 위해 열린 피해보상심의위원회는 화학 백신 접종과 사망 간의 인과관계가 없는 것으로 결론을 내렸다. 피해보상심의위원회는 의료 전문가, 즉 공급자인 양의사 13인과 관련 분야 공무원 2인으로 구성된다.

2011년 일본 후생노동성은 화이자 제약회사의 소아용 폐렴구균 화학 백신 프리베나와 사노피아벤티스 제약회사의 뇌수막염 화학 백신 악티브(ActHIB)주를 맞은 유아가 잇따라 5명이 숨지자 접종 중단 조치를 연장했다. 일본 후생노동성에 따르면 가나가와(神奈川), 교토(京都), 효고(兵庫)에서 두 가지 화학 백신을 동시에 접종한 만 2세 이하 유아 5명이 3일 이내에 잇따라 숨졌다고 한다. 회의에 참석한 전문가들은 "현 단계에서는 유아 사망이 화학 백신 접종과의 명확한 인과관계는 인정할 수 없다."고 주장한 것으로 알려졌다.

자궁경부암 화학 백신이 자궁경부암 위험 초래한다

자궁경부암 화학 백신을 생산하고 접종하는 서구의 다국적 제약회사와 양의사들은 자궁경부암이 인유두종 바이러스(HPV)에 의해 생긴다고 주장하고 있다. 그리고 이 바이러스가 성관계에 의해 감염되고 있다고 말하고 있다. 따라서 성생활을 하는 전 세계 모든 여성들이 인유두종 바이러스에 감염돼 자궁경부암의 위험에 놓여 있다고 주장하고 있다. 그리고 자궁경부암 화학 백신을 접종하면 항체가 형성되어 자궁경부암의 70퍼센트 이상이 예방된다고 주장하고 있다.

하지만 이런 그들의 주장은 모순이다. 인유두종 바이러스는 사람은 물론, 모든 포유동물에게서 광범위하게 발견되고 있다. 그렇다면 소나 돼지 등 다른 종의 포유동물에게서도 자궁경부암이 발생해야 한다. 하지만 소나 돼지 등에서 자궁경부암이 발견됐다고 하는 일은 없다. 이것을 가지고 사람 외의 다른 포유동물은 인유두종 바이러스에 강한 면역력을 지니고 있기 때문이라고 자의적으로 주장할 수도 있다. 설령 그렇다고 해도 사람은 오늘날보다는 위생이 열악했던 과거에 바이러스에 더 많이 노출되어 있었다. 따라서 만약 인유두종 바이러스가 자궁경부암의 원인이라면 지금보다는 위생이 훨씬 불결했던 과거에 더 빈발했었어야 했다. 하지만 자궁경부암은 화학 질세척제나 화학 살균제 등으로 더욱더 강력하게 바이러스를 박멸하고, 자궁경부암 화학 백신을 접종하고 있는 오늘날 해가 가면 갈수록 더 증가하고 있다. 최근 5년 사이만 보아도 자궁경부암 환자 수가 2019년 6만3천51명으로 2015년에 비해 15.5퍼센트 증가했다.〈89쪽 표 참조〉 특히 최근 5년 사이는 국가가 접종비를 지원해 가며 자궁경부암 화학 백신을 광범위하게 청소년과 젊은 여성에게 접종시켜 온 시기다. 그럼에도 자궁경부암이 예방되기는 고사하고 매년 증가하고 있다. 따라서 인유두종 바이러스가 자궁경부암을 유발한다거나, 자궁경부암 화학 백신을 접종하면 자궁경부암이 예방된다는 다국적 제약회사와 양의사들의 주장은 허구라 의심할 수 있다. 그런 주장은 자궁경부암 화학 백신을 접종시켜 수입을 올리려는 목적이 내포되어 있다고 의심할 수 있다.

이런 의심을 뒷받침하듯이 2003년 미국 식품의약국(FDA)은 “자궁경부암의 원인은 바이러스가 아니다.”라고 공식 발표했다. 말하자면 “인유두종 바이러스와 자궁경부암 증상 사이에는 인과관계가 없다.”는 것이다. 미국 FDA 내부 문서를 세상에 폭로한 마이크 애덤은 자궁

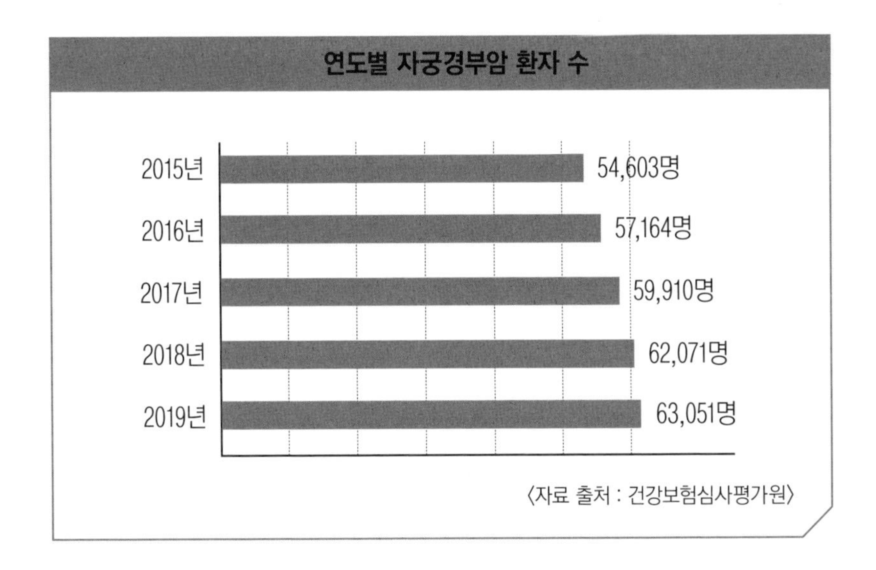

경부암 화학 백신은 무효성에 그치지 않고, 오히려 자궁경부암 발생 위험을 44.6퍼센트나 증가시켰다고 한다. 이보다 더욱 비참한 사태는 자궁경부암 화학 백신 접종 후 소녀들이 사망한 경우다. 실제 미국, 인도, 영국, 오스트리아, 독일, 일본 등에서 자궁경부암 화학 백신 주사인 가다실(Gardasil)과 서바릭스(Cervarix)를 접종한 직후 사망한 사례들이 보고되고 있다.

자궁경부암 화학 백신 접종 후 사망 등 치명적 부작용 발생

자궁경부암 화학 백신 가다실과 서바릭스는 접종이 시작된 2007년 이후 세계 각국에서 심각한 부작용이 잇따라 발생해 지난 2013년에 크게 문제가 된 바 있다. 일본의 경우 2012년 5월부터 영국 글락소스미스클라인(GSK)의 자궁경부암 화학 백신 서바릭스 접종을 권장한 결과 2013년 5월까지 1년 사이에 접종받은 여성들에게서 급성 뇌척수염과 간질, 그리고 말초신경이 마비되는 길랑바레증후군과 같은 중대한 부작용 사례가 1천968건 잇따라 발생해 2013년에 접종 권장을 중단하는 사태가 벌어졌다.

영국에서는 2007년부터 학교에서 자궁경부암 화학 백신 서바릭스를 접종하기 시작했는데, 자궁경부암 화학 백신을 접종받은 14세 여학생이 숨지는 등 2009년까지 총 4천657건의 부작용이 당국에 접수됐다. 특히 2008년 4월부터 2009년 9월까지 모두 2천137건의 부작용 사례가 접수됐다.

스웨덴은 자궁경부암이 가장 적게 발생하는 나라였다. 그런데 2006년에 다국적 제약회사 글락소스미스클라인의 자궁경부암 화학 백신 서바릭스를 접종하기 시작한 이후 2010년에 20~49세 여성에게서 자궁경부암 발생이 2006년에 비해 50퍼센트 정도 증가했다. 특히 20~29세 여성에게서는 거의 70퍼센트 증가했다.

또 미국에서는 2007년 6월에 머크제약회사의 자궁경부암 화학 백신 가다실을 처음 접종한 이후 2008년 6월까지 1년간 총 9천749건의 이상 반응 신고가 질병통제관리센터(CDC)와 식품의약국(FDA)에 접수됐다. 분석 결과 94퍼센트가 졸도와 국소 마비 등의 이상 반응이었고, 6퍼센트는 사망 등과 같은 중대한 이상 반응이었다.

이렇게 전 세계에서 부작용 사례가 잇따르자 우리나라 보건복지부는 2013년 당시에 접종을 적극 권장하려던 계획을 슬며시 철회했었다. 우리나라는 신고 체계가 미비해 자궁경부암 화학 백신 부작용에 대해 정확한 진상을 파악할 수 없으나, 가다실이 접종되기 시작한 2007년 9월 이후 1년 사이에 40여 건의 이상 반응이 식약처에 접수된 것으로 나타났다. 그런데 정부는 2016년부터 자궁경부암 화학 백신을 국가 필수 예방접종으로 지정했다. 이에 따라 자궁경부암 화학 백신 접종이 2016년 상반기에 국가가 비용을 전액 지원하여 이루어졌고, 현재 12세 이상의 여성 청소년에게 광범위하게 접종되고 있다. 자궁경부암 화학 백신 접종비는 1인당 총 50만 원 안팎이며, 전체적으로 약 1천 억 원의 국가 예산이 투입되고 있다.

자궁경부암 화학 백신 접종 후 조기 폐경과 불임 급증

자궁경부암 화학 백신은 많은 여성에게 조기 폐경과 불임의 피해도 낳고 있다. 2013년 미국 소아과학회에서 발표한 자료를 보면 자궁경부암 화학 백신을 사용한 이후 조기 폐경이 30배 넘게 증가한 것으로 나타났다.

우리나라의 경우는 신고 체계가 미비해 정확한 진상을 파악할 수 없으나, 국민일보의 2017년 8월 12일자 기사를 보면 2012년에서 2016년 사이 불임을 뜻하는 조기 폐경이 10대 여성은 51.5퍼센트, 20대 여성은 48퍼센트, 30대 여성은 48.2퍼센트 급격히 증가했다.

또 미국의 게일 디롱 교수가 자궁경부암 화학 백신을 맞지 않은 25~29세 여성들과 접종한 여성들을 비교한 결과 비접종 여성은 60퍼센트가 한 번이라도 임신을 한 반면, 접종한 여성은 35퍼센트만 임신을 했다.

소아마비 화학 백신이 소아마비 유발한다

미국에서는 1961년 이래 발생한 거의 모든 소아마비 사례에서 소아마비 생백신이 원인으로 보고된 적이 있다. 이런 이유로 노르웨이에서는 1979년 소아마비 생백신의 접종을 중단했다.

1988년에서 1989년 사이에 중동의 오만에서 발생한 소아마비 대량 발생 사태에서 감염자들은 대부분 소아마비 화학 백신을 접종받은 사람들이었고, 가장 발생률이 높은 지역은 소아마비 화학 백신 접종률이 가장 높은 지역이었다. 반면 발생률이 가장 낮은 지역은 접종률이 가장 낮은 지역이었다.

주사용 소아마비 백신의 허구가 알려지면서 1980년대부터 미국에서는 경구용 소아마비 화학 백신이 권장됐다. 하지만 경구용 화학 백신 역시 매년 평균 10여 명 이상에게서 치명적인 신체장애 부작용을 나타냈다. 그러자 미 당국은 2000년부터 경구용 소아마비 화학 백신의 권장을 철회했다. 우리나라는 뒤늦게 2006년에야 경구용 소아마비 화학 백신을 퇴출시켰다.

세계보건기구에서 천연두 박멸에 앞장서고 있는 도널드 A. 핸더슨은 "소아마비 화학 백신이 오히려 소아마비를 유발하거나, 전혀 예상치 못한 새로운 질병을 일으키고 있다. 천연두 박멸에 실패한 것과 같이 소아마비를 박멸한다는 것은 불가능하다."고 지적했다. 과학적으로 밝혀진 더욱 충격적인 사실은 소아마비는 서양의학과 양의사들이 주장하듯이 폴리오(Polio) 바이러스 때문에 생기는 게 아니라, 화학 백신에 들어 있는 수은 등의 중금속이나 포르말린 등의 발암물질의 부작용으로 일어난다는 것이다.

화학 백신의 독성물질이 뇌신경계 마비시켜 자폐증 유발한다

화학 백신 접종이 대대적으로 시작된 게 1990년도부터인데, 미국 통계에 따르면 20년 사이에 자폐아가 10배 이상 늘었다고 한다. 또 20년 전에 특수 교육을 받아야 하는 아이들이 100명 중 1명이었는데, 지금은 5명 중 1명이라고 한다.

이와 관련된 학계의 연구 논문도 많은데, 2017년 초에 미국 카이저 퍼매넨트 병원의 연구팀은 독감 화학 백신을 맞은 1만3천477명의 임산부와 맞지 않은 1만5천698명의 임신부를 비교한 결과 임신 첫 3개월 사이에 독감 화학 백신을 맞으면 태아가 자폐아가 될 가능성이 20퍼센트 높아진다고 발표했다. 또 2004년 〈뉴욕타임스〉에 의하면 "MMR 화학 백신이 도입되던 1987년에서 1998년 사이에 자폐증 환자가 3배로 증가했고, 1998년에서 2002년 사이에는 또 2배로 증가했다."고 한다.

이러한 자폐증은 대부분 수은을 주원료로 하는 티메로살이 원인이라는 사실이 지금까지 계속 지적되어 왔으나, 제약회사와 양의사들은 이를 철저히 부인하고 있다. 그러면서 유전자 등 개인적인 원인에 기인한다고 주장하고 있다. 그리고 "자폐증 환자가 늘어나는 이유는 진단기술이 발달했기 때문"이라며, "이전에는 정신박약이나 정신분열증으로 진단받을 환자도 자폐증으로 진단하게 되었다."고 말하고 있다.

그러나 20~30년 전만 해도 자폐아든, 정신지체아든, 정신박약아든, 정신분열 아동이든 총 망라해도 정신장애 아이를 지금처럼 주변에서 흔히 볼 수 없었다는 것을 생각하면 제약회사와 양의사들의 주장은 손바닥으로 하늘을 가리는 궁색한 변명이다. 분명한 실상은 자폐증 등 뇌성마비 장애 아동이 최근 5년 사이만 해도 60퍼센트 급증하는 등 해를 거듭할수록 늘어가고 있다는 것이다.〈94쪽 표 참고〉 그리고 이들을 별도로 단체 교육을 하는 특수학교가 생기고, 장애인을 보살피는 사회시설과 지원을 호소하는 방송도 어렵지 않게 접할 수 있

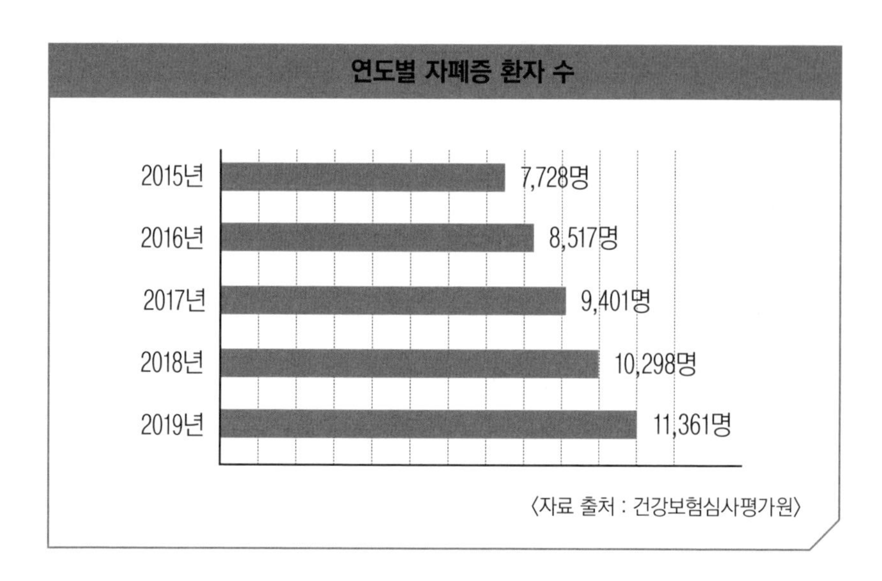

다는 것이다.

다국적 제약회사와 양의사들은 그간 미국 질병관리센터가 발표한 MMR(홍역·볼거리·풍진) 백신의 안전성 연구 보고서를 근거로 화학 백신과 자폐증 발병은 무관하다고 주장했다. 그런데 이 연구 보고서가 의도적으로 조작된 거짓이란 게 드러나 충격을 주고 있다. 지난 2014년 8월 27일 미국 질병관리센터에서 고위직으로 20여 년간 근무해 온 톰슨 박사가 양심선언을 통해 화학 백신을 맞을 경우 자폐증에 걸릴 확률이 상당히 올라간다는(69퍼센트 증가) 사실을 보여 주는 통계 자료들을 의도적으로 빼놓았으며, 정상적인 연구를 위한 연구 규칙들을 제대로 지키지도 않았었다고 고백했다.

그간 환경론자를 중심으로 화학물질이 인류를 멸종시킨다는 경고가 수없이 있어 왔다. 자폐증은 인지 능력과 사리 판단을 상실한 정신지체 장애다. 사람이 사리 판단을 할 수 없어 스스로 살아갈 수도 없고, 사람 간에 사회성도 잃는다는 것은 인류의 멸종을 뜻한다. 제약회사와 양의사들의 돈벌이에 아이들의 소중한 건강과 우리의 미래가 희생되는 사태가 벌어지고 있지는 않은지 면밀히 살펴보아야 한다.

필수 예방접종은 안전한가?

갓난아이는 생후 6개월 동안 결핵 BCG를 시작으로 B형 간염, 디프테리아, 파상풍, 백일해 등 10여 가지의 화학 백신을 접종받는다. 대다수 부모들은 아이의 건강을 위해 당연히 화학 백신을 접종받아야 한다고 생각한다. 어릴 때부터 질병을 예방하기 위해선 화학 백신을 접종해야 한다고 철저히 교육받은 결과다. 그런데 화학 백신은 부모들의 믿음처럼 아무런 문제가 없을까? 안타깝지만 연구 결과 그렇지 않다.

일본의 권위 있는 의사와 학자들 83명이 참여해 서명한 〈백신의 모든 정체〉라는 논문은 화학 백신 접종으로 아이들이 겪을 수 있는 끔찍한 부작용의 사례들을 통계적인 수치로 보여준다. 이 논문의 연구 결과에 따르면 화학 백신을 접종한 아이와 맞지 않은 아이들을 비교 대상으로 조사한 결과, 화학 백신 접종으로 천식 발병률이 120퍼센트 증가했고, 주의력결핍과잉행동장애는 317퍼센트, 자폐증은 146퍼센트나 증가했다고 한다. 천식 발병률이 증가한 이유는 화학 백신의 독성 성분 때문에 알레르기 증상이 심해졌기 때문이라고 한다. 주의력결핍과잉행동장애는 화학 백신에 숨겨진 중대한 부작용 중 하나로 화학 백신 안에 들어 있는 수은 성분이 주의력 등을 관장하는 전두엽피질을 위축시키면서 발생하는 것으로 밝혀지고 있다고 한다.

그런데 화학 백신 접종으로 갓난아이에게 치명적인 장애가 발생해도 화학 백신과의 인과관계를 규명할 방법은 없다. 갓난아이는 미성

숙한 상태라 선천적인 장애라고 하면 그만이기 때문이다. 그러나 분명한 것은 화학 백신 접종이 늘어난 이후 자폐증 등 뇌신경계 장애아가 늘어났다는 것이다.

건강보험심사평가원이 발표한 자료를 보면 우리나라 소아 자폐증 환자 수가 지난 2015년 7천728명이었던 것이 2019년에는 1만1천361명으로 4년 사이에 약 1.6배 증가한 것으로 집계됐다.〈94쪽 표 참조〉 보건복지부가 집계하는 장애인 등록 현황을 보더라도 2010년 말 1만4천888명이던 등록 자폐성 장애인의 수가 2013년에는 1만8천133명으로 최근 3년 사이에 3천245명 증가한 것으로 나타났다. 이 수치는 미등록 환자까지 합하면 4만 명에 이를 것으로 추산되고 있다. 또 서울시와 서울대학교병원에서 시행한 역학조사 결과 주의력결핍과잉행동장애로 행동이 산만하고 충동적이어서 자신에게 주어진 일에 적응하지 못하는 아이가 6~8퍼센트로 나타났다. 여기에 뇌성마비로 신체장애를 겪는 사람과 지능이 떨어지는 다운증후군에 이르기까지 우리나라 장애인은 증가 일로에 있다.

이런 양상은 세계 각국에서 동일하게 나타나고 있고, 특히 영·유아를 대상으로 화학 백신 접종이 대대적으로 이루어진 1990년 이후 급증 추세에 있다. 나라마다 약간의 차이가 있지만, 1990년 이전과 비교해 보면 자폐아 발생 증가가 10~20배에 달하고, 환자 수는 전 세계적으로 3천500만 명에 이르고 있다.

2014년 미국 국립질병통제예방센터(CDC)가 발표한 미국의 만 8세가 된 아이들의 자폐증 발생률을 보면 2002년에 150명당 1명꼴이었는데, 2010년에는 68명 중 1명으로 급격히 증가했다. 전문가들은 미국에서 150만 명 정도가 자폐증을 앓고 있는 것으로 추정하고 있다. 또 미국 소아정신과학회의 통계에 따르면 평균 학령기 소아의 주의력결핍 과잉행동장애 비율이 약 3~8퍼센트에 달한다.

그럼에도 한 해에 수천억의 예산을 쏟아부어 가면서 정부 주도로 전 국민 화학 백신 접종을 하고 있다. 자폐증이나 호흡 곤란, 의식 장애, 사지 마비, 사망 등의 부작용이라는 위험 부담을 감수한 채 화학 백신을 접종하는 게 옳은 일일까? 그것도 정부의 주도 하에, 아무런 의구심 없이 이러한 일을 행하는 것이 옳은 걸까?

화학 백신이 자폐증 원인이라는 법원 판결 잇따라

2012년 6월 15일 이탈리아 법원은 자폐증이 화학 백신의 부작용임을 인정했고, 2013년 1월 14일 미국 법원 역시 화학 백신의 부작용으로 자폐증에 걸린 두 명 이상의 어린이에게 제약회사가 수백만 달러를 지불하라고 판결했다. 그 이전인 2010년 10월 9일에는 법원에 의해 자폐증이 화학 백신의 부작용이라는 사실이 판례로 확립됐고, 2010년 10월 15일 법원은 화학 백신의 부작용으로 자폐증에 걸린 희생자에게 제약회사가 2천만 달러를 지불하라고 판결했다. 우리나라에서는 증언해 줄 양의사가 없기 때문에 소송에서 자폐증의 원인이 화학 백신이라는 판례가 나오지 않고 있다.

자폐증 은폐 한나 폴링 사건

2008년 2월 미국에서 한나 폴링 사건이 있었다. 이때 보건당국과 제약회사, 양의사들은 서로 결속해 자폐증의 원인을 희생자의 선천적인 결손으로 돌리려는 음모를 치밀하게 진행했다. 그런데 이것이 대중에게 알려지면서 항의가 빗발쳤고, 결국 법원의 판결에 의해 자폐증이 화학 백신의 부작용이 원인이라는 사실이 확인됐다. 미국 보건당국이 자폐증의 원인을 선천적인 결손으로 몰아붙이는 음모에 적극 가담하는 까닭은 화학 백신 제조회사가 면책특권으로 화학 백신의 부작용에 대해 아무런 법적 책임을 지지 않기 때문이다. 이로 인해 부작용이 확인되면 전 국민을 대상으로 막대한 금액의 배상금을 국가의 예산으로 지불해야 하기 때문이다.

현재 미국에서는 시민단체의 끈질긴 노력으로 자폐증이 화학 백신의 부작용이라는 사실이 헌법적 지위로까지 확립되기에 이르렀다. 그러나 우리나라에서는 아직도 보건당국, 제약회사, 양의사, 주류 언론에 의해 이러한 사실이 철저히 부정되고 있다. 그 사이 불특정 다수의 수많은 영유아들이 화학 백신을 맞은 후 뇌성마비로 자폐증과 지적 장애, 신체 장애 등의 불행을 당하는 일이 생기고 있다. 그리고 당사자는 물론, 그 가족까지 평생 돌이킬 수 없는 피멍을 안은 채 한 많은 인생을 살아가고 있다. 이러한 불행이 제약회사의 탐욕이 부른 재앙이라는 미국 법원의 판결을 간과해서는 안 된다. 가정과 국가의 미래를 위해, 또 인류의 미래를 위해 화학 백신의 문제를 보건당국과 양의사들끼리 셀프 심사하여 끝낼 게 아니라 공명정대하게 밝혀야 한다.

영국 독성학 권위자인 베일리 해밀턴은 20세기 들어 대량으로 화학 백신 접종이 벌어지면서 자폐증 등 그전까지 드물었던 심각한 정신 신경계 이상이 의학저널을 채우기 시작했다."고 말한다. 우리나라 경우만 해도 2016년 인하대 의대 임종한 교수팀의 논문을 보면 기형아 발생이 100명 당 5.5명으로 세계 1위인 실정이다. 우리나라에서는 아이가 태어나면 생후 6개월 사이에 필수 예방접종이라 하여 10여 가지 화학 백신을 접종시키고 있는데, 이와 맞물려 지난 20년 사이에 자폐아가 급격히 늘어나는 등 세계 1위의 유병률을 보이고 있다. 자폐증 등 뇌성마비는 화학 백신에 첨가되는 수은이 발병 원인으로 지목되고 있는데, 베일리 해밀턴은 어린 시절 화학 백신을 통해 흡수되는 수은의 총량은 평생에 걸쳐 축적되는 수은의 양과 맞먹을 정도라고 한다

국제의료백신자문위원회는 "백신은 나이를 막론하고 모든 사람에게 수용할 수 없는 위험성이 있다. 또 백신을 맞은 사람과 백신을 맞지 않은 사람을 면밀히 관찰한 결과 백신을 맞은 사람에 비해 백신을 맞지 않은 사람들이 튼튼하고, 건강하다는 것을 확인했다."고 한다.

수많은 유아 죽음으로 내몬 로타 실드 화학 백신

거대 제약회사인 와이어스사의 자회사인 웨스 레들레는 서양의학에 의해 유아에게 위장염을 일으켜 설사를 유발시키는 원인으로 규정되어 있는 로타 바이러스에 대해 사전에 면역력을 향상시킬 수 있다는 이유로 로타 실드라는 화학 백신을 개발했다. 이 화학 백신은 임상 시험 결과 안전성이 입증됐다며 생후 2, 4, 6개월 주기로 3번을 투약하면 평생 면역력이 생겨 로타 바이러스로부터 80퍼센트 정도 해방된다고 선전했던 제품이다. 이런 선전을 등에 업고 로타실드 화학 백신이 1998년 8월에 미 식품의약국(FDA)의 승인을 받고 시판되었다.

그러나 로타실드 화학 백신은 심각한 장폐색 부작용을 일으키는 등 100명 이상의 유아들을 죽음으로 내몬 것이 확인되어 시판된 지 1년 만인 1999년 8월에 시장에서 퇴출됐다. FDA에 보고된 100건 이상의 치명적인 사례는 단지 인과관계가 확인된 사례일 뿐, 확인되지 않은 것까지 합한다면 수천 건은 넘을 것이란 추정이다. 더욱이 사망 외의 부작용까지 감안하면 그 피해 규모는 엄청날 것이라고 한다.

화학 백신 접종과 비례하여 유아 돌연사 급증

미국에서 생후 1년 이내에 접종해야 하는 화학 백신의 수가 늘어나면서 1997년 이전에는 영아 사망률이 세계 34위였던 게 1997년 이후에는 22위로 급등했다고 한다. 매년 5만3천여 명의 신생아가 출생 후 원인을 모른 채 죽어 간 것이다. 부검 결과 사망원인을 찾아내지 못하는 경우에는 모두 유아 돌연사(SIDS)라는 결론을 내리고, 아이가 잠든 부모에 의해 눌려 질식사한 것이라고 주장하고 있다.

그러나 중요한 사실은 유아 돌연사의 90퍼센트는 화학 백신 접종이 집중되는 시기인 생후 6개월 이전의 유아에게 발생한다는 것이다. 게다가 화학 백신이 도입되던 1950년대 이전에는 유아 돌연사가 존재하지 않았다. 화학 백신 도입 초기인 1953년에는 1천 명 당 2.5명의 유아 돌연사가 발생한 반면, 접종해야 하는 화학 백신의 수가 증가한 1992년에는 1천 명 당 17.9명으로 크게 증가했다. 일본에서는 화학 백신 접종 연령을 출생 후 2개월부터 2년 사이로 상향 조정하자 유아 돌연사 발생률이 크게 떨어졌다. 스웨덴은 1979년부터 백일해 화학 백신 접종을 중단시킨 결과 일본에 이어 영아 사망률이 세계 두 번째로 낮아졌다.

화학 백신의 허구 은폐되고 있다

지난해 10월 독감 화학 백신 접종 후 사망하는 사람이 110명에 이르는 등 전국적으로 사망 사고가 잇따랐다. 이렇게 독감 화학 백신을 접종받고 갑작스럽게 사망하는 사람이 잇따라 발생하고 있는 일에 대해 질병청은 전문가 자문회의 결과 사망한 사람은 화학 백신 접종과는 무관하게 기저질환이 악화되어 생긴 일로 결론이 났다고 밝혔다. 특히 질병청은 2019년 65세 이상 연령층에서 독감 화학 백신 접종 후 일주일 내에 사망한 사람이 1천500명 수준이라며 이번에 화학 백신 접종 후 발생한 사망사고를 특별히 화학 백신 접종과 연관 지을 사안이 아니라고 한다. 또한 과거 독감 화학 백신 접종 후 발생한 사망 사고 중에서 지금까지 연관성이 확인된 것은 단 1건뿐이었다고 한다. 또 매년 독감으로 인한 사망자가 3천 명 발생하는 점에 비추어 볼 때 독감 예방을 위해 접종으로 얻어지는 이득이 훨씬 크다고 한다.

그런데 면밀히 살펴보면 질병청의 주장은 여러 가지 문제가 있다. 일단 독감 화학 백신 접종 후 사망한 사람 중에는 기저질환이 없는 사람이 다수 있다.〈102쪽 표 참조〉 평소 건강했던 사람이 독감 화학 백신접종 후 하루 이틀 만에 갑자기 숨졌는데, 셀프 심사로 화학 백신 접종과 관련성이 없다고 하는 것은 무책임한 일이다. 설령 기저질환이 있던 사람도 하루 이틀 만에 급사할 정도로 중증이 아니라, 스스로 걸어서 화학 백신을 맞으러 갈 정도로 외부 활동이 가능한 건강 상태였다. 특히 최초 사망자인 인천의 17세 고등학교 남학생의 기저질환은 가벼운 증상의 비염이다. 비염이 하루 이틀 만에 급사할 정도의 기저질환인지 묻지 않을 수 없다.

그리고 이런 질병청의 태도는 코로나 사망자의 사망원인 발표와 비교해 보면 이율배반적이다. 질병청이 코로나 사망자라고 발표하는 사람의 97퍼센트는 고혈압과 당뇨, 정신질환 등으로 5년 이상 화학 약물 투여를 받으며 화학 약물에 중독되어 증상이 악화될 대로 악화되어 거동조차 제대로 할 수 없는 중증의 기저질환자다.〈36쪽 표 참조〉

일례로 질병청이 발표한 코로나 사망자를 보면 한 명은 당뇨로 30년 전부터 양방 병원에서 화학 약물 처치를 받았고, 2017년부터는 몸

독감 화학 백신 접종 후 사망 사례

연번	나이	성별	지역	접종일	사망일	기저질환 유무
1	17세	남	인천	2020-10-14	2020-10-16	있음
2	77세	여	전북 고창	2020-10-19	2020-10-20	있음
3	유가족 요청으로 비공개					
4	82세	남	대전	2020-10-19	2020-10-20	없음
5	78세	남	대구	2020-10-20	2020-10-21	있음
6	68세	남	제주	2020-10-19	2020-10-21	있음
7	53세	여	서울	2020-10-17	2020-10-21	없음
8	유가족 요청으로 비공개					
9	89세	남	경기 고양	2020-10-19	2020-10-21	있음
10	73세	여	경북 안동	2020-10-20	2020-10-21	있음
11	79세	여	대전	2020-10-20	2020-10-22	없음

〈자료 출처 : 중앙일보〉

이 악화되어 양방 병원에 입원한 상태에서 화학 약물 처치를 받아 온 기력이 극히 쇠약해진 60대 남성이었다. 또 한 명의 사망자는 폐질환으로 같은 양방 병원에 오랜 기간 입원한 상태에서 화학 약물 처치를 받아 온 기력이 극히 쇠약해진 54세 여성이었다. 또 한 명의 사망자는 정신질환으로 양방의 정신병동에 격리되어 10년 이상 화학 약물 처치를 받아 온 기력이 극히 쇠약해진 56세 남성이었다. 이들이야말로 장기간 화학 약물에 중독되어 생명이 경각에 달린 진짜 기저질환자다.

그럼에도 질병청은 장기간 화학 약물에 중독되어 생명이 경각에 달린 사람이 사망하면 코로나바이러스에 감염되었다는 점만 내세워 코로나 사망자로 발표하여 코로나바이러스에 감염되면 죽는다는 인식을 국민들에게 심어 주고 있다. 반면 독감 화학 백신 접종 후 하루 이틀 만에 사망하는 일에 대해서는 어떻게든 작은 증상이라도 찾아내 기저질환 때문에 사망했다고 하고 있다. 참으로 이율배반적인 태도요 이중잣대가 아닐 수 없다. 모두가 서양의학과 양의사들의 세균병인론과 화학 약물 사용의 당위성에 짜맞춘 억지라 할 수 있는 일이다. 또 코로나 공포감은 부풀려지고, 화학 백신의 문제는 축소 은폐되고 있는 것이라고 의심하지 않을 수 없는 일이다.

또 하나 화학 백신 접종 후 사망사고에 대한 역학조사와 전문가 자문회의라는 것을 보면 이익의 정점에 있는 보건당국와 양의사들끼리의 셀프 역학조사요, 공급자인 그들끼리 전문가 자문회의다. 그러기 때문에 화학 백신 접종 후 사람이 사망했는데도 고양이에게 생선가게 맡겨놓은 격으로 전부 화학 백신 접종과 관련이 없다는 결론을 내는 것이다. 2019년에 65세 이상 연령층에서 독감 화학 백신 접종 후 일주일 내에 사망한 사람이 1천500명이 된다는데 모두가 화학 백신과 관련이 없는 것으로 결론이 난 것도 공급자인 그들끼리 결론을 냈기 때문이다. 또 최근 20년 사이만 해도 독감 화학 백신 접종 후 최소 수만 건의 사망사고가 있었을 텐데 지금까지 화학 백신과 연관성이 확인된 것이 단 1건뿐이었다는 것도 같은 맥락으로 결론을 냈기 때문이다.

그리고 질병청은 독감은 매년 사망자가 3천 명씩 발생할 정도로 코로나보다 더 위중한 감염병이라고 말하고 있다. 질병청의 이런 말은 독감 화학 백신 접종의 당위성을 위해 국민에게 공포감을 주기 위한 것이라 할 수 있는데, 이것은 역설적으로 코로나 공포가 얼마나 허구인지 보여 주는 대목이다.

즉, 독감으로 인해 매년 발생하는 사망자 3천 명은 코로나 1년 누적 사망자와 비교해 볼 때 3배에 달한다. 독감 환자도 2019년 231만5천43명으로 코로나 1년 누적 확진자 6만7천999명(2021년 1월 9일 기준)과 비교해 보면 무려 34배에 달한다. 그렇다면 코로나 사태의 대처 방식대로라면 매일같이 독감 확진자와 사망자를 발표하고, 코로나보다 몇십 배 더 강력한 사회적 거리두기와 격리 조치의 대소동을 벌어야 할 일이다. 하지만 현실은 그렇게 하고 있지 않다. 이것은 그만큼 현재 벌어지고 있는 코로나 공포감이 양치기 소년과 같이 다국적 제약회사와 양의사들의 이익과 입맛에 맞게 새로운 화학 백신을 팔기 위해 과장되고, 이용되고 있다는 것으로 의심해 볼 수 있는 대목이다.

물론 이런 일에 대해 코로나는 백신이 없고, 독감은 백신이 있기 때문이라고 주장할 수 있다. 하지만 매년 화학 백신을 접종했는데도 독감 환자가 코로나보다 환자가 34배, 사망자가 3천 명씩 발생하고 있는데, 화학 백신이 있다는 게 무슨 의미가 있겠는가? 질병청과 양의사들의 입장에서 보면 독감은 화학 백신이 접종 상품으로 정착되어 있으니 굳이 대소동을 벌일 필요가 없다고 볼 수 있다. 반면 코로나는 접종 상품으로 정착되어 있지 않으니 새로운 접종 상품으로 정착시키기 위해서는 공포마케팅을 벌일 필요가 있는 것으로 의심해 볼 수 있다.

마지막으로 또 하나 생각해 볼 점은 독감 화학 백신 접종 후 사망사고가 발생하고 있음에도 아무런 근거 제시도 없이 접종으로 인한 이득이 훨씬 크다고 말하는 것은 혹세무민(惑世誣民)이다. 만약 그런 주장이 타당성을 얻으려면 무작위적으로 표본을 추출하여 독감 화학 백신 접종 집단과 비접종 집단을 비교한 검증 자료를 가지고 말해야 한다. 그렇지 않고 아무런 근거 제시도 없이 접종으로 인한 이득이 훨씬 크다고 말하는 것은 국민을 현혹하는 일이고, 그들의 입맛대로 세균병인론과 화학 백신 접종의 당위성에 짜맞춘 비과학적인 행위다.

정부는 이제라도 독감 화학 백신 접종 후 잇단 사망 사고에 대해 피해자 가족과 시민단체가 참여한 역학조사반을 구성하여 원인을 공명정대하게 조사해야 한다. 또 독감 화학 백신에 첨가되어 있는 독성물질을 공개하고, 그 유해성 여부를 조사해야 한다. 또한 독감 화학 백신 접종집단과 비접종집단을 무작위로 표본 추출하여 그 효과를 비교 조사해야 한다. 그리고 안전성과 효과가 확인되기 전까지 독감 백신 접종 사업을 중단해야 한다.

코로나 화학 백신 접종 후 집단 사망 발생

최근 세계 각국에서 코로나 화학 백신이 접종되면서 백신을 접종받은 후 사망하는 사례가 잇따라 발생하고 있다. 노르웨이 보건당국에 따르면 코로나 화학 백신을 접종받은 4만2천여 명 중 지난 1월 17일까지 33명이 사망한 것으로 보고되었다고 한다. 이들은 전원 미국 제약사 화이자가 출시한 코로나 화학 백신을 접종받았다. 사망자는 대부분 75세 이상 고령자들로 코로나 화학 백신을 맞은 지 얼마 지나지 않아 숨진 것으로 확인됐다. 노르웨이 보건당국은 사망자 중 요양원에 거주했던 13명에 대해 부검을 진행했는데, "코로나 백신의 부작용이 사인일 가능성이 있다."고 평가했다.

노르웨이는 그 후에도 코로나 화학 백신 접종 후 사망하는 사람이 계속 증가해 3월 초 현재 100여 명에 이르고 있다. 이런 예는 영국(400여 명), 독일(110여 명), 프랑스(110여 명) 역시 마찬가지다. 또 미국과 포르투갈, 이스라엘, 일본, 아이슬란드, 덴마크 등에서도 화이자가 출시한 코로나 화학 백신 접종 후 사망 사례가 발생한 것으로 보고되었다. 또 오스트리아와 이탈리아 등에서는 아스트라제네카의 코로나 화학 백신 접종 후 혈전증으로 사망하는 사례가 발생해 접종이 중단되기도 했다. 특히 미국의 56세 남성 산부인과 의사가 화이자사의 코로나 화학 백신을 맞은 후 내출혈 증상을 보이다가 16일 만에 뇌출혈로 사망하기도 했다. 이에 대해 화이자사는 성명을 내고 "백신과 직접적인 연관성은 없는 것으로 보인다."고 밝혔다.

2월 26일 코로나 화학 백신을 접종하기 시작한 우리나라 역시 코로나 화학 백신을 접종 후 사망한 사례가 3월 15일 현재 20대, 50대, 60대 등 16명이 발생했다. 그 중엔 요양병원 종사자도 있고, 혈전증으로 사망한 사람도 있다. 이런 사망 사례에 대해 질병청과 양의사들은 전문가 자문회의 조사 결과 코로나 화학 백신 접종과는 무관하게 기저질환 때문에 생긴 일로 확인되었다며 국민들에게 안심하고 백신 접종을 받으라고 말하고 있다. 즉, 같은 날짜 같은 곳에서 같은 번호의 화학 백신을 접종받은 다른 사람은 중증의 반응을 보이지 않았고, 사망자들이 접종 즉시 이상 반응을 보인 게 아니라 접종 후 2~3일 지나 생긴 일이라 화학 백신 접종과 인과관계가 없다는 주장이다. 또한 코로나 화학 백신 접종 후 발생한 사망 사례 등에 대해 전 세계적으로 인과관계가 인정된 것은 단 한 건도 없다는 주장이다.

그런데 이런 주장은 코로나바이러스에 감염되었다는 이유로 중증의 기서질환자가 사망하면 즉각 코로나 사망자로 발표하여 국민들에게 불안감과 공포감을 증폭시켰던 것과 비교해 보면 완전히 다른 태도다. 즉, 질병청이 코로나 사망자라고 발표한 사례를 보면 코로나바이러스에 감염된 즉시 사망한 게 아니다. 또 동일한 코로나바이러스에 감염되었다고 확진 판정한 사람의 90퍼센트 이상은 아무런 증상이 없었다. 그런데도 코로나에 대해선 사망 사례가 발생하면 즉각 코로나 사망자로 발표하여 국민들에게 불안감과 공포감을 증폭시켰다. 이런 이율배반적인 태도는 지난해 10월에 독감 화학 백신 접종 후 110명이 사망한 사례에 대해서도 전문가 자문회의 조사 결과 화학 백신과는 무관하게 기저질환 때문에 생긴 일로 확인되었다고 주장한 것과 같은 맥락이다. 화학 백신 접종 후 일련의 치명적인 부작용과 사망 사례가 계속 발생하고 있음에도 모든 게 화학 백신과 전혀 인과관계가 없는 것으로 결론이 나는 것은 모두가 세균병인론과 화학 백신 사용의 당위성에 짜맞춘 결과는 아닌지, 또 이익의 정점에 있는 양의사들로 구성된 그들끼리 전문가 자문회의 셀프 조사로 축소 은폐한 것은 아닌지 의심할 수 있는 대목이다.

그리고 또 하나 생각해 볼 점은 국내뿐만 아니라 전 세계적으로 화학 백신 접종 후 일련의 치명적인 부작용과 사망 사례가 계속 발생하고 있음에도 피해 당사자나 사망자 가족의 목소리를 전하는 국내외 언론은 전혀 없다는 것이다. 오직 슈퍼 갑의 공급자 입장에 있는 WHO와 세계 각국의 보건당국, 또 이익의 정점에 있는 다국적 제약회사와 양의사 등 서양의학의 화학 약과 세균병인론으로 집단 카르텔을 형성하고 있는 당사자들이 나서서 화학 백신과의 인과관계를 부정하는 주장만 일방적으로 전달하고 있다. 그리고 누구의 이익 때문인지는 모르지만, 그들은 공익이란 이름으로 화학 백신 접종을 밀어붙이고 있다. 이런 상황으로 볼 때 화학 백신 접종 후 계속 발생하고 있는 일련의 치명적인 부작용과 사망 사례가 화학 백신과 인과관계가 없는 게 아니라, 서양의학의 화학 약과 세균병인론으로 집단 카르텔을 형성하고 있는 화학 백신 생산업자와 사용 당사자들이 집단 부정하는 주장만 전달되는 불공정한 행위는 아닌지, 또 그들의 이익을 위해 축소 은폐되고 인권이 유린되고 있는 일은 아닌지 생각해 볼 대목이다.

코로나는 추위로 생긴 문제라 아무리 사회적 거리두기를 격상해도 추위가 계속되는 한 여름철에 비해 확진자가 폭증된 상태는 누그러지지 않는다. 코로나 확진자는 4, 5월 이후 날씨가 따뜻해져야 상대적으로 줄어들 수 있다. 이런 결과를 가지고 질병청과 양의사들은 코로나 화학 백신 접종의 성과라고 내세울 수도 있다. 하지만 그 본질은 날씨가 따뜻해지면서 겨울철 추위에 의해 한기를 입어 기침과 고열 증상을 보이던 사람이 줄어든 것이요, 이로 인해 유증상자와 접촉자를 중심으로 검사 건수가 줄어들었기 때문이다.

따라서 문제를 해결하기 위해선 이런 본질을 직시해야 한다. 그리고 코로나 화학 백신이든, 독감 화학 백신이든, 어떤 화학 백신이든 아무리 접종을 해도 11월 이후 날씨가 추워지면 다시 기침과 고열 증상을 보이는 사람이 급증하는 본질 또한 직시해야 한다. 이런 유증상자의 급증을 코로나바이러스에 갖다 붙이든, 독감 인플루엔자에 갖다 붙이든, 변이 바이러스에 갖다 붙이든, 새로운 바이러스에 갖다 붙이든, 또 어떤 바이러스에 갖다 붙일지 모르지만, 그 본질은 면역력이 허약한 사람이 겨울철 추위를 견디지 못하고 몸에 침습한 한기를 해소하기 위해 기침과 고열 증상을 보이는 사람의 급증이다. 그리고 공기와 의식주 전반이 화학물질에 오염되어 있는 한, 손바닥으로 하늘을 가릴 수 없듯이 해가 갈수록 화학 독소에 의해 사람들의 면역력이 쇠약해져 겨울철이 되면 추위를 견뎌내지 못하게 되고, 이로 인해 몸에 침습한 한기를 해소하기 위해 기침과 고열 증상을 보이는 사람이 급증하는 사태를 막을 수 없다.

이렇게 아무리 화학 백신을 접종해도 날씨가 추워지면 기침과 고열 증상을 보이는 사람이 급증하는 것은 화학 백신이 질병을 예방하지 못한다는 것을 보여주는 방증이다. 또 기침과 고열 증상을 보이는 사람이 급증하는 사태가 바이러스 때문에 생긴 일이 아니라는 방증이다. 따라서 국민들의 생명을 지키기 위해선 화학물질로부터 의식주와 환경을 안전하게 지켜야 한다. 또 국민들에게 치료와 예방이란 명목으로 화학물질의 독소가 더 가중되는 일이 없도록 막아야 한다. 코로나 확진자 수치에 연연하며 착시현상을 일으킬 게 아니라, 또 코로나 감염 운운할 게 아니라, 화학물질의 독소에 오염되어 있는 생활과 환경으로 인해 국민들이 겨울철 추위조차 견디지 못할 만큼 생명력이 허약해진 현실을 심각하게 생각해야 한다. 본질을 직시해야 문제를 해결할 수 있고, 국민이 희생되는 사태를 막을 수 있다.

제3장

화학 해열진통제의 치명적 독성

화학 해열진통제가 혈소판감소증 유발한다

임교환 약학박사는 그의 저서『백혈병 스스로 고칠 수 있다』에서 몸에서 열이 날 때 화학 해열진통제를 복용하는 것은 매우 잘못된 일이라고 한다. 화학 해열진통제와 화학 소염진통제는 체내에서 출혈을 일으키는 위험성이 높은 화학 약물이라고 한다. 여러 임상실험에서 이 두 가지 화학 약이 코피, 혈뇨, 장출혈, 자궁출혈, 잇몸출혈, 뇌출혈 등 치명적인 부작용을 일으키는 것으로 확인됐다고 한다. 이러한 부작용이 있는데도 사람들은 쉽게 이들 화학 약을 복용한다고 한다. 실제 습관성 코피의 경우 이들 화학 약의 복용을 중단하면 즉시 멈춘다.

화학 해열진통제가 열을 내리는 응급처치 효과를 내는 것은 혈소판의 응집 작용을 차단하여 혈액을 물처럼 묽게 만들기 때문이라고 한다. 즉, 혈액이 물처럼 묽게 되면 혈관에 미치는 마찰력과 압력이 떨어진다. 이로 인해 열이 떨어지고, 통증이 가라앉게 된다.

화학 해열진통제의 복용으로 혈액이 물처럼 묽어지면 혈소판감소증이 생겨 출혈의 위험이 높아지고, 한번 출혈이 되었다 하면 그치지 않게 된다. 이로 인해 내출혈이나 뇌출혈로 사망할 위험이 커진다. 또 산소와 영양을 실어 나르는 적혈구 등도 제 역할을 하지 못하게 돼 용혈성(溶血性) 빈혈이 생기고, 이것이 악화되면 재생불량성빈혈이 된다. 이렇게 빈혈이 극심해지면 당연히 무월경이 초래되고, 이러한 빈혈 상태에서는 임신이 되지 않는 일까지 초래된다. 나아가 피가 물처럼 묽어졌기 때문에 허혈성(虛血性) 심장마비로 돌연사의 위험성이 커진다.

화학 해열진통제 복용하면 백혈병이 생길 위험 있다

화학 해열진통제의 복용으로 피가 묽어지는 게 지속되면 백혈병이 생길 위험 있다. 백혈병은 혈액암의 일종으로 서양의학에 의존하여 인공 화학적인 처치를 받다 죽음으로 이어질 위험이 큰 병이다.

1980년대까지만 해도 희귀했던 백혈병 환자가 요즘은 1년에 4만 명이 넘게 발생하고 있다. 또한 매년 그 수가 점점 늘어가고 있다. 건강보험심사평가원의 자료를 보면 우리나라 백혈병 환자 수가 2015년 3만3천916명, 2016년 3만6천890명, 2017년 3만8천613명, 2018년 4만1천48명, 2019년 4만3천217명에 달한다. 최근 5년 사이만 해도 27.4퍼센트 증가했다.〈114쪽 표 참조〉

화학 해열진통제의 사용설명서를 보면 "혈소판 감소, 과립구 감소, 용혈성 빈혈, 메트헤모글로빈 빈혈증, 혈소판 기능 저하 등이 나타날 수 있으므로 이러한 증상이 나타나면 투여를 중지하십시오."란 문구가 쓰여 있다. 이 부작용 항목 중 용혈성 빈혈이란 적혈구가 손상됨으로써 발생하는 악성 빈혈의 일종이다. 이렇게 적혈구가 파괴되면, 피가 백색을 띠게 되고, 빈혈로 인한 어지럼증·호흡 곤란·안면 창백·가슴 두근거림 등 백혈병 환자의 전형적인 증상이 나타나게 된다. 결국 화학 해열진통제의 사용설명서에 씌어져 있는 여러 가지 부작용 내용을 정리하면 "이 약을 복용하면 백혈병에 걸릴 수 있다."고 말하고 있는 것이나 다름없다. 제약회사도 이러한 사실을 잘 알고 있기 때문에 모든 화학 해열진통제와 화학 소염진통제는 종류에 따라 "3~10일 이상 계속 복용해서는 안 된다."라고 하는 경고문을 제품 안내서에 분명히 기재해 놓고 있다.

하지만 수입 욕심에 의해 이런 복약 원칙을 지키는 양의사가 대한민국에 얼마나 있을지 의문이다. 복약 원칙을 지킨다고 해도 사람에 따

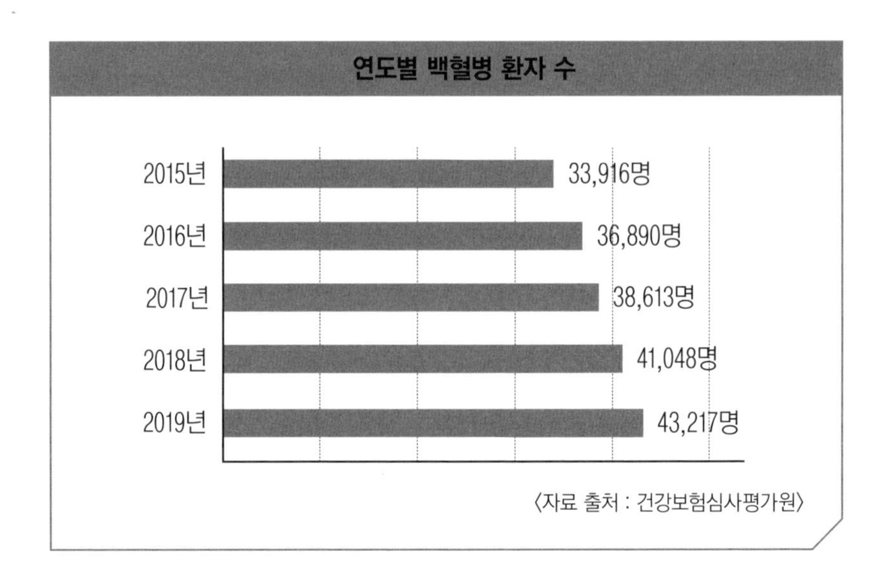

라서는 하루 이틀만 복용해도 치명적인 부작용의 위험에 노출되는 경우도 있고, 짧은 기간이라도 빈번하게 복용하면 치명적인 부작용의 위험에 노출되기는 마찬가지다. 결과적으로 예전에 없던 백혈병이 근래에 급증한 이유는 화학 해열진통제를 비일비재하게 투여하고 복용했기 때문이라고 의심할 수 있다. 그럼에도 화학 해열진통제를 복용했던 사람이 백혈병으로 분류되면 화학 해열진통제의 부작용에 대한 역학조사는 온데간데없이 각종 인공 화학적인 처치를 가하는 걸 당연시하고 있다. 결국 화학 약과 양방 의술에 대한 지식이 없는 환자만 맹목적으로 당하는 일이라고도 할 수 있다.

감기에 화학 해열진통제 복용하면 백혈병 환자 될 수도 있다

아이가 감기에 걸려 열이 나면 화학 해열진통제를 아무런 의심 없이 복용시키는 게 우리의 실정이다. 이렇게 화학 해열진통제를 복용하면 혈액이 물처럼 묽어졌기 때문에 살짝만 부딪쳐도 내출혈이 일어나 쉽게 멍이 드는 일이 생긴다. 또 걸핏하면 코피를 흘리고, 상처가 났을 때 잘 지혈되지 않는다. 또한 적혈구가 산소와 영양분을 제대로 공급하지 못하는 등 피가 제 역할을 하지 못하기 때문에 피로·권태·동계(動悸)·숨참·안면 창백 등의 증상이 나타난다. 이 모든 것은 양방 병원에서 백혈병 또는 혈소판감소증이라고 백발백중 진단하는 전형적인 증상들이다. 그러기에 감기에 걸린 아이가 화학 해열진통제를 복용한 후 코피가 멈추지 않아 양방 병원에 가면 엉뚱하게도 백혈병 또는 혈소판감소증이란 중병 환자로 진단되는 일이 생기는 것이다. 이런 사실은 독감이 기승을 부린 지 몇 주일 지나면 백혈병과 혈소판감소증 환자가 증가하는 것을 보더라도 알 수 있다.

현재 아이를 키우는 부모들의 경우 아이에게 조금이라도 열이 나면 양방 병원으로 달려가 화학 해열진통제를 처방받아 아무런 의심 없이 아이에게 복용시키고 있다. 이것은 부모의 무지로 자신의 소중한 아이를 백혈병과 혈소판감소증의 위험을 높여 사망에 이르게 할 수도 있는 극히 위험한 행동임을 알아야 한다.

화학 해열진통제가 뇌수막염 위험 높인다

독감이 기승을 부린 지 몇 주일 지나면 백혈병과 혈소판감소증 환자만 많이 발생하는 것이 아니다. 뇌수막염으로 고생하는 어린아이 역시 많이 발생한다. 이런 갑작스런 뇌수막염 증가 이유는 화학 해열진통제 복용으로 인해 혈액이 물처럼 묽게 되어 뇌에 영양분과 산소가 제대로 공급되지 않았기 때문이라고 의심할 수 있다.

즉, 독감으로 열이 나면 양의사들은 처치 수칙대로 당연히 열을 끌어내리기 위해 화학 해열진통제를 투여한다. 그 결과 혈액이 물처럼 묽게 되면 피가 제 역할을 하지 못하게 된다. 이로 인해 뇌에 영양분과 산소가 제대로 공급되지 않아 뇌수막 등 뇌조직이 손상된다. 특히 뇌는 인체가 소화 섭취한 포도당의 25퍼센트 이상을 사용하고, 산소 역시 인체가 흡수한 산소의 25퍼센트 이상을 사용한다. 따라서 화학 해열진통제로 인해 혈액이 물처럼 묽게 되면 뇌조직에 영양분과 산소가 제대로 공급되지 않아 뇌수막 등 뇌조직이 손상될 위험이 커지게 된다. 이때 인체는 생존의 본능으로 손상된 뇌조직을 복구시키기 위해 많은 혈액을 뇌에 긴급하게 투입하고, 인체의 총 역량을 비상 가동하여 복구 작업을 시작한다. 그러면 많은 혈액이 몰렸기 때문에 고열과 통증이 발생하는데, 이때 또 다시 화학 해열진통제를 투여하여 피를 물처럼 묽게 만들면 뇌조직이 복구되지 않아 치명상을 입게 된다. 그 결과 뇌성마비가 되거나, 사망할 위험이 커지게 된다. 이것은 마치 태풍과 폭우로 무너질 위기에 있는 집을 복구하기 위해 많은 인력과 장비가 투입되어 공사하는 일에 대해 시끄럽고 혼잡스럽고 불편하다며 작업자를 해산시키고 공사를 중단시키는 격이다.

화학 해열진통제는 간에도 치명상 준다

화학 해열진통제의 또 하나의 큰 문제점은 간에 치명적인 손상을 준다는 것이다. 이런 사실은 미국 식품의약국의 발표를 보더라도 알 수 있다. 미국 식품의약국은 1970년대 이후 아세트아미노펜 성분이 함유된 화학 해열진통제를 과량 복용하면 급성 간부전(肝不全)을 초래해 심한 경우 사망에 이르게 한다는 연구 보고가 잇따르자 술을 많이 마시는 사람이 아세트아미노펜 성분이 함유된 화학 해열진통제를 복용하면 간이 손상될 수 있다고 경고하였다. 그리고 해당 제조회사에게 이에 대한 경고문을 제품에 표시하도록 지시하였다.

현재 아세트아미노펜 성분이 함유되어 있는 화학 해열진통제의 안내문을 보면, “장기 투여 시 만성 간 손상, 신장 손상. 심근경색, 만성 간염, 신장에 독성 등이 나타날 수 있다.”고 쓰여 있다. 그리고 “화학 해열진통제를 3일에서 10일 이상 투여하지 말아야 한다.”고 경고하고 있다. 이런 경고문으로 볼 때 극히 짧은 기간의 화학 해열진통제 복용으로도 간 등 인체 내 조직이 손상되기 시작할 수 있다. 이것은 간염의 원인이 양의사의 주장처럼 바이러스가 아니라, 화학 해열진통제 등 화학 약이라는 것을 보여주는 대목이다.

아세트아미노펜 성분이 함유되어 있는 화학 해열진통제는 타이레놀을 비롯해 게보린, 펜잘, 암씨롱, 사리돈, 미가팬 등 우리가 흔히 들어오고 있는 것들이다. 이들 화학 해열진통제는 신경과민이나 스트레스로 머리가 지끈지끈 아프기만 하면 누구나 쉽게 구입하여 밥 먹듯이 복용하고 있는 것들이다. 또 과음으로 열이 나고 머리가 아플 때 으레 복용해야 하는 것쯤으로 알고 있는 것들이다.

하지만 아무 생각 없이 화학 해열진통제를 복용하고 있는 사이에 우리의 간은 ‘침묵의 괴사’를 하고 있음을 알아야 한다. 그리고 이로 인해 간염이 서서히 잉태되고 있음을 알아야 한다. 그럼에도 양의사들은 간염이 바이러스 때문에 생긴다고 주장하고, 화학 해열진통제의 문제점에 대해선 말하지 않고 있다. 이것은 자신들의 주 처치 수단의 문제점을 감추기에 급급한 태도라 할 수 있다.

화학 해열진통제가 심근경색 위험 높인다

2017년 5월 캐나다 몬트리올 대학병원 연구센터 미셸 발리 박사는 두통, 요통, 월경통, 타박상, 근육통, 관절염, 감기 치료에 널리 쓰이는 부루펜 등 비스테로이드성 화학 해열진통제(NSAID)를 복용할 경우 복용하지 않은 사람에 비해 1주일 내지 1개월 내에 심근경색이 생길 위험이 24~58퍼센트 높은 것으로 확인됐다고 발표했다. 또 다른 화학 진통제인 타이레놀은 미국에서 연간 평균 5만6천 건의 간독성 부작용 사례가 보고되고 있으며, 그 중 연평균 450명이 타이레놀의 직접적인 부작용으로 사망하고 있다고 한다. 펜잘, 게보린, 사리돈, 옥시타이레놀 등의 이름으로 판매되고 있는 화학 약이 타이레놀이다.

화학 해열진통제가 근골을 병약하게 만들 위험 있다

화학 해열진통제의 복용으로 혈액이 물처럼 묽게 되면 빈혈 등만이 발생하는 것이 아니다. 화학 해열진통제로 피가 물처럼 묽게 되면 혈액으로 만들어지는 골수액과 뇌척수액도 크게 부족해진다. 그렇게 되면 뼈가 골수로부터 산소와 영양을 제대로 받지 못하게 되므로 심각하게 쇠약해지게 된다. 척추 역시 쇠약해지고, 디스크 역시 탄력성이 크게 떨어지게 된다. 나아가 인체의 모든 근육 역시 혈액으로부터 산소와 영양을 제대로 공급받지 못하기 때문에 무력하게 된다. 척추를 둘러싸고 있는 근육도 무력해져 척추를 제대로 붙잡아 주지 못하게 된다. 그 결과 척추는 체중을 이기지 못하고 그대로 무너져 내려 추간판이 탈출되는 현상과 함께 요통이 나타날 위험이 높게 된다. 그런데도 서양의학은 치료라는 명목으로 추간판탈출증이나 요통 환자에게 화학 해열진통제와 화학 소염진통제를 투여하고 있다. 이것은 불 난데 기름 붓는 격이라고 할 수 있다.

화학 해열진통제가 인류 건강에 미치는 위협 크다

서양의학이 생산하고 있는 여러 가지 화학 약 중에서, 예를 들면 항생제·호르몬제·진해거담제·해열진통제·소염진통제·수면제·항암제 중에서 가장 치명적인 해악을 끼치면서 인류의 건강을 크게 위협하고 있는 것을 꼽는다면 바로 화학 해열진통제와 소염진통제라고 할 수 있다. 물론 부작용의 강도(强度) 측면에서 보면 화학 항암제가 가장 치명적이라고 할 수 있다. 하지만 화학 항암제는 암 환자에게만 제한적으로 투여된다. 반면 화학 해열진통제와 소염진통제는 두통과 생리통부터 감기, 뇌염, 폐렴, 치통, 관절신경통 등 다양한 증상의 수많은 사람들에게 광범위하게 투여되고 있다. 따라서 화학 해열진통제와 화학 소염진통제가 인류 건강에 미치는 위협은 크다고 할 수 있다.

참고로 화학 소염진통제는 혈소판의 응집 작용을 강력하게 차단하여 피를 물처럼 묽어지게 함으로써 인체가 염증반응을 하지 못하게 한다. 염증반응은 인체가 손상된 조직을 복구하기 위해 비상 동원령으로 해당 조직에 많은 혈액을 투입함으로써 해당 조직이 붓고 뜨거워진 상태다. 이런 인체의 생리작용을 하지 못하도록 화학 소염진통제로 계속 혈액을 물처럼 묽게 만들면 당장은 통증과 부기가 가라앉지만, 손상된 인체 조직은 복구되지 않아 증상이 만성으로 악화될 위험에 놓이게 된다.

화학 해열진통제의 치명적인 부작용 실체

다음은 발열, 두통, 치통, 생리통, 관절통 등에 광범위하게 사용되고 있는 Y라고 하는 화학 약물의 사용설명서에 기재되어 있는 내용 중 일부다.

1. 심한 혈액 이상 환자에게는 투약을 금한다.

2. 출혈 경향이 있는 환자는 혈소판 이상이 나타날 수 있으므로 투약에 신중을 기한다.

3. 드물게 재생불량성빈혈, 용혈성 빈혈, 과립구 감소, 혈소판 감소와 기능 저하, 호산구 증가 등 혈액 장애가 나타날 수 있으므로 혈액검사

등 관찰을 충분히 하고 이상이 있을 시는 즉시 투약을 중단한다.

이상의 사용설명서 내용을 보더라도 화학 해열진통제와 화학 소염진통제가 체내에서 피를 물처럼 만드는 치명적인 부작용을 유발한다는 것을 알 수 있다. 즉, 혈액에 문제를 일으킨다는 것이다. 그런데도 대부분의 양의사나 약사들은 이런 치명적인 결과에 대해 제대로 설명을 하지 않은 채 화학 해열진통제와 화학 소염진통제를 투여하거나 판매하고 있다. 그 결과 대부분의 사람이 맹목적으로 화학 해열진통제와 화학 소염진통제를 밥 먹듯이 하고 있다. 이런 상황이니 국민들이 안게 될 백혈병, 혈소판감소증, 재생불량성빈혈, 심부전증, 심장마비 돌연사, 간질환, 뇌출혈, 위장 출혈, 정신신경계질환, 뇌수막염, 뇌성마비, 추간판탈출증, 요통, 관절연골 퇴화, 골다공증 등을 생각하면 안타까운 일이 아닐 수 없다. 그러고도 양의사들은 이런 화학 약을 과학적으로 검증된 최첨단 신약(新藥)이라고 주장하고 있다. 또 이런 화학 약으로 치료하는 걸 최첨단 의술이라고 주장하고 있다.

염증반응은 몸의 이상을 치유하기 위한 생리작용이다

염증(炎症)은 인체가 손상된 조직을 치유하기 위한 생존본능의 생리 반응이다. 즉, 인체의 자연 치유 작용이다. 따라서 염증은 화학 소염제로 없애고 짓밟아야 할 대상이 아니다.

일례로 폐가 겨울철 찬 기운에 냉해를 입어 조직이 손상되면 인체는 생존의 본능으로 손상된 조직을 수리하기 위해 비상 동원령을 발동하여 해당 조직에 다량의 혈액을 투입한다. 그러면 당연히 해당 조직이 벌겋게 붓고 통증이 생긴다. 다리가 단단한 물체에 심하게 부딪쳐 타박상을 입었을 때 해당 조직에 피가 몰려 벌겋게 붓고, 열나고, 통증이 생기는 것을 보면 그 사실을 알 수 있다. 이것이 바로 인체의 염증 반응이요 폐렴(肺炎)의 실체다.

그런데 대부분의 사람들은 폐렴이라고 하면 세균과 바이러스에 의해 폐가 문드러져 고름이 생긴 것으로 생각하고 있다. 하지만 폐렴은 폐에 고름이 차 있는 것이 아니다. 그 실체는 인체가 손상된 폐 조직을 신속하게 수리하기 위해 비상적으로 많은 혈액을 투입한 결과 폐가 뜨거워진 상태요, 많은 혈액이 몰려 폐가 벌겋게 부은 상태다. 한자로 염증(炎症)의 염은 불꽃 염(炎)으로 불 화(火)가 두 개 겹친 것이다. 즉, 이상이 생긴 부위에 피가 몰려 아주 뜨거워졌다는 뜻이다. 결코 세균과 바이러스가 폐에 염증반응을 일으킨 것이 아니다. 폐렴, 위염, 간염 등이 세균이나 바이러스 때문에 생긴다고 생각하는 것은 서양의학과 양의사들이 세균병인론에 따라 주입시킨 것을 아무런 비판 없이 맹목적으로 받아들인 결과다.

이렇게 인체는 비상 동원령으로 염증반응을 일으켜 냉해를 입은 폐 조직을 수리하고, 생명을 잃은 조직은 폐기물로 모았다가 세균이 부숙시키면 프로스타글란딘이란 백혈구 호르몬에 실어 가래의 형태로 신속하게 배출시킨다. 마치 태풍으로 건물이 부서지면 많은 인력과 자재가 투입되고, 부서진 자재는 폐기물로 실어 나르는 것과 같다. 이런 경우 사람이 할 일은 시끄럽고 불편하더라도 참고 파손된 건물이 잘 복구되도록 좋은 건축 자재를 공급하고, 신속히 복구되도록 자원봉사를 해서라도 복구에 협력하는 것이다. 마찬가지로 겨울철 찬 기운에 냉해를 입었으면 손상된 폐 조직이 잘 수리되도록 질이 좋은 유기농 음식을 공급해 주고, 냉기를 해소하는 데 도움이 되도록 따뜻한 곳에서 몸을 푸는 게 올바른 일이다.

그런데 서양의학과 양의사들은 인체 조직이 붓고 통증이 있는 것을 병으로 취급하여 화학 소염진통제를 투여하고 있다. 화학 소염진통제는 혈소판의 응집력을 떨어뜨려 피를 물처럼 묽게 만듦으로써 해당 조직의 압력을 떨어뜨리는 작용을 한다. 이렇게 하면 발열과 통증이 싹 사라져 겉으로 보기에는 아무런 이상이 없는 것처럼 보인다. 그러나 이것은 공사장의 소음이 시끄럽고 불편하다며 인부를 해산시키고 공사를 하지 못하게 막는 격이요, 폐기물을 치우기보다는 보기 싫다고 덮어 버리는 격이다. 또 불이 났을 때 울리는 비상벨이 시끄럽다고 꺼 버리는 격이다. 결과적으로 열이 나고 통증이 있을 때 화학 소염진통제를 투여하는 것은 인체가 손상된 조직을 복구하지 못하도록 혈액의 기능을 무장해제시키고, 투입된 혈액을 해산시키는 짓이다. 또 손상된 조직을 복구하기 위해 세포 재생 공장인 인체의 미트콘드리아가 열을 내며 비상 가동하는 것에 찬물을 끼얹고 방해하는 짓이다.

그런데 인체는 이런 화학 약물의 방해에도 불구하고 방해하는 화학 약물이 사라지면 생존의 본능으로 다시 염증반응과 발열 작용을 일으켜 손상된 폐 조직을 수리하기 시작한다. 그러면 서양의학과 양의사들은 병이 재발되었다고 다시 화학 해열진통제와 화학 소염제를 투여한다. 이로 인해 재발이 반복되고, 손상된 인체 조직은 치유되지 않아 몸의 이상이 만성 고질병으로 악화되는 결과가 초래된다. 더 나아가 세균을 죽이겠다고 화학 항바이러스제와 화학 항생제를 투여하여 공격하면 세포의 핵이자 세포 재생 공장인 미트콘드리아가 파괴되어 그 세포 역시 손상되거나 죽은 세포가 된다. 그러면 인체는 손상된 조직을 복구하기 위해 더 많은 염증반응을 일으키게 된다. 그런데 이런 인체의 생리 반응을 바이러스와 세균이 내성을 일으켜 병이 재발되었다며 더욱 독성이 강한 화학 항바이러스제와 화학 항생제를 투여하여 계속 공격하면 해당 조직에 손상되거나 죽은 세포가 덕지덕지 늘어나 섬유화 또는 경화되기 시작한다. 그리고 여기에 계속 화학 약물이 가중되면 암 등으로 악화된다. 이런 상황에서도 인체는 살기 위한 생존의 몸부림으로 손상된 조직을 복구하기 위해 그 위에 임시로 세포 재생 공장과 함께 새로운 혈관을 만들어 해당 조직에 영양과 산소를 공급한다. 그러면 서양의학과 양의사들은 암세포가 영양과 산소를 공급받아 이상 증식 성장한다고 말하면서 새로 만들어진 혈관과 세포 조직을 죽이기 위해 화학 항암제를 투여하거나, 독광선인 방사선으로 세포 재생 공장인 미트콘드리아를 불태워 버린다. 이렇게 되면 빈대 잡는다고 초가삼간 태운다는 격으로 인체 세포가 몽땅 죽어 피골이 상접해지지고 기력이 쇠진해지면서 사망의 위험에 처하게 된다.

결국 인체가 몸의 이상을 치유하려는 생리작용을 병으로 취급하여 죽임의 철학에 기초하고 있는 화학 약물로 개입하여 계속 공격하다 보면 긁어 부스럼이란 말처럼 폐렴이 폐섬유화, 폐섬유화가 폐암, 간염이 간경화, 간경화가 간암으로 악화될 위험이 커진다. 실제 화학 해열진통제 타이레놀은 각종 조사 결과 간암, 신장암, 혈액암, 심장병, 천식 등을 일으키는 부작용이 심각해 미국 식품의약국(FDA)이 사용에 주의할 것을 경고하고 있다.

결과적으로 태풍으로 피해를 당한 건물을 복구하기 위해서는 불편을 감수해야 하고, 자원봉사를 해서라도 도와주어야 하듯이 겨울철 찬 기운에 냉해를 입어 손생된 조직을 인체가 복구하기 위해 염증반응을 일으키고 열을 낼 때도 잠시 불편함을 감수해야 한다. 그리고 손상된 조직이 잘 복구될 수 있도록 질이 좋은 유기농 식품을 섭취하여 건강한 세포를 만드는 재료를 공급해 주고, 냉기를 해소하는 데 도움이 되도록 따뜻한 성질의 음식을 섭취하면서 따뜻한 방에서 몸을 풀면서 안정을 취해야 한다. 그렇게 하면 인체는 스스로 몸의 이상을 치유해 낸다.

임신 중 화학 소염진통제 복용하면 유산 위험 높아진다

2011년 9월 캐나다 몬트리올 센트 쥐스틴(Sainte Justin) 병원의 아니크 베라르(Anick Berard) 박사가 캐나다 〈의사협회 저널(Canadian Medical Association Journal)〉에 발표한 연구 논문을 보면 임신 초기에 비스테로이드성 화학 소염진통제(NSAID)를 복용하면 유산 위험이 높아질 수 있는 것으로 나타났다. 베라르 박사는 자연유산을 겪은 여성 4천705명과 유산 경험이 없는 여성 4만7천 명을 대상으로 조사한 결과 이부프로펜(아드빌, 모트릴), 나프록센(알레브, 나프록신), 셀레콕시브(세레브렉스) 등 비스테로이드성 화학 소염진통제를 임신 20주 안에 복용하면 자연유산 위험이 평균 2.4배 높아진다고 밝혔다. NSAID의 종류별로 보면 디클로페낙이 3배로 가장 높았고, 나프록센이 2.64배, 이부프로펜이 2배였다. 여러 종류를 먹었을 경우는 2.64배였다. 베라르 박사는 임신 초기에는 자궁에서 호르몬 유사물질인 프로스타글란딘이 줄어드는데, NSAID가 임신 초기에 나타나는 정상적인 프로스타글란딘의 변화를 방해해 유산 위험을 높이는 것으로 보인다고 설명했다. 또 한편으로는 화학 소염진통제가 혈액을 물처럼 묽게 만들기 때문에 임신 중에 화학 소염진통제를 복용하면 태아에게 올바른 혈액이 공급되지 않음으로써 태아가 산소와 영양 부족으로 죽어 유산되는 것이라고 설명할 수 있다.

임신 전후 화학 소염진통제 복용하면 유산될 위험 높다

2018년 6월 미국 카이저 퍼머넌트(Kaiser Permanente) 연구소의 리더쿤(De-Kun Li) 박사 연구팀은 임신 전후에 비스테로이드성 소염진통제(NSAID)의 복용이 유산 위험을 높일 수 있다는 연구 결과를 〈산부인과학 저널(American Journal of Obstetrics and Gynecology)〉에 발표했다. 연구팀은 임신 여성 1천97명을 대상으로 임신이 이루어질 때쯤 또는 임신 첫 20주 이전에 NSAID를 복용한 241명, 아세트아미노펜(타이레놀)만 복용한 391명, 화학 해열진통제를 전혀 복용하지 않은 465명의 유산율을 비교했다. 그 결과 NSAID 그룹은 24퍼센트, 아세트아미노펜 그룹은 16퍼센트, 화학 진통제를 전혀 복용하지 않은 대조군은 17퍼센트가 임신 20주 이내에 유산한 것으로 나타났다. 특히 임신이 시작될 즈음에 NSAID를 복용한 여성의 유산 위험이 높았다. 또 복용 기간이 2주일 이상인 여성이 2주일 이하인 여성보다는 유산 위험이 큰 것으로 나타났다. 이 결과는 NSAID가 배아의 조기 자궁 착상에 없어서는 안 되는 호르몬 유사 물질인 프로스타글란딘의 활동을 방해한다는 증거를 뒷받침하는 것이라고 리 박사는 설명했다.

임신 중 화학 진통제 복용이 자녀 생식기능에 악영향 초래

2018년 4월 영국 에든버러대학 생식 건강센터(Center for Reproductive Health)의 로드 미첼 박사 연구팀은 일련의 시험관 실험과 동물실험 결과, 임신 중 아세트아미노펜(제품명 : 타이레놀) 또는 이부프로펜 같은 화학 진통제 사용이 태어난 자녀의 생식기능에 장기적인 영향을 미칠 수 있다는 연구 결과를 미국 국립환경보건과학연구소(NIEHS)가 발행하는 〈환경보건전망'(Environmental Health Perspectives)〉에 발표했다. 미첼 박사는 아세트아미노펜 또는 비스테로이드성 소염진통제(NSAID)인 이부프로펜을 임신 중 복용하면 생식세포가 영향을 받아 정자 또는 난자의 수가 줄어들 수 있다고 밝혔다. 시험관에서 태아의 고환과 난소 조직을 아세트아미노펜 또는 이부프로펜에 1주일 동안 노출시킨 결과 난자 또는 정자를 만드는 생식세포의 수가 줄어들었다는 것이다. 미첼 박사 연구팀에 따르면 아세트아미노펜에 1주일 노출된 난소 조직은 난자를 만드는 난모세포가 40퍼센트 이상, 이부프로펜에 노출된 조직은 50퍼센트 가까이 감소했다. 여성은 평생 사용할 난자를 가지고 태어나기 때문에 애초부터 난자의 수가 적다면 조기 폐경에 이를 수 있다. 태아의 고환조직도 아세트아미노펜 또는 이부프로펜에 노출되면 정자를 만드는 생식세포가 약 25퍼센트 감소하는 것으로 나타났다.

또 연구팀은 인간 태아의 고환조직을 쥐에 이식하고 이 두 가지 화학 진통제가 투여됐을 때 어떤 일이 일어나는지 살펴봤다. 사람에게 투여되는 용량에 상응하는 아세트아미노펜을 투여하자 하루 만에 이식된 고환조직의 생식세포 수가 17퍼센트 줄어들었다. 1주일 후에는 거의 3분의 1이 감소했다. 이 화학 진통제들에 노출된 생식세포는 DNA 구조에 후성유전학적(epigenetic)인 변화가 발생한다고 미첼 박사는 밝혔다. 후성유전학적 변화는 유전되기 때문에 후대 여성의 생식기능에도 영향을 미칠 수 있다고 그는 덧붙였다. 이 화학 진통제들이 생식세포에 영향을 미치는 이유는 난소와 고환에서 중요한 기능을 수행하는 프로스타글란딘이라는 생리활성 물질에 작용하기 때문이라는 사실도 이번 연구를 통해 밝혀졌다.

화학 진통제 주성분 아세트아미노펜, 남성 생식기능에 악영향

2016년 7월 미국국립보건원(NIH) 산하 아동보건·인간발달연구소(ICHHD)의 멜리사 스마르 연구원은 〈인간생식(Human Reproduction)〉에 발표한 논문에서 아세트아미노펜이 남성 생식기능에 악영향을 미칠 수 있다는 연구 결과를 발표했다. 스마르 연구원은 501쌍의 부부가 참가한 '생식기능과 환경 연구' 자료를 분석한 결과 소변 중 아세트아미노펜 수치가 73.5ng/ml 이상인 남성은 5.4ng/ml 이하인 남성에 비해 임신 성공률이 35퍼센트 낮은 것으로 나타났다고 밝혔다. 아세트아미노펜은 타이레놀 같은 화학 해열진통제의 주성분이다.

타이레놀, 동물실험서 불임 유발 가능성

임신부가 타이레놀 같은 아세트아미노펜 성분의 화학 해열진통제를 복용할 경우 자녀가 불임자가 될 가능성이 있다는 연구 결과가 나왔다. 덴마크 코펜하겐대학 의대 데이비드 크리스텐센 박사팀이 임신한 쥐에게 아세트아미노펜을 투여하고 암컷 새끼의 생식체계 변화를 살펴본 3건의 기존 실험 결과를 종합 분석한 바, 암컷 새끼의 생식 능력이 떨어질 가능성이 있다는 점을 확인하고 연구 결과를 내분비학 분야 국제학술지 〈엔도크린 커넥션'(Endocrine Connections)〉(2018년 1월호)에 발표했다. 크리스텐센 박사팀에 따르면 아세트아미노펜을 투여한 암컷 새끼가 투여하지 않은 암컷 새끼 쥐에 비해 난모세포 수가 적었다. 쥐와 사람은 모두 태어날 때 평생 사용할 난자를 갖고 태어난다. 정확하게는 난모세포를 지니고 태어나 성장한 뒤 난자로 생산하는 것이다. 따라서 난모세포 수가 적으면 그만큼 성인이 되어서 배란할 난자 수가 적어 임신에 성공할 가능성도 줄어드는 것이다. 크리스텐센 박사는 쥐와 사람의 생체반응이 다를 수 있어 이런 변화가 사람에게도 마찬가지로 나타나는지는 추가 연구로 확인할 필요가 있으나, 어쨌든 이런 연구 결과는 우려스러운 일이라고 밝혔다. 아세트아미노펜은 파라세타몰이라고도 하며, 양의사 처방 없이 임신부의 해열·진통제로 약국과 편의점에서 널리 판매되고 있다.

의학매체 메디컬익스프레스 등에 따르면, 기존에 크리스텐센 박사팀이나 다른 연구팀들의 동물실험에서 임신한 쥐에게 아세트아미노펜을 투여하면 수컷 새끼의 기형 고환과 남성호르몬 감소가 초래된다는 점이 이미 밝혀져 있다고 한다. 또 아세트아미노펜 투여 쥐의 수컷 새끼의 경우 성욕을 통제하는 부위인 성적 이형 핵의 신경세포 수가 투여하지 않은 경우의 절반에 지나지 않았다. 이는 동물의 동성애 성향과도 관계가 있는 것으로 알려져 있다.

임신 중 아스피린 복용하면 태아 뇌성마비 위험

임신 중 아스피린 복용이 태아의 뇌성마비 위험을 높일 수 있다는 연구 결과가 나왔다. 덴마크 코펜하겐대학 사회의학과의 타니아 페테르센 교수 연구팀이 〈국제 역학 저널(International Journal of Epidemiology)〉(2017년 11월호)에 발표한 논문을 보면 덴마크와 노르웨이에서 출산한 여성과 아기 18만5천617명의 조사 자료를 종합 분석한 결과, 화학 해열진통제인 아스피린을 임신 중에 복용한 여성은 복용하지 않은 여성에 비해 전신 뇌성마비 아기 출산 위험이 2.5배 높은 것으로 나타났다. 특히 태아의 뇌 발달에 매우 중요한 시기인 임신 중반기에 아스피린을 복용했을 때 이러한 위험이 가장 큰 것으로 밝혀졌다. 또 다른 화학 해열진통제 아세트아미노펜을 복용한 여성은 그렇지 않은 여성에 비해 전신 뇌성마비 아이 출산 위험이 30퍼센트, 반신 뇌성마비 아이 출산 위험이 50퍼센트 큰 것으로 나타났다. 전체 조사 대상 여성 중 임신 중 아스피린 복용자는 약 5천 명, 아세트아미노펜 복용자는 약 9만 명이었다. 뇌성마비를 가지고 태어난 아이는 357명이었다.

뇌성마비는 중추신경계 손상에 의한 근육마비와 운동기능장애를 특징으로 하는 신경장애로 언어장애, 정신지체, 학습장애, 경련, 감각장애를 동반하기도 한다. 이런 결과는 화학 해열진통제인 아스피린이 혈액을 물처럼 묽게 만들기 때문으로 임신 중에 화학 아스피린을 복용하면 태아의 뇌와 중추신경계에 산소와 영양이 제대로 공급되지 않아 발육이 부전(不全)되어 생긴 결과라고 설명할 수 있다.

임신 중 타이레놀 복용, 여아 언어 발달 지연

임신 초기에 화학 해열진통제 아세트아미노펜(제품명: 타이레놀)을 복용하면 태어난 여아의 언어 발달이 지연될 수 있다는 연구 결과가 나왔다. 미국 마운트 시나이 의과대학의 샤나 스원 환경·공중보건 교수 연구팀이 스웨덴의 임신 여성 754명과 출산한 자녀를 대상으로 진행된 조사 자료를 분석한 결과, 임신 첫 3개월 동안 아세트아미노펜을 6정 이상 복용한 여성이 출산한 여아는 아세트아미노펜을 전혀 사용하지 않은 여성이 낳은 여아에 비해 언어 발달 지체 발생률이 약 6배 높은 것으로 나타났다. 특히 여아의 임신 중 엄마가 아세트아미노펜을 얼마만큼 복용했느냐에 따라 언어 발달 지체 위험이 커지는 것으로 나타났다. 스원 교수는 이유는 알 수 없지만, 아세트아미노펜이 태아의 뇌 발달에 중요한 호르몬에 부정적 영향을 미치기 때문일 수 있다고 추측했다. 연구팀은 이런 연구 결과를 유럽 정신의학회 학술지 〈유럽 정신의학'(European Psychiatry)〉 온라인판(2018년 1월 10일 자)에 발표했다.

임신 중 타이레놀 노출 아이, ADHD와 자폐증 위험 증가

임신 중 화학 해열진통제 아세트아미노펜(제품명 : 타이레놀)에 노출된 아이는 주의력결핍과잉행동장애(ADHD) 또는 자폐증 위험이 높아질 수 있다는 연구 결과가 미국 〈의사협회 저널-정신의학(JAMA Psychiatry)〉 온라인판(2019년 10월 31일 자)에 발표됐다. 미국 존스홉킨스 대학병원 소아과 전문의 왕샤오빈 교수 연구팀이 출산 여성 996명과 그 자녀를 대상으로 진행한 보스턴 출생 코호트'(Boston Birth

Cohort) 조사 자료를 분석한 결과, 임신 중 타이레놀에 노출된 아이들은 평균 9.8세 이전에 257명이 ADHD, 66명이 자폐증, 42명이 ADHD와 자폐증을 모두 진단받았다. 304명은 다른 유형의 발달장애가 발생했고, 나머지 약 30퍼센트인 327명만이 발달 상태가 정상이었다.

또 연구팀은 모든 혈액 샘플에서 아세트아미노펜이 검출됨에 따라 검출량을 상·중·하로 구분하고, ADHD 또는 자폐증과의 연관성을 분석했다고 한다. 그 결과 혈액 샘플의 아세트아미노펜 수치 상위 그룹이 하위 그룹에 비해 ADHD 진단율이 2.86배, 중위 그룹이 2.26배 높은 것으로 나타났다. 자폐증 진단율은 아세트아미노펜 상위 그룹이 하위 그룹보다 3.62배, 중위 그룹이 2.14배 높았다. 아세트아미노펜 상위 그룹은 ADHD와 자폐증이 함께 진단될 위험도 하위 그룹에 비해 3.38배 높았다.

아세트아미노펜은 이전에도 임신 중 복용이 출산한 자녀의 ADHD 또는 자폐증 위험과 연관이 있다는 연구 결과가 발표된 일이 있다. 그런데 이런 위험성이 제대로 알려지지 않은 채 미국에서는 여성의 3분의 2가 임신 중에 아세트아미노펜을 복용하는 것으로 조사되고 있다.

화학 해열진통제, 소량이라도 상습 복용하면 간과 뇌 손상

2011년 11월 스코틀랜드 에든버러대학의 연구팀은 영국 〈임상약학저널〉에 발표한 논문에서 화학 해열진통제로 널리 사용되는 파라세타몰(아세트아미노펜)을 적은 양이라도 복용을 계속하면 치명적일 수 있는 것으로 나타났다고 밝혔다. 연구팀이 부설 대학병원에서 지난 16년간 파라세타몰로 인한 간 손상 소견을 보인 환자 663명의 의료기록을 조사한 결과 그 중 약 25퍼센트인 161건이 꾸준한 파라세타몰 복용으로 인해 간이나 뇌 손상, 신장투석 등의 치명적인 결과로 이어진 것으로 보고됐다고 한다. 연구팀은 위험한 용량에 대해 몇 일 또는 몇 주, 몇 달에 걸쳐 규칙적으로 조금씩 복용한 경우라고 한다. 이는 고질적인 통증을 갖고 있는 사람들이 진통을 위해 습관적으로 복용하는 것이 치명적일 수 있음을 의미하는 것이라고 한다. 연구팀은 한꺼번에 많은 양의 화학 해열진통제를 복용하는 것보다 오랜 기간에 걸쳐 지속적으로 조금씩 복용하는 것이 더 좋지 않다고 결론지었다.

그런데 이런 치명적인 문제도 불구하고 연구팀은 통증을 완화하기 위해 화학 해열진통제를 복용하는 사람들이 자신들이 과용하고 있다는 사실을 알지 못하고 있고, 과용에 따른 증상이나 간 손상 등도 인식하지 못하고 있는 것으로 나타났다고 심각성을 지적했다. 연구팀은 이는 생명을 위협하는 것이지만, 의사와 환자들이 모두 너무도 간과하는 부분이라고 강조했다. 혈액검사를 하더라도 화학 해열진통제를 한꺼번에 많이 복용할 때와 같은 이상 증상이 초기에는 나타나지 않기 때문에 양의사들이 간과하기 쉽다는 것이다.

타이레놀이알 서방형 제제 간 손상 위험

2018년 3월 13일 식품의약품안전처는 아세트아미노펜 서방형 제제의 과다 복용 위험성을 경고했다. 서방형 제제는 체내에서 천천히 녹아 지속적으로 방출되도록 설계된 화학 약이다. 식약처는 해열 및 진통에 쓰이는 아세트아미노펜 함유 서방형 제제에 대해 유럽 집행위원회(EC)가 과다 복용 위험을 들어 시판허가를 중지시킨 데 따라 이러한 내용을 알리는 안전성 서한을 배포했다. 앞서 EC는 소비자들이 아세트아미노펜 함유 서방형 제제를 복용할 때 적정한 용법과 용량 등을 지키지 않는 경우가 많아 간 손상 등의 위험에 노출되고 있다고 판단했다. 즉, 약효가 서서히 발현되기 때문에 소비자들이 빠른 효과를 보기 위해 이 화학 약을 기준치 이상으로 복용하는 경우가 많아 부작용 위험이 크다는 설명이다.

현재 국내에 허가된 아세트아미노펜 함유 서방형 제품은 한국얀센의 타이레놀이알서방정 등 18개사 20품목, 아세트아미노펜 함유 복합 서방형 의약품은 한국얀센 울트라셋이알서방정(트라마돌 복합제) 등 24개사 45품목이 있다.

화학 감기약과 진통제 간 손상 위험

2015년 5월 한국의약품안전관리원은 약국에서 흔히 살 수 있는 화학 감기약을 아세트아미노펜 성분의 화학 해열진통제와 함께 복용하면 심각한 간 손상을 일으킬 수 있다고 주의를 당부했다. 아세트아미노펜 성분이 들어있는 화학 의약품으로는 타이레놀, 펜잘 등이 있다.

또 화학 감기약과 알레르기성 비염약 등도 함께 복용할 때 주의해야 한다. 화학 항히스타민제를 과량 복용하면 졸음을 유발해 운전 등 일상생활에 지장을 줄 수 있다. 콧물, 재채기 등을 가라앉히는 데 처방되는 화학 항히스타민제는 알레르기성 비염, 피부 두드러기를 처치하는 데에도 사용되고 있다.

화학 소염진통제가 심장병 위험 크게 높인다

2016년 10월 이탈리아 밀라노-비코카 대학 안드레아 아르페 박사는 학술지 〈브리티시저널오브메디신(BMJ)〉에 발표한 논문에서 흔히 사용되는 비(非)스테로이드성 소염제(NSAIDs)를 2주 동안 복용한 사람이 심부전으로 입원할 위험이 해당 화학 약을 먹지 않은 사람에 비해 평균 19퍼센트 높았다고 밝혔다. 성분별로는 부루펜 등에 사용되는 이부프로펜, 나프록센, 레토리코비, 인도메타신, 로페콕시브, 피록시캄, 디클로페낙, 니메술리드 등의 위험이 상대적으로 높았다. 특히 케토롤락 제제는 무려 83퍼센트 높았다. 또 디코페낙, 에토리콕시브, 인도메타신, 피록시캄, 로페콕시브 등을 고용량으로 복용하는 사람의 위험이 2배로 높았다.

이 연구는 1999~2010년 사이 네덜란드, 이탈리아, 독일, 영국 등 4개국에서 심부전으로 입원한 9만2천여 명을 포함해 약 830만 명의 의료기록과 NSAIDs 27종에 관한 자료를 종합 분석한 것이다. NSAIDs는 근육통, 타박상, 관절염, 감기 등에 이르기까지 광범위하게 쓰이는 화학 소염진통제다.

타이레놀 장기 복용하면 혈액암 위험 증가한다

미국 워싱턴 대학 의과대학 혈액학 교수 롤랜드 월터(Roland Walter) 박사는 〈임상종양학 저널(Journal of Clinical Oncology)〉 온라인판(2011년 5월 9일자)에 발표한 논문에서 남녀 6만4천839명(50~76세)의 자료를 종합 분석한 결과 아세트아미노펜을 일주일에 최소한 4번씩 4년 이상 복용한 사람은 비호지킨 임파신암, 골수종양(myeloid neoplasm), 형질세포장애(plasma cell disorder)와 같은 특정 혈액암이 나타날 위험이 2배 가까이 높은 것으로 나타났다고 밝혔다. 월터 박사는 50세 이상 남녀가 10년 사이에 혈액암이 발생할 가능성은 1퍼센트인데 비해 아세트아미노펜을 장기간 복용하는 사람은 이러한 가능성이 약 2퍼센트로 높아지는 것으로 나타났다고 밝혔다.

제4장

세균병인론인가
화학물질 병인론인가

자연 생태계에서의 세균과 바이러스의 역할

세균과 바이러스는 플랑크톤보다 더 작은 입자로 공기와 토양과 하천과 바다에 무한대로 존재한다. 그 종류도 무한대이고, 지구상의 모든 생명체가 공기처럼 서로 공유하는 것이다. 따라서 서로 공유하고 있는 것을 감염이 되었다는 말을 붙여 백안시할 것도 아니고, 박멸 또는 퇴치를 운운하면서 없애려고 할 것도 아니다. 그것은 마치 숨쉬지 말라는 격이요, 지구상에서 공기를 없애겠다고 하는 격으로 자연의 순리에 맞지 않는 일이다.

세균과 바이러스는 먹이사슬의 최하위 단계에 있는 미약한 생명체로 자연생태계의 중요한 일원이다. 자연생태계에서 세균과 바이러스는 생명이 다한 유기물질을 무기물질로 부숙(腐熟)시켜 토양에 영양을 공급하는 역할을 한다. 그 사실은 각종 유기물을 부숙시켜 퇴비를 만드는 것을 보면 알 수 있다. 만약 이런 세균의 역할이 없다면 식물은 자랄 수도 없고, 지구의 모든 생명체는 먹이사슬의 고리가 끊겨 벌써 멸종됐을 것이다. 또 물과 공기도 유기물질로 가득 차 마실 수도 숨쉴 수도 없게 되고, 바다도 동물과 식물 등의 사체(死體)로 뒤덮여 있게 된다. 또한 인류를 비롯한 모든 동물은 섭취한 음식물을 소장에서 발효시키지 못해 식중독으로 멸종했을 것이다.

현재 세균이 흙으로 돌려보낼 수 없는 플라스틱 쓰레기더미가 태평양에 우리나라 영토의 16배에 달하는 면적을 뒤덮고 있어 대재앙이 되고 있다. 그것도 매년 급속도로 커져 2060년이면 전체 물고기 양보다 플라스틱 쓰레기 양이 더 많아질 것이라고 한다. 또 공기도 세균이 분해할 수 없는 화학물질 미세먼지로 점점 오염되어 심각한 문제가 되고 있다. 그만큼 세균이 생명을 잃은 유기물질을 부패시켜 무기물질인 흙으로 돌려보내는 일은 자연생태계와 인류의 생존을 위해 소중하다. 반대로 화학물질 플라스틱 쓰레기와 같이 세균이 흙으로 돌려보낼 수 없게 되면 자연생태계와 인류의 생존에 대재앙이 초래된다.

세균의 작용은 간단한 실험을 통해서도 알 수 있다. 현미와 백미에 물을 부어 실험해 보면 생명이 있는 현미는 세균과 합작하여 발효 작용을 하여 생명을 틔우고 풍성한 열매를 맺는다. 반면 생명이 상실된 백미는 세균에 의해 부패되어 흙으로 돌아간다. 이것은 세균이 현미에는 좋은 작용을 하고, 백미에는 나쁜 작용을 한 것이 아니다. 그것은 생명이 있고 없고의 차이다.

마찬가지로 건강한 사람은 세균과 공존하며 도움을 받아 살아가기 마련이고, 화학 식품과 화학 약물 등에 의해 기력이 쇠진해져 생명력이 다한 사람은 흙으로 돌아가기 마련이다. 이것은 세균이 사람에게 병을 일으키거나 나쁜 일을 한 게 아니라 자연생태계의 순환을 위해 충실히 자기 역할을 한 것일 뿐이다. 즉, 화학 식품과 화학 약물 등에 의해 기력이 쇠진해져 생명력이 다한 사람이 흙으로 돌아가는 것은 세균 탓이 아니라 생명력이 다한 탓이다.

이런 경우 세균과 바이러스가 증식한 것을 보고 세균과 바이러스 때문에 병들고 사망했다고 하는 것은 꼬리가 몸통을 흔드는 격이요, 파리와 모기가 무더운 여름철을 만들었다고 하는 격이다. 그럴 만한 조건이 되었기 때문에 세균가 바이러스가 증식한 것이요, 그럴 만한 조건이 되었기 때문에 파리와 모기가 늘어난 것이다. 문제는 남 탓이 아니라, 생명력이 쇠진해진 내 탓이다. 따라서 화학 식품과 화학 약물 등으로 생명력을 쇠약하게 만들지 않으면 되고, 질 좋은 건강한 음식으로 생명력을 건강하게 만들면 된다. 설령 화학물질 등에 의해 생명력이 쇠약해져 세균과 바이러스가 증식했다고 해도 질 좋은 건강한 음식으로 생명력을 건강하게 만들면 세균과 바이러스를 제압하고 조절하여 본래의 체내 세균과 바이러스 생태계를 회복하게 된다.

인체 내에서의 세균과 바이러스의 역할

세균과 바이러스는 45억 년을 인간과 함께 공생해 오면서 인체 내에서 노폐물을 분해하는 작용을 하여 인간에게 자연치유력을 회복시켜 주는 한편, 서식처를 제공받고 있다. 연구에 따르면 체내에 감염되어 있는 세균과 바이러스가 인체 세포보다 10배나 많은 1천 조에 달한다고 한다. 즉, 모든 사람이 이미 엄청난 수의 세균과 바이러스에 감염되어 있다.

이렇게 체내에 엄청나게 감염되어 있는 세균과 바이러스는 인체 세포와 더불어 섭취한 음식을 소화기관에서 발효 증숙(蒸塾)시켜 영양분의 흡수를 돕고, 잔여물을 부숙(腐熟)시켜 대변으로 배설시키는 등 인체의 신진대사가 원활하게 이루어지도록 돕고 있다. 만약 세균과 바이러스의 이런 작용이 없다면 인체는 영양을 흡수할 수 없고, 그 잔여물은 대변으로 배설되지 않아 사람은 죽게 된다. 따라서 사람이 올바로 생명을 유지하기 위해서는 체내에 다양한 세균과 바이러스가 풍부하게 존재해야 한다. 이런 점에서 인체는 생존본능으로 공기와 물과 음식을 통해 다양한 세균과 바이러스를 흡수하고 있다.

그리고 한번 체내에 들어온 세균과 바이러스는 계속 그대로 있는 것이 아니다. 체내에 있던 세균과 바이러스는 인체의 신진대사 과정을 도우면서 대변과 소변과 땀과 함께 배설되고, 새로운 세균과 바이러스가 공기와 음식과 피부를 통해 끊임없이 흡수됨으로써 순환한다. 이런 순환에서 코로나바이러스가 유입되는 것 또한 이상한 일이나 큰일 날 일도 아니다. 이런 과정에서 불필요하게 많이 유입된 세균과 바이러스는 인체의 면역구조와 백혈구가 항체를 만들면서 조절하고, 부족한 세균과 바이러스는 맹장이라고 하는 충수가 배양하여 공급하고 있다. 자연생태계가 다양한 생명체를 조절하면서 조화를 이루며 살아가듯이 인체도 다양한 세균과 바이러스를 조절하면서 조화를 이루며 살아가는 것이다.

생물 다양성은 자연생태계와 인류의 생존을 위해 소중하다. 현재 화학물질에 의해 자연생태계가 죽어 멸종 또는 멸종 위기종이 속속 생기는 등 생물 다양성과 개체수가 줄어들어 큰 재앙이 되고 있다. 자연생태계와 마찬가지로 인체 내에도 세균 다양성과 개체수가 파괴되면 큰일이 된다. 서양의학과 양의사들이 세균과 바이러스에 감염되면 큰일 날 것처럼 말하면서 화학 항생제와 화학 항바이러스제로 세균과 바이러스를 죽이고 있으나, 세균과 바이러스에 감염된 것이 큰일 날 일도 아니고 큰일 나지도 않는다. 진짜 큰일 날 일은 세균과 바이러스를 박멸시켜 인체 내에 세균 다양성과 개체수가 부족해지는 일이요. 화학물질로 인체를 오염시키는 일이다. 화학물질에 의한 환경 재앙으로 지구생태계가 위협받고 있듯이 화학 약물에 의해 인체 생태계가 파괴되어 건강과 생명을 위협받고 있음을 알아야 한다. 인류의 건강과 생명을 위협하는 주범은 세균과 바이러스가 아니라 화학물질이다.

장내 세균 생태계를 복원해야 건강할 수 있다

2007년 방송된 KBS-1TV 건강 다큐멘터리 〈생로병사의 비밀〉 '장내 생태계를 복원하라' 편은 지난 수십 년 동안 서양의학과 양의사들이 식중독 원인으로 덧씌운 대장균이란 부정적 이미지에 갇혀 외면당해 온 장내 세균에 대한 사람들의 인식을 바로잡고, 그 중요성을 일깨워 준 계기가 되었다. 즉, 장내 세균은 서양의학과 양의사들이 주장하는 것과 달리 장염이나 식중독을 유발하는 게 아니라, 인체의 면역 기능 증진, 해독, 소염, 신경 전달 물질과 비타민 생성, 영양소 흡수에 큰 작용을 하는 것으로 밝혀졌다. 심지어 명확한 사고를 할 때도 장내 세균이 다양한 생리작용에 참여한다는 것이 기정사실화되고 있다.

2013년 6월 미국 국립보건원이 〈네이처〉에 발표한 논문에 따르면 피부와 코, 구강, 소화기관, 여성 생식기에 6천여 종의 세균과 1천조 마리의 세균이 공생하며 인체를 보호하고 있다고 한다. 이 논문에서는 뚱보에게 홀쭉이의 똥을 이식시켜 치료하고, 장염 환자 77명에게 건강한 사람의 똥을 이식하여 치료하는 과정을 소개하고 있다. 1차 이식에서 70명이 치료되고, 2차 이식에서 6명이 치료된 사례를 들어 세균의 가치를 입증했다. 즉, 건강한 사람의 똥에 있는 다양한 세균을 비만과 장염 환자에게 주입시켜 완치시킨 것이다. 이런 사실은 세균과 바이러스가 병의 원인이 아니요, 세균에 감염되는 게 큰일 날 일이 아니라는 방증이다. 오히려 체내에 더 많은 세균과 더 다양한 세균이 있어야 건강할 수 있다는 방증이다. 또한 인간과 세균은 공생관계이지 죽여야 할 적대 관계가 아니라는 방증이다.

그런데 서양의학과 다국적 제약회사, 그리고 양의사들은 세균병인론에 따라 세균과 바이러스가 병의 원인이라고 주장하며 화학 살균제와 화학 항생제, 화학 항바이러스제로 세균과 바이러스를 죽이는 데 골몰하고 있다. 이런 일은 화학 살충제와 화학 제초제로 생물 다양성(Biodiversity)과 자연생태계를 파괴하는 것처럼 장내 생태계와 인체

세포를 죽이는 일이다. 이렇게 되면 인체 면역력과 생명력이 쇠약해져 갖가지 질병이 생길 위험이 커진다. 실제로 화학 세정제와 화학 락스 등으로 100퍼센트 세균과 바이러스 박멸을 위해 노력하는 오늘날 역설적으로 날이 갈수록 독감과 장염 등 소위 서양의학에서 말하는 세균성 질환이 늘어가고 있다. 이것은 독감과 장염 등이 세균성 질환이 아니라, 화학 독소 유입으로 인해 인체의 면역력이 약화된 결과이자 세균과 바이러스를 죽여 장내 생태계를 파괴한 결과라는 방증이다.

발효와 부패

세균이 유기물질에 작용하여 물질을 변화시키는 것으로 발효와 부패가 있다. 발효와 부패는 언뜻 보면 비슷하지만, 그 차이는 크다. 부패는 유기물질을 세균이 저분자 구조로 분해하여 무기물질의 상태로 만든 것을 말한다. 모든 유기물질은 무기물질인 흙에서 왔다가 흙으로 돌아가는 것이므로 원래의 무기물질 상태가 되었다는 것은 곧 죽음을 의미한다. 사람이 부패된 음식을 먹으면 식중독 현상이 생기는 것도 세균과 바이러스 때문이 아니라 인체의 소화기관이 다량 생성된 무기물질을 소화해 내지 못하기 때문이다.

반면 발효는 유기물질을 세균과 바이러스가 저분자 구조로 분해하되 유기물질의 상태가 유지되는 것을 말한다. 이때 유기물질에 유일하게 두 가지 발효 촉매제가 가미되는데, 그것은 바로 소금과 설탕이다. 즉, 배추를 소금으로 절여 두면 김치로 발효되고, 매실을 설탕에 절여 두면 매실청으로 발효되는 게 그 예다. 물론 식초와 술도 발효 촉매제이나, 그것은 자연계이 유일한 1차 촉매제가 아니고 염장 발효와 당화 발효를 통해 얻어진 2차 촉매제다. 결론적으로 발효는 유기물질이 유기물질의 상태를 유지하는 생명력의 지속이다. 따라서 발효 음식을 먹으면 식중독 현상이 생기지 않고 생명력이 강해진다.

이런 발효와 부패는 인체 내에서도 그대로 적용된다. 사람이 음식을 섭취하는 것은 유기물질을 섭취한 것이다. 이 유기물질이 장내 세균에 의해 발효가 되어 유기물질 상태가 되면 체내에 영양분으로 흡수되나, 장내 세균에 의해 부패가 되어 무기물질 상태가 되면 식중독 현상이 생긴다. 결국 음식을 섭취하여 체내에서 발효가 되느냐 부패가 되느냐는 생명의 유지와 관련된 중대한 문제이다. 따라서 인체는 생존본능으로 음식을 먹을 때 싱거우면 미각을 발동시켜 소금으로 간을 맞추라고 요구하는 것이다. 이런 점에서 소금(=염분)은 공기와 물(=수분), 쌀(=당분)과 더불어 인간이 생명을 유지하는 데 필수적으로 섭취해야 할 요소다. 그래서 예로부터 자연에서 공짜로 얻을 수 있는 공기와 물 외에 쌀과 소금을 얻기 위해 경제활동을 하고 있는 것이고, 심지어 쌀과 소금을 얻기 위해 영토 전쟁까지 해 왔던 것이다. 또 현재 경제 전쟁을 하는 것이나, 생존경쟁을 하는 것도 결국 따지고 보면 당분과 염분을 얻기 위한 것이라 할 수 있다.

사람의 관점에서 보면 발효는 세균과 바이러스가 사람에게 이로운 작용을 한 것처럼 보이고, 부패는 세균과 바이러스가 사람에게 해로운 작용을 한 것처럼 보일 수 있다. 하지만 자연생태계의 넓은 관점에서 보면 모두가 세균과 바이러스의 이로운 작용이다. 다른 점이 있다면 발효는 세균과 바이러스가 고분자 유기물질을 저분자 유기물질로 분해하여 인체가 영양분을 소화 흡수할 수 있게 도와주고, 발효 과정에서 새로운 영양분을 생성하여 인체에 생명력을 더해 준 것뿐이다. 반면 부패는 세균과 바이러스가 고분자 유기물질을 저분자 무기물질로 분해하여 토양에 영양분을 공급해 주고, 부패시키는 과정에서 새로운 영양분을 생성하여 토양에 생명력을 더해 준 것뿐이다. 따라서 발효 세균은 좋고, 부패 세균은 나쁜 것도 아니다. 또 착한 세균이 있고, 악마 세균이 있는 것도 아니다. 모두가 생명을 순환시키는 자연생태계의 소중한 일원일 뿐이다. 또한 사람을 비롯한 지구상의 모든 생명체는 땅의 영양분을 직접 또는 식물을 통해 간접 섭취하는 것이므로 부패 역시 세균과 바이러스의 고마운 작용이다.

그리고 발효는 세균이 병의 원인이 아니라는 사실을 보여주는 좋은 예다. 즉, 발효는 세균의 작용에 의해 이루어지기 때문에 발효 음식을 먹는다는 것은 세균을 잔뜩 먹는 것이다. 그렇기 때문에 외국의 선교사들이 우리나라에 처음 왔을 때 우리 민족이 김치나 된장 등을 먹는 것을 보고 깜짝 놀랐다고 한다. 세균병인론이 고정관념인 그들로서는 김치나 된장이 세균이 우글거리는 음식이기 때문에 그것을 먹는 것을 보고 놀라지 않을 수 없었을 것이다. 그리고 이런 세균병인론에 따라 1960년대를 전후하여 서구에서 식품학과 의학을 전공하고 돌아온 학자들은 국민 건강을 위해 세균이 우글거리는 비위생적인 우리 전통 식생활을 속히 서구의 위생적인 식생활로 바꾸어야 한다고 주장하였다. 심지어 된장의 발효 과정에서 생성되는 아플라톡신이 위암과 대장암의 원인이라고까지 주장하였다. 하지만 서양의학이 주장하는 세균병인론과는 달리 세균이 우글거리는 음식을 잔뜩 먹었지만 인체에는 아무런 이상이 없다. 나아가 오늘날 김치와 된장은 건강과 장수에 큰 효과가 있는 식품으로 세계인의 주목을 받고 있다.

혹자는 식중독균이란 나쁜 세균이 있기 때문에 건강한 사람에게서도 식중독이 생기지 않냐고 반문한다. 하지만 이것은 유기물질을 섭취해야 할 인간이 세균과 바이러스에 의해 무기물질로 변질 과정에 있는 음식을 섭취했기 때문이지 식중독균이 있기 때문에 생긴 게 아니다. 이런 사실은 학교 등 단체급식에서 발생한 집단 식중독 사고를 보면 그대로 드러난다. 즉, 학교 등 단체급식에서 집단 식중독 사고가 발생했을 때 대대적인 역학조사에도 불구하고 식중독균의 감염 경로를 밝히지 못하고 흐지부지 끝난다. 이것은 보건당국이 그들이 신봉하는 서양의학의 세균병인론에 따라 세균과 바이러스가 범인이라는 결론을 내려놓고 세균과 바이러스 찾기에만 초점을 맞추었기 때문이다. 반면 식품이 무기물질인 화학물질에 어느 정도 오염되었는지에 대해서는 조사하지 않았기 때문이다.

세균과 바이러스가 질병의 원흉이고 감염되면 죽는다는 의식이 팽배한 오늘날의 현실에서 식자재 납품업자의 입장에서 볼 때 식자재에서 세균이 검출되면 사회적인 지탄은 물론, 하루아침에 망하는 일이 된다. 따라서 세균과 바이러스를 박멸하기 위해 각가지 화학 소독을 하고, 식자재에 세균과 바이러스가 번식하지 못하도록 냉동하거나 화학 방부제로 처리하는 일은 있어도 세균과 바이러스에 감염되게 하는 일은 없기 마련이다. 학교급식의 경우 직영 급식보다 위탁 급식에서 식중독 사고 비율이 5배가량 높은데, 이것은 식자재 납품 업체가 원가를 낮추기 위해 무공해 신선 식품보다는 햄·소시지·통조림 등 화학 가공식품을 비롯하여 화학물질과 방사선에 오염되었을 위험성이 큰 수입식품을 사용했기 때문이다. 결과적으로 식중독은 세균과 바이러스 때문에 생긴 게 아니라, 화학물질 또는 방사선에 오염된 식품을 섭취했기 때문에 생기는 일이다.

버나드와 파스퇴르

19세기 중반 서구에는 서로 각기 다른 병인론을 주장하는 두 명의

학자가 있었다. 한 사람은 버나드로서 그는 인체의 체질 약화가 질병으로 이어진다고 주장하였다. 또 한 사람은 파스퇴르로서 그는 세균이 질병을 발생시킨다고 주장하였다. 이 두 가지 주장 중에 서구는 파스퇴르의 손을 들어 주었고, 세균을 죽이기 위해 화학 항생제 등을 상품으로 개발함으로써 제약과 의료를 산업화하였다. 대신 인체를 보하여 체질을 강화하면 사람이 스스로 얼마든지 질병을 해결하면서 살아갈 수 있다는 버나드의 주장은 소리 소문 없이 사라지고 말았다.

그런데 같은 시기에 메치니코프라는 학자가 있었다. 그는 처음에는 파스퇴르 아래서 연구를 하였으나, 연구를 거듭하면서 점차 파스퇴르의 세균병인론에 대해 의문을 갖기 시작했다. 그는 결국 파스퇴르의 세균병인론이 틀렸다는 것을 확인하고, 버나드의 학설로 전향했다. 그리고 체질을 강화하는 것이 질병 해결에 얼마나 중요한지 밝히려 했으나 파스퇴르의 반대로 주목을 받지 못했다.

그래서 메치니코프는 공동 연구자들과 함께 대중 앞에서 수백만 마리의 콜레라균을 마시는 실험을 단행하였다. 그것을 보고 사람들은 경악을 했고, 연구자들이 곧 무서운 콜레라균에 의해 죽을 것이라고 했다. 하지만 많은 사람들의 우려와는 달리 단 한 명에게서도 콜레라가 발병하지 않았다. 기력이 있는 건강한 사람이라면 어떠한 균이라도 인체 스스로 조절하며 살아갈 수 있다는 사실을 실증해 보인 것이다.

스페인독감과 아스피린 중독사

스페인독감은 1918년 3월 미국 시카고에서 시작되어 2년 동안 전 세계에 걸쳐 5천만 명 이상의 사망자를 남긴 인류 역사상 최대의 재앙이다. 14세기 흑사병보다 훨씬 많은 사람이 사망했고, 제1차 세계대전의 사망자 1천500만 명보다 3배나 많은 사람이 사망했다. 우리나라에서도 일제강점기 당시의 조선총독부 〈통계연보〉에 의하면 14만여 명이 사망했다.

그런데 이처럼 엄청난 사망자가 발생했음에도 스페인독감의 정확한 원인은 밝혀지지 않았다. 당시 기록을 보면 스페인독감의 사망자는 감기에 걸린 듯한 증상을 보이다가 폐렴으로 악화되고, 이내 피부가 보랏빛으로 변해 2~3일 만에 숨졌다고 한다. 또 제1차 세계대전에 참전한 군인들은 허약해진 몸에 폐렴이 발생했는데, 폐에 물이 차 죽는 사람이 대다수였다고 한다.

이런 일에 대해 양의사들은 스페인독감이란 이름을 붙여 놓고, 그들이 신봉하는 세균병인론에 따라 인플루엔자에 의한 전염병으로 생긴 재앙이라고 주장하고 있다. 그리고 이것을 세균 공포마케팅을 하는 데 좋은 소재로 활용하고 있다. 하지만 스페인독감이 인플루엔자 때문에 생긴 재앙이라고 밝혀진 것은 없다.

2009년 미국 공중위생국의 캐런 M. 스타코 박사는 의학저널 〈임상전염병〉에 발표한 논문에서 스페인독감의 사망자 일부는 독감이 아니라 아스피린 때문에 숨졌을 수 있다고 밝혔다. 스타코 박사는 당시 새로운 특효약이라며 아스피린이 독감 치료에 광범위하게 사용됐는데, 초고용량 아스피린 1천㎎을 3시간마다 복용토록 권장됐다고 한다. 이는 325㎎짜리 고용량 아스피린을 하루에 무려 25개나 먹는 것과 같은 양이라고 한다. 스타코 박사는 스페인독감 사망자 부검에서 폐에서 많은 양의 출혈된 혈액이 나왔는데, 이런 폐 손상이 바이러스성 폐렴 때문에 생겼다고 볼 수 없다는 지적이 당시에도 제기됐었다고 한다.

아스피린은 1899년 개발된 화학 해열진통제다. 아스피린이 해열 진통 작용을 하는 것은 혈소판의 응집을 차단하여 혈액을 물처럼 묽게 만들기 때문이다. 저용량이라도 아스피린을 계속 복용하면 뇌출혈이나 위장 출혈의 위험이 커지는 것도 혈소판의 응집 작용이 차단되기 때문이다.

그런데 이러한 아스피린을 초고용량으로 무려 1천mg을 3시간마다 복용하도록 했으니 건강한 사람이라도 2~3일 만에 내출혈로 숨질 수 있는 일이다. 스페인독감 사망자의 폐에 출혈된 피가 고여 있고, 피부가 보라색으로 변색되었다는 것은 내출혈의 전형적인 증거다. 더구나 당시에 사람 간 이동과 나라 간 이동이 활발하지 않은 상황에서 전 세계에 걸쳐 5천만 명 이상의 사망자가 발생했다는 것은 세균과 바이러스 전염으로 볼 수 없는 일이다. 그보다는 당시 아스피린이 특효약이라며 전 세계에 공급되어 독감 치료에 광범위하게 사용되었다는 점을 간과해서는 안 된다.

아스피린 중독사에 관한 문헌을 보면 아스피린의 혈장 내 농도가 리터당 1천100mg을 넘는 경우 복용 후 몇 시간 내에 사망했다는 보고가 있고, 혈장 내 농도가 리터당 700mg인 경우에는 11.5시간 내지는 19.5시간 후에 사망했다는 보고가 있다. 일반적인 독감의 경우와 달리 스페인독감으로 많은 사람들이 2~3일 만에 사망한 것과 같은 맥락이다.

세균과 바이러스는 질병이 원인이 아니다

질병청과 양의사들은 세균과 바이러스를 질병을 일으키는 무시무시한 악마로 이미지 마킹하고, 사람 간에 전염되어 사람을 집단적으로 몰살시킨다고 주장하고 있다. 하지만 세균과 바이러스는 질병청과 양의사들이 주장하는 것과는 달리 질병을 일으키는 골치 아픈 존재가 아니다. 만약 질병청과 양의사들의 말대로 세균과 바이러스가 질병을 일으키고, 인간의 생명을 위협할 정도의 강력한 존재라면 지구상의 모든 생명체는 벌써 멸종되었을 것이다. 그 이유는 세균과 바이러스는 공기처럼 지구상에 그 수와 종류가 무한대로 퍼져 있고, 그 힘은 질병청과 양의사들의 말대로 먹이사슬의 최고 상위에 있는 인간을 죽일 정도로 강력하기 때문이다. 따라서 인간보다 하위 단계의 하등 생명체는 공기처럼 그 어디에나 무한대로 존재하는 세균과 바이러스의 막강한 공격을 피하지 못하고 속수무책으로 벌써 멸종되었을 것이다.

하지만 세균과 바이러스는 바다의 플랑크톤보다 더 작은 먹이사슬의 최하위 단계에 있는 미약한 입자에 불과하다. 그러기에 미물인 벌레조차 사람보다 세균과 바이러스에 더 많이 노출되어 있어도 세균과 바이러스를 제압하며 아무런 이상이 없이 살아가고 있는 것이다. 그럼에도 질병청과 양의사들은 세균과 바이러스가 사람을 몰살시키는 강력한 힘을 가진 무시무시한 악마라고 주장하면서 겁을 주고 있다.

세균과 바이러스는 질병청과 양의사들의 말과는 달리 자연생태계의 소중한 일원으로 생명을 잃은 유기물질을 무기물질로 부숙시켜 흙으로 돌려보내는 지구의 청소부일 뿐이다. 자연생태계에서 세균과 바이러스의 이런 작용이 없다면 지구상의 모든 생명체는 흙의 영양분을 직접 또는 간접 섭취할 수 없어 멸종될 수밖에 없다.

인간은 어느 생명체보다 강한 생명력과 면역력을 지닌 만물의 영장이다. 반면 세균과 바이러스는 먹이사슬의 최하위 단계에 있는 미생물이다. 따라서 인간은 세균과 바이러스에 대해 불안과 공포를 가질 필요가 없다. 단지 화학 식품과 화학 약으로 인체의 면역구조를 병약하게 만들지 않으면 된다. 그러면 설령 세균과 바이러스가 병의 원인이라고 한다 해도 인체는 어떤 세균이나 비이러스든 백혈구가 항체를 만들어 제압하면서 아무런 이상 없이 살 수 있다. 인간의 생명을 위협하고 몸에 이상을 일으키는 것은 세균과 바이러스가 아니라 화학물질임을 인식해야 한다. 지구생태계도 각종 화학물질 쓰레기 더미에 오염되어 생존을 위협받고 있고, 이것이 지구온난화란 재앙으로 인간에게 돌아오고 있지 않은가?

혹자는 지구온난화와 생태계 파괴가 코로나와 같은 전염병 재앙을 불러 왔다고 한다. 그러나 진실은 화학물질이 지구온난화와 생태계 파괴란 재앙을 초래했다, 인류의 생존을 위협하는 재앙을 초래한 것 역시 의식주와 환경 전반에 오염되어 있는 화학물질이다. 이런 본질을 직시하지 않으면 앞으로도 화학 독소에 의해 건강에 이상이 생기고 생명이 위협받는 일을 맹목적으로 바이러스 때문에 생긴 일이라고 단정을 지어 놓고 대소동을 벌이는 일이 반복될 수밖에 없다. 더구나 화학물질의 오염이 점점 심해지는 상황이라 집단적으로 건강에 이상 증상을 보이는 사태가 빈번하게 발생할 위험이 크기 때문에 본질을 직시하지 않으면 대소동과 혼란이 그만큼 빈번하게 반복될 가능성이 크다.

지구온난화와 인체온난화

오늘날 인류는 지구온난화로 큰 위기에 봉착해 있다. 기온이 100년 전보다 섭씨 2도 가까이 상승하면서 남극과 북극의 빙하가 녹아내리고, 폭우와 가뭄, 폭염과 혹한 등 이상 기후에 시달리고 있다. 또 자연생태계가 오염되고 파괴되면서 수많은 생명체가 생존 공간을 잃고 멸종하고 있다. 우리나라 경우만 해도 2017년 환경부가 지정한 멸종 위기 야생 생물이 267종으로 25종 새로 지정됐고, 세계자연기금(WWF)이 발표한 〈2020 글로벌 리빙 인덱스〉 보고서에 따르면 1970년부터 2016년까지 지난 50년 사이에 전 세계에서 동물 개체군의 68퍼센트가 사라졌다고 한다. 이런 생물 다양성 상실은 인간을 비롯해 현재 지구에 생존해 있는 모든 생명체의 미래를 위협하고 있다. 전문가들은 이대로 가다가는 수 세기 내에 인간도 멸종될 것이라고 한다.

이렇게 지구온난화를 초래하고, 자연생태계를 파괴하고, 야생 생물을 멸종시키고, 환경 재앙을 초래하고 있는 주범은 화학물질이다. 석탄과 석유 등 화석연료의 중금속 배기가스가 대기를 오염시키고 있고, 석유의 슬러지에서 물질을 추출하여 합성한 화학물질이 토양과 하천을 화학 독소로 오염시키고 있다. 한국화학물질관리협회의 자료를 보면 2016년 우리나라 화학물질 유통량은 5억5천860톤에 달한다. 매년 인구 1인당 11.2톤씩 소비하고 있는 셈이다.

또 물질적 풍요와 편리함으로 인간이 쓰고 버린 비닐과 플라스틱 등 화학 폐기물은 세균과 바이러스에 의해 분해되지 않아 그대로 육지와 바다에 쌓여 큰 재앙이 되고 있다. 환경부와 국제 환경단체인 그린피스의 자료를 보면 매년 플라스틱 쓰레기 발생량이 우리나라의 경우 1천만 톤이고, 전 세계적으로는 3억 톤에 달하고 있다. 이런 추세이면 2030년에는 약 300억 톤의 플라스틱 쓰레기가 지구를 덮을 것이라고 하고, 바다도 플라스틱 쓰레기로 덮어 2060년이면 전체 물고기 양보다 플라스틱 쓰레기가 더 많을 것이라고 한다.

또 농작물 재배를 위해 살포되는 살충제와 제초제 등 화학 농약과

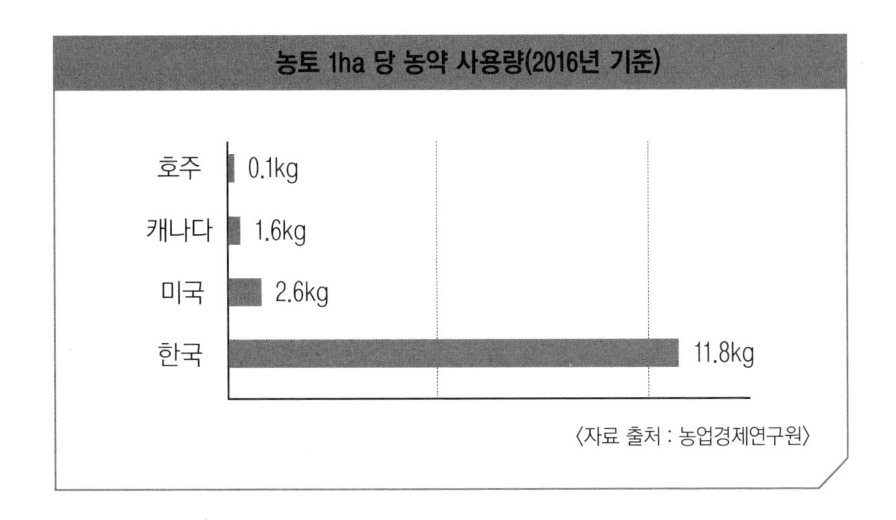

화학 비료의 생태계 파괴도 심각하다. 그리고 화학 항생제와 화학 성장호르몬제 등이 첨가된 화학 사료를 먹고 배설하는 가축의 분뇨는 토양과 하천을 화학 독소로 오염시켜 생명체를 살 수 없게 만들고 있다. 농업경제연구원이 세계식량농업기구(FAO) 자료를 바탕으로 분석한 우리나라의 1ha당 농약 사용량을 보면 2016년 기준하여 11.8킬로그램에 달했다. 이런 사용량은 호주(1.1킬로그램)와 캐나다(1.6킬로그램)에 비교하면 10배 가깝고, 세계 최대 농업 생산국으로 꼽히는 미국(2.6킬로그램)과 비교해 볼 때도 5배에 가깝다.〈상기 표 참조〉 또 농림축산식품부와 한국비료협회의 자료를 보면 2018년 화학 농약 사용량은 1만8천700톤에 달하고, 화학 비료 사용량은 44만6천 톤에 달한다.

화학물질로 인한 지구온난화와 자연생태계 파괴, 생명체 멸종의 재앙은 인체에도 마찬가지로 벌어지고 있다. 오늘날 우리 사회는 서구의 화학 물질문명에 구조적으로 장악되어 의식주의 환경 전반에 걸쳐 화학 독소의 오염이 극심한 실정이다. 식생활만 보더라도 화학 첨가제로 가공한 인스턴트식품과 패스트푸드가 만연해 있다. 또 농산물은 화학 농약과 화학 비료로 재배되고 있고, 가축과 양식 어류는 화학 성장호르몬제와 화학 항생제가 첨가된 사료로 길러지고 있다. 또 주거 공간은 화학 건축자재와 화학 페인트로 지어지고 있고, 생활용품은 화학제품이 대부분을 차지하고 있다. 공기도 자동차와 공장의 배출 가스 등 각종 화학물질로 오염되어 있어 매일 신용카드 한 장 분량의 화학물질이 미세먼지로 흡입되고 있다.

또한 우리나라는 유전자조작식품(GMO)을 수입하는 세계 제1위 국가로 매년 1천만 톤이 넘는 GMO가 수입되어 각종 가공식품과 사료의 원료로 사용되고 있다. 여기에다 질병 치료의 명목으로 화학 약물의 사용 또한 극심한 실정이다. 화학 항생제의 사용만 해도 OECD 가입국가 중 1위를 차지하고 있다. 사정이 이러니 코와 입과 피부를 통해 화학 독소가 무차별적으로 유입되고 있어 인체의 면역력과 생명력이 극심하게 악화되고 있다. 한 보고에 따르면 화학물질에 오염된 식품의 섭취로 국민들이 매일 40그램의 석유를 마시고 있다고 한다.

이렇게 의식주와 환경 전반이 화학물질에 오염된 생활은 인체에 질병 재앙을 초래하고 있다. 통계청의 국가통계포털을 보면 우리나라 암으로 인한 사망자가 2019년 8만1천203명으로 매년 급증하고 있고, 성인 10명 당 4명이 고혈압과 당뇨료 고생하고 있다. 또 기형아 출생이 100명 당 5.5명으로 세계 1위이고, 치매 노인이 70만 명으로 세계 1위의 유병률이다. 그리고 이러한 질병을 치료한다는 명목으로 한 해 약 80조 원에 달하는 건강보험 급여를 국민들이 양방의 인공 화학요법을 처치받는 데 지원하고 있다. 이것은 마치 화학물질로 초래된 지구의 환경 재앙을 해결한다는 명목으로 화학물질을 더 쏟아붓는 격이라고도 할 수 있다. 화석연료 화학물질이 지구온난화란 재앙을 초래했듯이 화석 연료 화학 식품과 화학 약이 인체온난화란 재앙을 초래하고 있다고 할 수 있다.

물론 화학물질 생산회사와 사용업자들은 지구온난화가 환경론자들이 만들어 낸 검증되지 않은 비과학적인 위기감 조성이라고 주장하고 있다. 화학 문명 속에 막대한 이익을 누려 온 화학물질 제조사와 사용업자들로서는 화학물질의 문제와 지구 생존의 위기를 인정하고 싶지 않겠지만, 화석연료 화학물질이 지구온난화와 자연생태계 파괴를 초래하고 있다는 것은 부정할 수 없는 현실로 나타나고 있다. 마찬가지로 화학 약을 생산하는 다국적 제약회사와 화학 약을 사용하는 양의사들로서는 인류 생존의 위기를 세균과 바이러스로 원인을 규정하고, 화학물질의 문제를 인정하고 싶지 않겠지만, 화석연료 화학 식품과 화학 약물이 인체온난화와 인체 생태계 파괴를 초래하고 있다는 것 역시 부정할 수 없는 현실로 나타나고 있다.

최근 전 세계는 코로나 사태로 큰 혼란을 겪고 있다. 이런 코로나 사태에 대해 세계보건기구(WHO)와 질병청, 다국적 제약회사, 양의사들은 집단 카르텔을 형성하고 서양의학의 세균병인론에 따라 바이러스 때문에 생긴 전염병이라고 주장하며 대소동을 벌이고 있다.

이렇게 WHO와 질병청, 제약회사, 양의사들이 코로나 사태를 바이러스 때문에 생긴 재앙이라고 주장하며 대소동을 벌이는 일에 대해 두 가지 사안을 의심해 볼 필요가 있다. 한 가지는 지구에 환경 재앙을 초래하고 인체에 질병 재앙을 초래한 주범이 화학물질이라는 게 드러나고 있는 실정에서 질병의 원인을 바이러스로 단정하여 공포감을 주입함으로써 화학 약물에 대한 문제의식을 희석시키고, 세균병인론에 기반한 그들의 입지를 정당화하기 위한 의도라 의심해 볼 수 있다. 또 한 가지는 세균병인론에 기반하여 화학 백신과 화학 항바이러스제 등 화학 약의 사용을 정당화하고, 나아가 화학 약의 판매를 확대하기 위한 의도라 의심해 볼 수 있다.

오늘날 의식주와 환경 전반에 걸쳐 화학물질에 의한 오염이 심해지고 있는 실정에서 화학물질의 독소가 체내에 유입되어 앞으로 현기증, 오심, 구토, 두통, 환각, 환청, 호흡곤란 피부발진 등의 중독 증상을 보이는 사람이 집단적으로 발생할 위험이 크다. 특히 폐는 외부의 공기에 직접 영향을 받기 때문에 화학물질 배기가스 등 공기오염이 심해지는 상황에서 기침과 호흡곤란의 증상을 보이는 사람이 집단적으로 발생할 위험이 크다. 나아가 화학 독소에 의해 폐 조직이 손상될 위험도 크고, 손상된 폐 조직을 복구하기 위해 비상적으로 많은 혈액이 폐에 몰림으로써 폐가 뜨거워지는 폐렴과 고열 증상을 보이는 사람이 집단적으로 발생할 위험도 크다. 그리고 이런 증상에 대해 질병청과 양의사, 다국적 제약회사는 그들의 세균병인론에 따라 바이러스 때문에 생긴 전염병이라고 주장할 가능성 또한 크다.

코로나 사태가 1년 넘게 계속되면서 일상은 엉망이 되었고, 수많은 사람들이 더 이상 견딜 수 없을 정도로 막대한 경제적 피해를 당하고 있다. 그런데 이런 혼란과 피해는 앞으로도 또 다른 바이러스 공포가 증폭되면서 계속 벌어질 가능성이 크다. 2009년 신종플루 사태 때도 대소동을 벌였었고, 2015년 메르스 사태 때도 마찬가지였다. 가축의 경우도 화학 축산으로 인해 병약해진 가축들이 집단 폐사하고 있는 문제라고 할 수 있는 일을 바이러스에 의한 가축 전염병으로 규정하여 대대적인 화학 백신 접종과 화학 방역 소동을 벌이고 있다.

오늘날 지구와 인류에게 닥친 재앙과 혼란을 종식시키려면 냉정하게 문제의 본질을 직시해야 한다. 지구에 환경 재앙을 초래하여 생태계를 멸종시키고 있는 주범은 세균과 바이러스가 아니라 화학물질이다. 마찬가지로 인체의 생명력을 파괴해 질병과 죽음의 재앙을 초래하는 주범은 세균과 바이러스가 아니라 화학물질이다. 그리고 이것을 치료한다는 명목으로 화학 약물이 가해지면 그 재앙이 가중될 위험이 크다. 암이 그렇고, 고혈압이 그렇고, 당뇨가 그렇다. 코로나 사망자 역시 그 본질적 실체는 고혈압과 당뇨, 정신질환으로 10년 이상 화학 약물 처치를 받고 화학 약물에 중독되어 거동조차 제대로 하지 못하는 중증의 기저질환자다. 양방의 요양병원과 정신병동에 장기간 입원해 있는 노약자 중에서 사망자가 속출하고 있는 게 그 단적인 증거다.〈36쪽 표 참조〉 이렇게 생명력이 극히 쇠약해진 노약자에게 화학 해열제를 투여하여 열을 끌어내리면 속수무책으로 열을 잃을 위험이 크다. 또 바이러스를 죽이기 위해 화학 항바이러스제를 투여하면 세포가 속수무책으로 죽을 위험이 크다. 질병청과 양의사들이 코로나 바이러스 때문에 사망했다고 규정하고 있는 사례에 대해 합리적 의심과 공정한 조사가 반드시 필요하다.

미세플라스틱 공포

전 세계가 플라스틱 폐기물로 골머리를 앓는 가운데 한 사람이 일주일간 평균적으로 섭취하는 미세플라스틱 양이 신용카드 한 장 분량이라는 연구 결과가 나왔다. 2019년 6월 12일 세계자연기금(WWF)이 호주의 뉴캐슬대학과 함께 연구해 발표한 〈플라스틱의 인체 섭취 평가 연구〉 보고서에 따르면 한 사람이 일주일간 섭취하는 미세플라스틱은 약 2천 개로 집계됐다. 이를 무게로 환산하면 신용카드 한 장인 5그램에 해당한다. 월간으로 환산하면 칫솔 한 개 무게인 21그램이며,

연간으로 보면 250그램을 넘는 양이다. 이 같은 미세플라스틱을 섭취하는 주된 경로는 음용수로 한 사람당 매주 미세플라스틱 1천769개를 음용수를 통해 섭취하는 것으로 조사됐다. 이어 갑각류 182개, 소금 11개, 맥주 10개 등이 미세플라스틱을 섭취하는 경로로 지목됐다.

WWF는 2000년 이후 생산된 플라스틱 양이 2000년 이전에 생산된 전체 양과 같으며, 이 중 3분의 1이 자연으로 흘러 들어간다고 밝혔다. 이에 따라 2030년이면 1억 톤 이상의 플라스틱이 자연에 유출될 것으로 추산했다. WWF는 현재 매년 800만 톤 이상의 플라스틱 폐기물이 해양으로 유출되고 있으며, 270종 이상의 야생 생물이 플라스틱 폐기물로 인해 피해를 봤고, 240종 이상이 플라스틱을 섭취했다고 말했다. 마르코 람베르티니 WWF 사무총장은 "플라스틱은 해양생물을 죽음으로 몰아갈 뿐 아니라, 인류의 생명도 위협하고 있다."고 강조한다.

한편 해양 플라스틱 쓰레기 제거를 위해 설립한 OCF의 연구 결과에 따르면 과거 연구 사례보다 훨씬 더 많은 양의 플라스틱 쓰레기 더미들이 태평양을 떠돌고 있다고 한다. 실제 미국 캘리포니아와 하와이 사이에 형성되어 있는 플라스틱 섬 크기가 급속히 커지고 있는 것으로 조사됐다. 2019년 6월 22일 〈네이처〉 지에 게재된 연구 논문에 따르면 미국 캘리포니아와 하와이 사이 해역을 최소한 7만9천 톤의 쓰레기로 이루어진 섬이 떠돌고 있는 것으로 나타났다. 갖가지 플라스틱으로 형성된 이 거대한 섬은 바다 위를 뒤덮으며 160만 평방킬로미터에 걸쳐 퍼져 있는 것으로 조사됐다. 플라스틱 쓰레기가 뒤덮고 있는 이러한 면적은 64만3천801평방킬로미터인 프랑스 영토와 비교해 약 2.5배, 10만363평방킬로미터인 대한민국 영토와 비교해 약 16배에 해당한다. 논문의 수석 저자인 레프레톤 박사는 “지금 해양에서 참혹할 만큼 심각한 생태계 파괴 현상이 일어나고 있다.”며 “지금과 같은 속도로 플라스틱 양이 늘어난다면 오는 2060년이 되면 전체 물고기 양보다 플라스틱 양이 더 많아질 것”이라고 한다.

이런 해양 플라스틱 쓰레기 대란 속에 가장 우려되는 것은 거대 쓰레기 섬 안에 포함되어 있는 엄청난 양의 미세플라스틱이다. 현재 미세플라스틱 쓰레기양은 전체의 8퍼센트로 추산되고 있는데, 이들 미세플라스틱은 물고기의 장 폐색을 유발하는 등 해양생물 생태계에 심각할 만큼 치명적인 악영향을 미치고 있다. 그리고 이런 해양 미세플라스틱은 먹이사슬을 통해 결국은 인간에게 돌아와 건강과 생명에 치명적인 결과를 초래할 것임은 물론이다.

이렇게 엄청난 양의 화학 독소가 체내에 유입되고 있으니 건강과 생명에 치명적인 일이 초래되지 않을 수 없다. 오늘날 창궐하고 있는 암, 고혈압, 당뇨, 심부전증, 신부전증, 폐부전, 간부전, 아토피피부염, 불임, 기형아, 치매 등은 그 결과의 하나다. 이것은 서구의 화학 물질문명이 인류를 상대로 자행하고 있는 ‘화학 살인’이라고 할 수 있다.

그런데 서양의학과 양의사들은 오늘날 창궐하고 있는 화학 독소 질환을 그들의 인공 화학요법으로 처치해야 한다고 주장하고 있다. 그리고 그들의 인공 화학요법이 최첨단으로 발달된 것이고 검증된 의술이라고 강변하고 있다. 인류가 서구의 화학 물질문명에 의해 대재앙을 당하고 있고, 화학 독소에 의해 죽음에 내몰리고 있는데, 인공 화학요법이 무슨 최첨단이요 무엇이 검증되었다는 것인가? 서구의 화학 물질문명이 인류와 자연생태계에 대재앙을 초래하고 있듯이 서구의 화학 물질문명에 의해 탄생된 인공 화학요법 역시 인류와 자연생태계에 위험을 가중시키는 것은 마찬가지다.

화학 항생제 가축

유럽의회는 최근 화학 항생제가 식품을 통해 인체에 유입되는 것을 막기 위해 가축에게 화학 항생제를 사용하는 것을 엄격히 제한하는 두 건의 관련 법안을 가결했다. 법안은 수의사가 세균 감염의 위험이 크다고 판단한 경우에 한해서만 개별 가축에게 화학 항생제를 사용하도록 했다. 반면 세균 감염의 증상이 없으면 화학 항생제를 사용하는 것을 제한했다. 또 이와 별도로 화학 항생제로 인한 집단 면역력 약화를 막기 위해 화학 약품 처리가 된 사료의 생산과 판매, 사용에 대해 더 많은 징벌적 책임을 부여하도록 하는 법안도 통과시켰다. 이 법안에 따라 수의사들은 화학 항생제의 판매량에 대한 자료를 제출해야 한다.

가축에게 사료를 통해 일상적으로 화학 항생제를 투입하는 문제는 유럽만의 문제가 아니다. 2004년 수의과학검역원에서 밝힌 자료에 따르면 가축과 양식 어류에 사용된 화학 항생제의 양이 1천332톤으로 나타났다. 이는 축산품 생산량이 우리의 1.2배인 덴마크의 연간 사용량 94톤에 비교해 볼 때 14배에 달한다. 가히 세계 최고 수준이고, 우리가 먹는 고기가 화학 항생제에 오염되었다고 해도 과언이 아니다.

한편 양방 병원에서의 화학 항생제 투여도 세계 최고 수준이다. 2018년 11월 건강보험심사평가원이 국회에 제출한 자료에 따르면 2016년 우리나라 국민의 화학 항생제 사용량은 34.8DDD다. 하루에 국민 1천 명 중 34.8명이 화학 항생제를 처방받고 있다는 의미다. 이것은 경제협력개발기구(OECD) 26개국 평균 사용량 21.2DDD와 비교

할 때 1.6배 많은 수준이다. 그것도 2009년 26.9DID, 2010년 27.5DID, 2011년 29.1DID, 2012년 29.8DID, 2013년 30.1DID, 2014년 31.7DID, 2015년 31.5DID 등으로 매년 증가하고 있다.

화학 항생제는 세균을 죽이는 물질로서 체내에 유입될 경우 인체의 세포도 죽일 위험이 크다. 즉, 인체의 세포는 단세포의 세균처럼 독립된 생명 작용을 하는 생명체다. 따라서 세균을 죽일 정도의 독성이면 인체의 세포도 죽일 위험이 클 수밖에 없다. 그 결과 사람의 생명력과 면역력, 내성(耐性)이 약화될 수밖에 없다.

가습기 화학 살균제의 교훈

우리는 2011년에 가습기 화학 살균제 비극을 겪었다. 정부에 등록된 피해자만 해도 6천476명이고, 이 중 갓난아이 등 1천421명이 목숨을 잃었다. 이때 세균이 소중한 아이를 죽였는가, 아니면 화학 살균제가 우리의 소중한 아이를 죽였는가? 화학 독소가 폐에 흡입되어 소중한 아이들이 폐 섬유화 등으로 사망했지 않은가? 이것은 대표적인 '화학 살인'으로 어른들이 무엇을 잘못하면 비극을 당하는지 소중한 아이들이 죽어 가며 말해 준 교훈이다.

화학 살균제가 뿜어져 나오는 가습기로 인해 갓난아이 등 많은 사람이 사망한 것에 대한 책임은 당연히 해당 화학 살균제 제조회사에 있다. 하지만 한편으로 그것은 세균병인론에 따라 세균과 바이러스가 질병을 일으키는 악마이니 죽여야 한다고 서양의학과 양의사가 심어 준 고정관념을 맹목적으로 따른 결과라 할 수 있다. 그래서 자신의 소중한 아이가 잠자는 방을 세균과 바이러스가 없는 무균실로 만들기 위해, 또 그래서 소중한 아이가 질병에 걸리지 않게 하기 위해 화학 살균제를 가습기에 넣어 뿌려댄 것이다. 이런 점에서 가습기 화학 살균제로 인한 1차적인 책임은 화학 살균제 제조회사에 있지만, 그 뒤에서 '화학 살인'을 교사한 일은 서구의 화학 물질문명과 서양의학, 그리고 양의사들이라고 할 수 있다.

화학 방역 소독이 폐 섬유화 초래한다

학생들의 등교가 시작되면서 교실 내에서의 화학 소독 살균제 살포가 이어지고 있다. 우리의 소중한 학생들이 코로나바이러스에 감염되지 않도록 방비하기 위함이다. 그런데 서양의학과 양의사들이 주입한 세균병인론에 따라 교실 내에 화학 소독 살균제를 살포하는 것이 오히려 우리의 소중한 학생들을 크게 해치는 일은 아닌지 생각해야 한다.

2020년 5월 세계보건기구(WHO)는 신종 코로나 사태와 관련해 화학 소독 살균제를 살포하는 것은 바이러스 제거에 큰 효과가 없을 뿐만 아니라, 오히려 건강에 해롭다며 실내외 모든 장소에서 화학 소독 살균제를 살포하지 말라고 권고했다. 더 나아가 WHO는 화학 소독 살균제를 살포하면 눈과 호흡기 또는 피부 자극으로 인한 건강상 악영향을 초래할 수 있다며, 포름알데히드와 염소계 표백제 또는 4급 암모늄 화합물과 같은 특정 화학물질의 분사를 권장하지 않는다고 강조했다. 이어 WHO는 세균을 죽이기 위해 길거리나 시장과 같은 야외 공간에서 화학 소독 살균제를 살포하는 유해성 역시 마찬가지라고 부연했다.

화학 소독 살균제 유해성 문제는 전에도 여러 차례 제기되어 왔었다. 2019년 10월 프랑스 국립 보건의학연구소(INSERM)의 오리안 뒤마 교수 연구팀은 여성 간호사 11만6천 명을 대상으로 2009~2015년 사이에 진행된 조사 자료를 분석한 결과, 병원 감염을 막기 위해 사용되는 화학 소독제와 화학 살균제에 자주 노출되는 간호사는 난치성 폐질환인 만성 폐쇄성 폐질환(COPD)의 위험이 25~36퍼센트 높은 것으로 나타났다고 발표했다. 특히 매주 의료기기 소독 살균제에 노출된 간호사는 COPD 발생률이 31퍼센트, 병원 내 표면 소독 살균제에 노출된 간호사는 38퍼센트 높았다. 또 스페인 바르셀로나 의학연구소 환경역학연구실의 마리아 미라벨리 박사는 간호사 941명을 포함한 3천650명의 의료 전문직 종사자들의 자료를 분석한 결과 화학 소독제·살균제·세제 등에 자주 노출된 간호사는 천식에 걸릴 위험이 평균 72퍼센트 높은 것으로 나타났다고 밝히기도 했다.

우리는 2011년에 가습기 화학 살균제 비극을 겪었다. 그런데 이런 비극을 당했음에도 여전히 서양의학과 양의사들이 주입시킨 세균병인론에서 벗어나지 못한 채 아무런 비판 의식 없이 우리의 소중한 학생들이 공부하는 교실에 화학 소독 살균제를 뿌려대고 있다.

세균과 바이러스를 죽이기 위해 살포한 가습기 화학 살균제는 폐 세포를 죽임으로써 폐 섬유화와 사망의 비극을 초래했다. 이런 점에서 교실에 살포되는 화학 소독 살균제 역시 학생들의 폐 세포를 죽여 폐 섬유화를 유발할 위험이 있다. 또 코로나바이러스 감염 확진자의 격리 시설이나 병실에 살포하는 화학 소독 살균제 역시 폐 섬유화를 유발할 위험이 있다.

최근 발표에 따르면 코로나바이러스에 감염되었던 사람의 폐에서 섬유화가 발견되고 있다고 한다. 양의사들은 이런 폐 섬유화가 코로나바이러스 때문에 생긴 것으로 말하고 있으나, 코로나 확진자의 공간에 수시로 뿌려지는 화학 소독 살균제에 의해 유발될 수 있다는 개연성을 간과해서는 안 된다. 두통과 구토, 어지럼증 역시 마찬가지다. 우리의 건강과 생명을 위협하는 것은 우리 의식주 전반에 걸쳐 만연해 있는 화학물질이란 걸 인식해야 한다.

조류독감과 구제역이 주는 교훈

화학물질과 화학 약이 인간의 생명을 위협한다는 사실은 조류독감과 구제역으로 집단 폐사하고 있는 가축들을 보더라도 알 수 있다. 오늘날 소와 돼지, 닭, 오리는 서구의 공장식 축산 방식에 따라 단위 면적당 생산 원가를 줄이기 위해 생명의 존엄성은 조금도 보장받지 못한 채 꼼짝달싹할 수 없는 밀집된 공간에 갇혀 유전자가 조작된 옥수수에 화학 성장촉진제와 화학 항생제를 첨가해서 만든 사료를 먹고 있다. 또 바닥이 콘크리트로 되어 있어 흙과의 접촉이 차단되어 있다. 넓은 공간에서 흙을 밟으며 자유로이 운동을 하면서 자연 속에서 흙 속의 세균과 함께 먹이 활동을 해야 할 생명권은 짓밟힌 채 그들은 고기와 알을 생산하는 도구로 전락되어 있다.

이러한 공장식 화학 축산으로 소의 경우만 해도 2년 이상 키워야 300킬로그램 정도가 되는데, 6개월 남짓 만에 300킬로그램 이상 나가는 고깃덩어리로 만들고 있다. 이것은 질긴 섬유질을 지닌 풀을 먹고 질긴 섬유질의 자극으로 먹은 풀을 토해 내 3번의 되새김질 소화 과정을 통해 영양을 흡수해야 할 초식동물인 소가 섬유질이 부드러운 옥수수 곡물을 먹었기 때문이다. 그것도 강독성의 화학 제초제인 글리포세이트에 오염된 GMO 옥수수를 먹고 3번의 되새김질 소화 과정을 제대로 하지 못했기 때문이다. 결과적으로 소가 6개월 남짓 만에 300킬로그램 이상 나가는 것은 대사되지 않은 화학 사료가 노폐물로 체내에 쌓인 비만 현상이요, 화학 성장촉진제로 몸집을 불린 현상이다.

생활환경과 식품안전활동을 벌이고 있는 일본의 소비자단체인 '식품과 생활의 안전 기금'의 고와자 준이치 사무국장 등이 쓴 『항생제 중독』을 보면 먹을거리 생산 현장에서의 무분별한 화학 항생제 사용은 가히 충격적이다. 일본의 경우 지난 2002년 쇠고기·돼지고기·닭고기·우유·달걀·양식 어류 등의 생산에 사용된 화학 항생제 총량이 1천700여 톤에 달했다고 한다. 이는 양방 병원에서 사람의 질병 처치에 쓰인 사용량의 2배에 달하는 것으로 추정된다고 한다.

이런 사정은 우리나라도 마찬가지다. 2004년 수의과학검역원에서 밝힌 자료에 따르면 가축과 양식 어류에 사용된 화학 항생제의 양은 1천332톤으로 나타났다. 인구 규모를 감안한다면 일본에 비해 월등히 많은 화학 항생제를 사용하고 있는 셈이다. 또 축산품 생산량이 우리의 1.2배인 덴마크의 연간 사용량 94톤에 비교해 볼 때 14배에 달한다. 가히 세계 최고 수준이라고 할 수 있고, 우리가 먹는 음식들이 화학 항생제에 오염되었다고 해도 과언이 아니다

사정이 이러니 가축들의 체질이 병약해져 겨울철이 되면 추위를 이기지 못하고 집단 폐사하는 사태가 벌어지고 있다. 그런데도 서양의학의 세균병인론에 따라 가축들이 집단 폐사하는 것이 세균 때문에 생긴 전염병이라고 주장하고 있다. 그리고 세균과 바이러스에 감염된 가축에 의해 무서운 전염병이 확산된다며 인근 일대의 가축들을 대대적으로 매몰 처분하고 있다.

2019년 정부의 발표를 보면 2011년부터 2018년까지 7년간 조류독감과 구제역 등에 대응하는 과정에서 8천만 마리 이상의 가축이 살처분되었고, 사육 농가의 피해 보상을 위해 4조 원가량의 혈세가 투입된 것으

로 나타났다. 여기에다 대대적인 화학 백신 접종과 화학 방역 비용, 그리고 대규모 인력 동원까지 감안하면 매년 엄청난 국부가 유출되고 있다.

화학물질로 인해 자연생태계에 생긴 지구온난화 문제처럼 화학물질로 인해 가축에게 생긴 문제를 세균병인론에 맞춰 세균과 바이러스에 뒤집어씌워는 것은 문제 해결을 막는 큰 잘못이다. 게다가 이런 화학 축산의 재앙 문제를 화학 백신을 판매하는 기회로 만들고, 또 화학 방역으로 주변 생태계를 파괴하고 있으니 더 큰 문제가 아닐 수 없다.

그런데 조류인플루엔자에 감염되었다는 닭을 자연에 방목하여 화학물질에 오염되지 않은 자연의 먹이를 주고, 흙 속의 세균을 먹게 하고, 자유로이 먹이 활동을 하도록 운동을 시켜 보자. 그러면 처음에 비실대던 닭이 한 달 이내에 사람이 잡지 못할 정도로 날아다니고, 뭉텅뭉텅 빠졌던 털이 윤기 있는 털로 뒤덮이게 되는 걸 볼 수 있다. 이것은 어렵지 않은 동물실험이다.

조류독감과 구제역의 원인은 화학 사료와 서구식의 공장식 축산이다. 이것을 무시하고 화학 백신과 화학 살균제로 대응하는 것은 잘못이다. 그래서는 매년 조류독감과 구제역이 반복될 수밖에 없고, 천문학적인 국민의 혈세가 다국적 제약회사와 화학 백신 수입업자의 주머니를 채워 주는 데 허비될 뿐이다. 그보다는 공장식 화학 축산을 금지하고 그 돈으로 친환경 축산을 할 수 있도록 농가에 지원해 주는 것이 구제역과 조류독감도 막고, 식품 안전도 지키는 길이다. 유럽에서는 공장식 사육 방식을 금지하는 법안이 나라 별로 통과되어 이미 독일에서는 예전처럼 친환경 축산으로 되돌아가기 시작했다. 우리도 자본의 논리와 경제적 수익성만을 생각하는 공장식 축산을 금지하는 법안을 하루 빨리 정해야 한다. 엄청난 국부 유출과 먹을거리의 건강성으로 볼 때 친환경 축산이 오히려 경제적이다. 최소한 가축들의 사료에 유산균을 가미하는 것만이라도 당장 해야 한다.

결과적으로 조류독감과 구제역은 먹을거리가 화학물질에 오염되고, 삶의 조건이 착취되면 어떤 재앙이 초래되는지 자연이 인간에게 보여주는 경고요, 대규모 동물실험이다. 이번 코로나 사태는 그런 경고를 무시했기 때문이다. 결국 몸에 이상이 생기고, 심지어 목숨까지 잃는 것은 세균 감염 때문이 아니라, 화학물질에 오염되었기 때문이다.

어혈병인론과 세균병인론

의서를 보면 '모든 병은 열에 아홉이 담(痰)으로 인해 발생한다는 뜻으로 십병구담(十炳九痰)'이라고 했다. 담은 달리 표현하면 어혈(瘀) 또는 탁한 체액이다.

오늘날 우리 사회를 보면 서구의 화학 물질문명에 구조적으로 장악되어 의식주 전반에 걸쳐 화학물질이 만연해 있다. 일례로 우리의 식생활을 보면 화학 첨가제로 가공한 식품이 넘치고 있다. 또 농산물은 화학 농약과 화학 비료로 재배되고 있고, 가축과 양식 어류는 화학 항생제와 화학 성장호르몬제 등이 첨가된 사료로 키워지고 있다. 여기에다 주거 공간은 화학 건축자재로 지어지고 있고, 생활용품은 화학 제품이 대부분을 차지하고 있다. 사정이 이러니 체내에 화학 독소가 무차별적으로 유입되어 피가 독혈(毒血)로 오염될 수밖에 없다.

또 오늘날 우리는 서구의 영향을 받아 육류를 비일비재하게 섭취하고 있다. 육류는 본래 사람에게 주어진 먹을거리가 아니란 점에서 인체의 소화기관이 동물성 단백질과 지방을 제대로 소화시키지 못하기 마련이다. 그 결과 불순한 음식의 용해물이 체내에 축적되어 피가 탁혈(濁血)로 오염될 수밖에 없다. 부패를 뜻하는 부(腐)를 보면 어떤 중요한 부위에 고기가 들어 있는 형태다. 즉, 육식을 하면 제대로 소화시킬 수 없어 오장육부에서 썩는다는 뜻이다.

이렇게 피가 독혈과 탁혈로 오염되면, 끈적끈적해진 피로 인해 혈관에 미치는 압력이 높아져 고혈압이 나타나고, 끈적끈적해진 피가 혈관에 침착되어 혈관의 유연성을 떨어뜨리니 동맥경화가 나타나게 된다. 또 끈적끈적해진 피가 심장에 혈전(血栓)으로 쌓여 압박하니 협심증이 생기고, 혈액을 걸러주는 신장의 사구체가 끈적끈적해진 피에 의해 막히니 신부전증이 생기게 된다. 또한 혈관에 침착된 노폐물이 수도관의 녹처럼 혈관을 괴사시키니 뇌출혈 등이 발생하게 되고, 끈적끈적해진 피가 체내를 원활하게 순행하지 못하고 관절에 쌓이니 관절염이 나타나게 된다. 그리고 화학 독소가 오장육부의 세포를 오염시켜 괴사시키니 각종 종양과 암이 나타나고, 체내에 불순한 음식의 노폐물과 화학 독소가 쌓이니 비만이 나타나게 된다.

결국 십병구담이란 말처럼 모든 병은 열에 아홉이 어혈 때문에 발생한다. 이런 사실은 하천에 생활하수가 방류되면 물이 탁수(濁水)로 오염되어 생태계가 병들어 가는 것을 보면 알 수 있다. 또 공장에서 화학 폐수가 방류되면 물이 독수(毒水)로 오염되어 물고기를 비롯한 모든 생명체가 떼죽음을 당하는 것을 보면 알 수 있다.

반면 근대의 서양의학은 모든 병은 세균 때문에 발생한다는 관점의 세균학에서 비롯되었다. 그리고 세균을 죽여야 병이 낫는다는 생각으로 세균 박멸에 초점을 두었고, 세균을 죽이는 방법으로 화학 약을 상품으로 개발하여 의약을 상업화했다. 항생제, 항바이러스제, 살균제, 소독제 등 화학 약이 세균과 바이러스를 죽이기 위해 개발된 것들이다. 또 항암제, 항우울제, 항히스타민제, 진통제, 진정제 등도 죽이고 싸우고 누르는 개념의 화학 약들이다. 따라서 제약회사와 양의사들은 화학 약 사용의 당위성을 위해 몸에 이상이 생기거나 사망하는 일이 발생하면 세균과 바이러스가 문제를 일으켰다고 하며 화학 약으로 공격할 대상을 정해 주장하기 마련이다.

그런데 자연 생태계 내에서 세균과 바이러스는 유기물질을 무기물질로 분해하여 흙으로 돌려보내는 일을 한다. 즉, 모든 생명체는 생명력을 잃으면 흙으로 돌아가기 마련인데, 그 일을 세균과 바이러스가 하고 있다. 만약 이런 일이 이루어지지 않는다면 자연계의 순환 고리는 끊어져 지구상의 모든 생명체는 멸종될 수밖에 없다.

혹자는 예전에도 역병(疫病)이 돌아 한 마을 사람이 몰살했다고 말한다. 하지만 이것의 근본 원인은 굶주렸기 때문이다. 예전에 우리는 많은 사람들이 초근목피하다시피 굶주렸다. 아무리 좋은 자동차도 연료가 바닥나면 정지해 버리고 고철이 되듯이 사람도 굶주리면 생명력을 잃기 마련이고 세균에 의해 흙으로 돌아가기 마련이다. 결과적으로 예전에 많은 사람들이 기력을 잃고 쓰러졌던 진짜 원인은 세균 때문이 아니라 생명의 기본인 쌀과 소금을 못 먹은 탓이다.

한편 오늘날에는 많은 사람들이 암, 당뇨, 고혈압, 협심증, 동맥경화, 중풍, 뇌출혈, 신부전증, 비만 등으로 사망하고 있다. 그런데 이것은 암균, 당뇨균, 고혈압균, 협심증균, 동맥경화균, 중풍균, 뇌출혈균,

신부전증균, 비만균 등이 있어 생기는 것이 아니다. 이런 몸의 이상은 육류와 화학 첨가제로 가공한 식품 등 비자연적인 식품의 섭취로 피가 탁해지고, 인체가 화학 독소에 오염되었기 때문이다. 이런 점에서 오늘날 병의 원인은 잘못 먹은 탓이다. 원인을 똑바로 알아야 몸의 이상과 질병을 고칠 수 있다.

화학 식품과 화학 약이 인체 면역력 약화시킨다

양의사들은 몸에 이상이 있으면 세균과 바이러스를 원인으로 지목하고, 세균과 바이러스를 죽이겠다고 화학 항생제와 화학 항바이러스제를 투여하고 있다. 이렇게 하면 세균과 바이러스가 죽지만, 세균처럼 단세포의 생명체인 인체의 세포 또한 죽기 마련이다. 그 결과 인체의 면역력과 생명력이 약화되고, 체내엔 공기가 유입되듯이 또 다른 세균과 바이러스가 들어오게 된다.

그런데 서양의학과 양의사들은 화학 항생제와 화학 항바이러스제의 사용으로 인체의 면역력과 생명력이 약화되어 새로운 세균과 바이러스가 유입된 것은 무시하고 세균과 바이러스가 변이를 일으켰다고 하거나, 세균과 바이러스가 화학 약에 내성이 생겼다고 말하고 있다. 그러면서 또다시 이것을 죽이기 위해 더 독한 화학 항생제와 화학 항바이러스제를 투여하는데, 이렇게 하면 인체의 면역력과 생명력이 더욱 약화되는 악순환 구조에 빠질 위험이 커지게 된다. 그럼에도 양의사들은 이런 화학 약물 사용으로 인한 증상 악화 문제를 세균과 바이러스가 변이 또는 내성을 일으켜서 생긴 일, 그렇지 않으면 본래의 병이 커져서 생긴 일로 문제의 본질을 호도하고 있다.

이런 사실을 생각해 보면 화학 독소로 인해 인체의 생명력과 면역력이 약화되어 나타나는 인체의 이상 증상과 질병을 세균과 바이러스 때문에 생긴 일으로 규정하고 화학 항생제와 화학 항바이러스제를 투여할 게 아니다. 그보다는 화학 식품과 화학 약을 금하여 인체의 면역력과 생명력이 화학 독소에 의해 약해지지 않도록 해야 한다. 그리고 유기농 자연식품과 발효식품 등으로 자연식을 하여 인체 생명력과 면역력을 강화해야 한다.

화학 항생제가 내성 약화시킨다

건강보험심사평가원의 자료에 따르면 우리나라 전국 양방 종합병원과 개인 의원의 화학 항생제 처방률이 각각 6.67퍼센트와 29.50퍼센트로서 전체 평균이 27.4퍼센트라고 한다. 경제협력가입국가(OECD) 중 1위다. 이처럼 많은 양의 화학 항생제가 사용된다는 것은 국민 건강을 위해 심각한 문제다.

화학 항생제는 세균을 죽이기 위한 것으로서 복용할 경우 인체 세포의 생명력도 죽이기 마련이다. 즉, 세균을 죽일 정도의 화학 독성이라면 세균처럼 단세포 생명 작용을 하는 인체 세포의 생명력도 죽일 수밖에 없다. 따라서 화학 항생제를 과용할 경우 인체의 생명력과 내성(耐性)이 떨어질 수밖에 없다.

그런데 양의사들은 화학 항생제를 과도하게 사용하면 인체가 화학 항생제에 대해 내성을 갖게 된다고 말하고 있다. 하지만 이것은 그들의 잘못을 호도하는 표현이다. 사전적 의미로 내성이란 뜻은 생명체가 어떤 환경이나 물질에 적응하여 이겨내는 힘이다. 따라서 사람이 화학 항생제에 대해 내성을 갖게 된다는 말은 사람이 화학 항생제를 먹으면 먹을수록 화학 항생제를 이겨낼 정도로 강해진다는 뜻이다.

그런데 사실은 그렇지 않다. 사실은 정반대로 사람이 화학 항생제를 먹으면 먹을수록 생명력이 저하되고, 내성이 약화될 뿐이다. 그리고 끝내는 생명력이 극도로 악화되어 죽음에 이르게 된다. 이런 이유 때문에 화학 항생제를 함부로 사용하는 것에 대해 세계 각국이 우려하고 있다.

또 한편으로 양의사들은 화학 항생제를 과도하게 사용하면 세균이 화학 항생제에 대해 내성을 갖게 된다고 말하고 있다. 하지만 이 역시 그들의 화학 항생제 문제를 은폐하는 표현이다. 만약 세균이 화학 항생제에 대해 내성을 갖게 되는 것이 사실이라면 지구상에 있는 모든 화학 항생제는 인류의 안전을 위해 한 알도 남기지 말고 폐기 처분해야 한다. 왜냐하면 화학 항생제가 세균을 더욱 강력하게 만들어 주기 때문이다.

하지만 사실은 그게 아니다. 이 세상엔 화학 항생제와 화학 항바이러스제에 의해 내성이 점점 더 강해지는 세균과 바이러스는 있지 않다. 뿐만 아니라 화학 항생제와 화학 항바이러스제로 죽일 수 없는 세균과 바이러스도 있지 않다. 세균과 바이러스는 단지 생명체가 건강하게 분비하는 면역물질로 충분히 제압할 수 있는 미약한 생명체에 불과하다. 그럼에도 화학 항생제와 화학 항바이러스제를 계속 투여해도 세균과 바이러스가 사라지지 않는 것처럼 보이는 것은 본래 있던 세균과 바이러스는 죽였으되, 새로운 세균과 바이러스가 흡수되어 자리잡은 결과다. 세균과 바이러스는 지구상에 무한대로 존재하기 때문에 아무리 죽여도 공기처럼 흡수되어 채워진다. 그럼에도 이것을 죽이기 위해 화학 항생제와 화학 항바이러스제의 강도를 높여 가며 계속 투여하다 보면 인체의 생명력이 더욱 약화되어 죽음에 이르게 된다. 화학 항생제와 화학 항바이러스제에 의해 세균가 바이러스가 강해진 것이 아니라, 인체의 생명력이 약해진 것이다.

세균과 바이러스가 화학 항생제와 화학 항바이러스제에 내성을 갖게 되었다는 표현은 세균과 바이러스를 강력한 악마로 이미지 마킹하여 사람들에게 인식을 심어 주고, 더욱 강력한 화학 항생제와 화학 항바이러스제의 사용을 정당화하기 위한 의도라 할 수 있다. 또 화학 항생제와 화학 항바이러스제의 사용 후 나타나는 질병 악화와 죽음에 이른 문제를 세균과 바이러스 탓으로 호도하여 화학 항생제와 화학 항바이러스제의 문제와 그들의 책임을 회피하기 의도라 할 수 있다.

바이러스의 변이와 진화

양의사들은 화학 백신을 접종했음에도 예방 효과가 없는 것은 바이러스가 변이를 일으켰기 때문이라고 말하고 있다. 일례로 독감 화학 백신을 접종했음에도 독감 환자가 급증하는 것은 바이러스가 변이를 일으켰기 때문이라고 말하고 있다. 하지만 이것은 그들의 세균병인론에 짜맞춰 사람들에게 바이러스가 그만큼 무시무시한 악마라는 인식을 심어 주기 위한 의도라 할 수 있고, 더 강력한 화학 항바이러스제와 새로운 화학 백신을 계속 투여하는 게 정당하다는 인식을 심어 주기 위한 의도라 할 수 있다. 또 화학 백신 접종 효과가 없는 것이 화학 백신 때문이 아니라 바이러스 때문이라고 착시현상을 일으키기 위한 의도라 의심할 수 있다.

바이러스가 용이주도하게 변이를 일으켜 병을 유발할 정도로 적응력이 강하다면 벌레 등이 만들어 내는 항체 정도는 충분히 적응하여 살아남아 벌레를 벌써 멸종시켰을 것이다. 하지만 벌레 등 미약한 생명체도 변이든, 변종이든, 신종이든 상관 없이 바이러스를 제압하면서 이상 없이 살아가고 있다.

그럼에도 이런 사실을 무시하고 바이러스가 용이주도하게 변이를 일으켜 화학 백신 접종 효과를 무력화시킨다는 것은 본질적 실체를 호도하는 일이다. 화학 백신 접종 효과가 없는 것은, 일례로 독감 화학 백신을 접종했는데도 오히려 매년 독감 환자가 늘어나는 것은 화학 식품 섭취와 화학 약물의 투여가 날로 늘어나 인체가 화학 독소에 의해 그만큼 허약해졌기 때문이다. 그 결과 겨울철 추위를 감당하지 못하는 사람이 늘어난 것이고, 몸에 스며든 한기를 해소하기 위해 발열과 기침 증상을 보이는 사람이 늘어난 것이다. 그리고 이것을 예방하겠다고 화학 백신을 접종하니 화학 백신에 첨가되는 수은 등 독성물질에 의해 인체가 더욱 병약해져 추위를 이겨내지 못하는 것이라 해석할 수 있다. 또 화학 해열제를 투여하니 인체가 열기를 잃어버리고, 또 화학 항바이러스제를 투여하니 세포의 생명력이 쇠약해져 사망의 위험이 높아진 것이라 해석할 수 있다. 즉, 바이러스가 변이를 일으켰기 때문이 아니라 화학 약물에 의해 인체가 병약해졌기 때문이라고 해석할 수 있다. 그래서 화학 백신을 접종해도 독감이 예방되지 않고, 오히려 환자와 사망자가 늘어나고 있는 것이라 해석할 수 있다.

만약 바이러스가 변이를 일으키는 게 맞다면 현재 특정 상태의 바이러스를 가지고 화학 백신을 만들어 접종시킨다는 것 자체가 의미가 없는 일이다. 이런 문제를 해소하려고 바이러스의 변이와 진화에 맞춰 계속 반복적으로 화학 백신을 접종한다는 것도 무의미한 일이다. 이런 무의미한 결론에 도달하는 것은 그만큼 화학 백신을 접종하면 질병이 예방된다는 주장이 허구라는 방증이다.

화학 백신이나 인체의 항체에 적응하여 변이를 일으킬 정도로 적응력이 강력한 바이러스는 있지 않다. 바이러스는 생명 전 단계의 미약한 입자에 불과해 작은 벌레조차도 항체를 만들어 제압하고도 남는다. 바이러스는 지구상에 그 종류나 수가 무한대로 존재하기 때문에 바이러스가 화학 백신이나 인체의 항체에 적응하여 변이를 일으킨 게 아니라, 비슷한 유형의 바이러스를 발견한 것일 뿐이다. 이것을 가지고 바이러스가 변이를 일으켰다고 한다는 것은 그만큼 바이러스가 강력한 힘을 지닌 악마라는 이미지 마킹과 착시현상을 일으키는 일이다. 이런 이미지 마킹과 착시현상은 바이러스를 제압하기 위해 더 강력한 화학 항바이러스제를 투여해야 하고, 새로운 화학 백신을 계속 접종해야 한다는 결론에 도달하는 일이 된다. 또 화학 백신을 접종해도 질병이 예방되지 않고, 화학 항바이러스제를 투여해도 질병이 치료되지 않는 일이 바이러스 탓이란 결론에 도달하는 일이 된다. 이런 일은 화학 항바이러스제와 화학 백신의 문제를 희석시키면서 세균병인론을 정당화하여 화학 약의 판매를 확대하는 일이라 경계해야 한다.

만물의 영장인 인체의 면역구조와 백혈구라면 어떤 세균이든, 어떤 바이러스든, 어떤 변종이든, 어떤 신종이든, 어떤 변이 바이러스이든, 어떤 진화 바이러스이든 아무런 문제없이 제압하고도 남는다. 단지 화학물질로 인체의 면역구조를 병들게 하지 않으면 되고, 우기농 자연식품으로 인체를 건강하게 만들면 된다. 따라서 국민들의 생명을 안전하게 지키기 위해서는 세균병인론에 호도될 게 아니라, 우리 의식주와 환경 전반이 화학물질에 극심하게 오염되어 있는 상황을 심각하게 생각해야 한다. 또 화학 식품과 화학 약이 인체를 병약하게 만들고 있는 문제를 직시해야 한다. 문제의 원인을 제대로 알아야 해결의 길을 하나하나 찾을 수 있다.

제5장

화학 약에 중독사 당하다

화학 약은 응급처치에만 사용해야 한다

동양의 의성(醫聖) 신농씨(神農氏)는 약물(藥物) 365가지를 상·중·하 3단계로 나누었다. 그리고 그 중 상약(上藥) 120가지는 독이 없어 오래 먹어도 해가 없을 뿐만 아니라 온몸에 이롭고, 중약(中藥) 120가지는 약간의 독이 있어 오래 두고 먹을 수는 없으나 질병을 치료하는 목적에 사용할 수 있고, 하약(下藥) 125가지는 독이 많아 복용해서는 위험하므로 응급처치 목적으로 극히 제한적으로 사용해야 하는 것이라고 개념을 분명히 하였다. 이것을 오늘날의 관점에서 보면 상약은 자연의 음식이라 하겠고, 중약은 질병 치료 목적으로 사용하는 대부분의 한약재라 하겠다. 또 하약은 응급처치 목적으로 개발된 화학 양약이라 하겠다.

이런 점을 통찰한다면 인간의 생명을 길러주고, 몸에 이상이 생겼을 때 낫게 하는 최고의 약은 음식이다. 서양의 의성인 히포크라테스 역시 음식으로 고칠 수 없는 병은 그 어떤 것으로도 고칠 수 없다고 했다. 그도 그럴 것이 사람은 몸에 가장 좋으면서 인체를 건강하게 만들어 주는 것을 생명 유지 본능으로 매일 삼시 세끼 먹으려 하기 마련이라 음식이 최고의 약일 수밖에 없다. 따라서 응급처치가 필요한 갑작스런 외과적 부상이 아닌 바에는 인체의 모든 이상은 음식으로 치유할 수 있고, 음식이 아니면 고칠 수 없다.

화학 혈당강하제가 당뇨를 중증으로 악화시킨다

예를 들어 당뇨는 백미, 흰 밀가루, 백설탕과 같은 불량 당분과 화학 가공식품과 패스트푸드에 광범위하게 첨가되고 있는 아스파탐과 같은 가짜 당분을 섭취한 결과다. 즉, 사람은 쌀과 채소 등 탄수화물(=자연 당분)을 섭취하여 포도당으로 소화시켜 피도 만들고, 살도 만

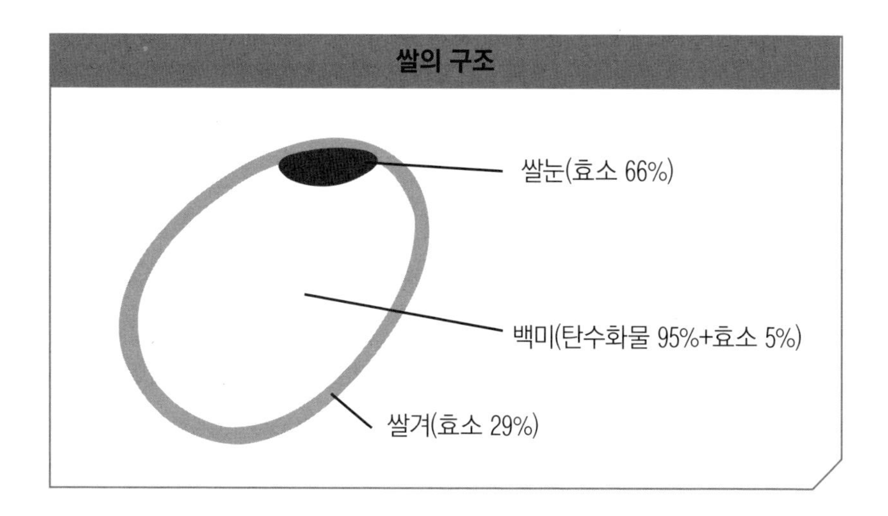

들고, 인체 조직도 재생시키고, 힘도 내고, 두뇌도 작동시킨다. 특히 뇌는 소화된 포도당의 25센트 이상을 사용한다. 결과적으로 사람에게 있어 포도당은 자동차에 있어 휘발유와도 같은 생명의 연료다.

그런데 사람이 자연 당분을 섭취하면 저절로 포도당으로 소화되어 피가 만들어지고, 살도 만들어지고, 인체 조직도 재생되고, 힘도 나고, 두뇌도 작동되는 것이 아니다. 이러한 생화학 작용이 일어나기 위해서는 효소가 반드시 필요하다. 이들 효소는 쌀의 경우만 해도 배아에 66퍼센트, 쌀겨에 29퍼센트 저장되어 있다. 반면 배유에는 5퍼센트의 효소와 95퍼센트의 당분이 저장되어 있다. 따라서 백미, 흰 밀가루, 백설탕과 같이 도정 또는 가공하여 효소를 깎아 버린 불량 당분을 섭취하면 효소가 부족하여 인체는 당분을 포도당으로 생화학 변화시키지 못하게 된다. 나아가 아스파탐과 같이 석유의 슬러지에서 분자를 추출하여 자극적인 단맛만 나도록 합성한 가짜 당분을 섭취하면 포도당으로 바뀌지 않는 것은 물론, 화학 독소의 해독을 위해 인체가 가지고 있던 효소마저 소모시켜 효소의 결핍이 가중된다.

결과적으로 당뇨는 불량 당분과 가짜 당분을 섭취했기 때문에 생긴 증상이다. 이런 불량 당분과 가짜 당분은 포도당으로 생화학 변화되지 않기 때문에 인체의 세포가 영양분으로 받아들이지 않고 리콜하게 된다. 이로 인해 당분이 혈중에 그대로 남아 있게 되고, 당분이 혈중에 남아 있게 되면 피가 끈적끈적해져 심장이 압박을 받게 된다. 그러면 생리적으로 심장에서 열이 발생하고, 심장의 열로 인해 갈증이 유발되어 많은 물을 마시게 된다. 그리고 당분이 물에 희석되어 소변을 통해 배설되고, 인체는 당분 결핍으로 허기를 느끼게 된다. 그러면 생존본능으로 필요한 당분을 보충하기 위해 또 먹게 된다. 이것이 당뇨병의 3대 특징인 다음(多飮), 다뇨(多尿), 다식(多食)이란 생리현상의 실체다. 당뇨가 있으면 손발이 괴사되고, 백내장 등 망막에 이상이 생기는 것도 인체의 에너지원인 포도당이 부족하여 말초 조직까지 공급되지 않아 세포와 조직이 재생되지 않아 생긴 현상이다.

이때 현미와 같이 효소를 제대로 지닌 당분을 섭취하면 인체의 소화기관이 자연 당분을 인체의 에너지원인 포도당으로 소화시킬 수 있기 때문에 당뇨가 자연적으로 치유된다. 여기에다 김치와 된장 등과 같이 효소가 풍부한 발효식품까지 섭취하면 그 효과가 더욱 커진다.

현재 양의사들은 당뇨가 있으면 혈당을 정상 수치로 관리하지 않으면 심장마비 등 금방이라도 큰일이 날 것처럼 말하며 화학 혈당강하제를 매일 밥 먹듯이 복용시키고 있다. 그런데 화학 혈당강하제라는 것은 그 실체가 당뇨를 치유해 주는 약이 아니라, 일종의 이뇨제로서 혈액을 끌어다 신장에 쏟아붓는 작용을 한다. 이렇게 하면 혈당 수치는 눈가림식으로 뚝 떨어지지만, 신장은 과부하로 피를 걸러 주는 사구체가 끈적끈적한 '설탕피'를 미처 다 걸러내지 못해 개수대가 음식물

찌꺼기에 의해 막히듯이 점차 막히게 된다. 그 결과 화학 혈당강하제를 10년 이상 복용하다 보면 당뇨가 관리되기는 고사하고 신장이 완전히 망가져 신부전증과 인공 혈액 투석, 신장 이식 등 중증의 기저질환으로 악화되어 사망에 이르게 된다. 이런 증상 악화 문제에 대해 양의사들은 당뇨 합병증으로 생긴 것으로 말하고 있으나, 그 실체는 화학 혈당강하제에 의해 증상이 악화된 것이라 할 수 있다.

화학 혈압강하제가 고혈압을 중증으로 악화시킨다

또 고혈압은 화학 가공식품과 화학물질에 오염된 식품, 육류, 그리고 백미 등 불량 당분의 섭취로 피가 독혈(毒血)과 탁혈(濁血)로 오염되어 끈적끈적해진 피에 의해 혈관에 미치는 압력이 높아진 현상이다. 즉, 이들 비자연적인 식품을 섭취하면 제대로 소화되거나 정제되지 않은 불순한 음식의 용해물이 혈액으로 유입되어 혈액이 끈적끈적하게 오염된다. 이것은 맑은 하천에 정화되지 않은 공장의 화학물질 산업폐수와 가정의 생활하수가 흘러들어 오면 물이 독수(毒水)와 탁수(濁水)로 오염되어 끈적끈적해지는 것과 같은 현상이다.

그런데 이것을 화학 혈당강하제처럼 이뇨 작용을 하는 화학 혈압강하제를 밥 먹듯이 복용하여 혈관 내의 탁한 피를 끌어다 계속 신장에 쏟아부으면 혈압 수치는 눈가림식으로 뚝 떨어진다. 하지만 신장의 사구체는 탁한 피에 의해 점차 막히게 된다. 그 결과 화학 혈압강하제를 계속 복용하다 보면 혈압이 관리되기는커녕 신장이 완전히 망가져 신부전증과 인공 혈액 투석, 신장 이식 등 증상이 중증의 기저질환으로 악화되어 사망에 이르게 된다. 이 역시 양의사들이 고혈압 합병증으로 생긴 것처럼 말하고 있으나, 그 내막은 화학 혈압강하제에 의해 증상이 악화된 것이다.

고혈압은 현미와 발효식품, 채소 위주로 자연식을 하면 피가 맑아져 치유된다. 이런 사실은 한때 산업폐수와 생활하수에 오염되어 죽었던 안양천과 양재천, 중랑천, 태화강 등이 산업폐수와 생활하수 유입을 막고, 정화시설을 갖춰 맑은 물을 공급한 결과 생명이 살아 숨쉬는 생태하천으로 복원된 것을 보면 알 수 있다. 피가 되고, 살이 되니 올바른 자연 음식을 먹으면 건강한 맑은 피가 만들어져 고혈압이 치유된다.

암 환자는 화학 항암제로 살해당하고 있다

통계청의 국가통계포털을 보면 암으로 인한 사망자가 최근 5년 사이만 봐도 2015년 7만8천281명, 2016년 7만9천729명, 2017년 8만302명, 2018년 8만747명, 2019년 8만2천844명으로 매년 증가하고 있다.〈181쪽 표 참조〉 특히 1996년부터 막대한 예산을 투입하여 '암 정복 10개년 계획'과 '국가 암 관리 종합계획'을 진행하고 있지만, 암으로 인한 사망자가 오히려 20년 전인 1999년 5만4천238명에 비해 약 1.5배 급증했다. 의술이 최첨단으로 발달하여 모든 질병이 잘 해결되고 있는 것처럼 말하지만, 그 실상은 전혀 그렇지 않고 오히려 암으로 인해 사망하는 사람의 급증이다. 이것은 양방의 인공 화학요법으로는 암을 해결할 수 없다는 방증이다.

암은 화학 가공식품 등 비자연적인 식품의 섭취로 화학 독소에 의해 인체의 세포가 죽어 종양이 된 현상이다. 마치 하천에 화학물질 산업폐수가 방류되면 물고기가 떼죽음을 당하고, 하천이 시름시름 죽어가는 것과 같은 현상이다. 세포가 화학 독소에 오염된 독혈을 받아 먹으니 시름시름 죽을 수밖에 없는 것이다.

그런데 이런 암에 화학 항암제를 투여하면 화학 독소가 가중되어

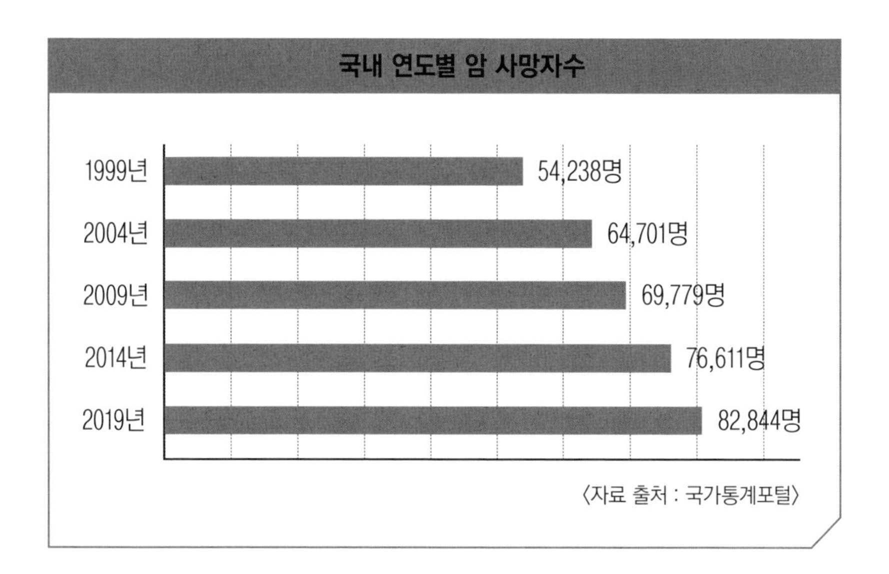

인체의 세포가 더욱 죽게 된다. 즉, 죽은 세포가 더욱 많아져 암 덩어리가 커지게 된다. 양의사들은 이런 문제에 대해 그들의 책임을 회피하기 위해 암세포가 자랐다고 하거나, 전이되었다고 하여 암 자체 때문에 생긴 문제로 호도하고 있다. 하지만 죽은 세포가 성장하거나 이리저리 옮겨 다니는 것은 아니다. 그 본질은 화학 함암제의 독소가 가해져 여기 저기 더 많은 세포를 죽인 결과다. 화학물질 산업폐수에 오염되어 죽어가는 하천에 화학물질을 또 한 번 쏟아부어 생태계를 더욱 죽인 것과 같다.

화학 항암제는 제2차 세계대전 때 사용했던 화학 독가스를 희석시킨 것으로 위장·심장·폐·혈액·신경·콩팥·골수를 손상시키고, 전신을 마비시키기도 한다. 따라서 화학 항암제를 투여하면 할수록 구토를 하고, 머리카락이 몽땅 빠지고, 식욕이 상실되고, 빈혈에 시달리고, 한동안 정신을 잃고, 얼굴이 핼쑥해지고, 피골이 상접해지다 사망하는 일이 생기게 된다.

화학 항암제로 가장 많이 처방되는 사이클로포스마이드는 독가스를 액체로 개발한 것으로 위장, 심장, 폐, 혈액을 손상시킨다. 또 다음으로 많이 처방되는 시스플라틴은 중금속인 플라티늄에서 추출한 것으로 신경·콩팥·골수를 손상시키고, 전신을 마비시키기도 한다. 호지킨병을 치료하는 메클로레타민 역시 강독성 독가스로 환자에게 주입할 때 양의사나 간호사가 조금이라도 자신의 피부에 닿지 않게 하기 위해 특수 고무장갑을 착용하는 등 철저히 조심하는 독성물질이다. 피부에 닿으면 서서히 살이 썩어 들어가기 때문이다.

이 같은 강독성의 화학물질을 투여받은 환자는 여기저기 세포가 죽어 몇 개월 후에는 다시 더 나쁜 악성 종양이 생겨 사망할 가능성이 아주 높게 된다. 일본 게이오대의 암 전문의인 곤도 마코토 박사는 『항암제의 부작용』이란 저서에서 화학 항암제는 생명을 죽이는 극약일 뿐이라고 단언한다. 또 일본 환경운동가 후나세 순쓰케 박사는 그의 저서 『항암제로 살해당하다』에서 암 환자의 80퍼센트는 화학 항암제와 방사선 등으로 살해되고 있다고 한다. 그는 화학 항암제는 생명세포를 죽이는 맹독 물질이라며, 아우슈비츠 수용소나 일본군 731부대의 학살극과도 같은 살해가 오늘날 양방 병원에서 자행되고 있다고 한다. 즉, 암 환자는 암으로 죽는 게 아니라 화학 항암제에 의해 살해 또는 중독사당하고 있다는 것이다.

그럼에도 양의사들은 책임을 회피한 채 환자와 가족들에게 암은 죽는 병이란 인식을 심어 주면서 암 환자가 사망에 이른 것을 암 탓으로 돌리고 있다. 후나세 박사는 암 환자들이 화학 항암제란 맹독 물질을 먹고 죽어 가는데, 이 과정에서 양의사들은 암 환자와 가족들이 착시 현상을 일으키도록 교묘하게 "3개월"이라는 등 미리 시한부 선고를 내려놓는다고 한다. 그렇게 말해 두면 그 기간에 화학 항암제 등으로 목숨을 잃어도 유족들은 "역시 선생님이 말한 대로 암이란 병 때문에 그렇게 되었군요."라며 그 이면에 자리한 화학 항암제로 살해당한 문제에 대해선 별다른 의문을 품지 않고 단념한다고 한다. 행여 우연히 1년 이상 살아남으면 "선생님은 정말 대단하신 분이십니다. 3개월짜리 수명을 1년으로 늘려 주시다니 말입니다."라며 양의사와 화학 항암제에 허리를 숙여 감사하게 생각한다고 한다.

양의사는 암 환자에게 이렇게 말한다고 한다. 잡초가 있으면 뽑아야 하고, 그래도 다시 잡초가 자라나면 제초제를 뿌려 말려 죽여야 하고, 그래도 잡초가 자라나면 태워 죽여야 한다고…. 그렇듯이 암도 있으면 수술로 잘라내 버려야 하고, 그래도 암 뿌리가 있으면 항암제로 말려 죽여야 하고, 그래도 암이 있으면 방사선으로 불태워 죽이는 게 최선의 치료 방법이라고 말한다고 한다. 일면 그럴듯하게 들린다. 이런 시술을 통해 암 덩어리를 눈에 보이지 않게 몽땅 잘라 없애 버리고, 말려 죽이고, 태워 죽이면, 속 시원히 암이 해결될 것처럼 솔깃한 생각이 든다.

그런데 그 이면을 들여다보면 때려죽이고, 말려 죽이고, 불태워 죽이는 것이 무엇인가. 또 잘려져 나가는 것이 무엇인가? 그것은 바로 자신의 소중한 몸이요, 자신의 소중한 오장육부요, 자신의 소중한 세포다. 이는 마치 하천이 오염되었으니 없애야 하거나 폭파해야 한다고 주장하는 격이라 할 수 있고, 화학물질에 오염된 하천에 화학물질을 더 방류해야 한다고 주장하는 격이라 할 수 있다. 결국 이런 죽임의 처치를 하고 있으니 생명력이 소진되어 암이 해결되지 않고 있는 것이다.

또 양의사들은 암을 그대로 두면 자란다고 말한다. 따라서 암이 더

자라기 전에 뿌리째 없애야 한다고 말한다. 더군다나 그대로 두면 전이되어 다른 곳에까지 암이 퍼진다고 말한다. 이런 양의사들의 말을 듣고 대부분의 사람들은 암이 더 자랄까 공포감에 젖어 인공 화학요법으로 암을 때려죽이고, 박멸하고, 뿌리째 도려내는 일에 골몰하고 있다. 하지만 암세포 자체는 이미 죽은 세포라 성장하지도 않고, 이곳저곳으로 옮겨 다니며 말썽을 부리지도 않는다. 그것은 양방의 공격하고 죽이는 인공 화학요법의 특성상 공격 대상을 만들기 위한 말이다.

암세포는 재수가 없어 외부에서 들어와 붙은 악마가 아니다. 그것은 화학물질에 오염된 식품의 섭취 등 자신의 잘못으로 인해 화학 독소에 괴사된 자신의 세포다. 자식이 잘못되었다고 때려죽이는 부모는 없듯이 자신의 잘못으로 괴사된 세포를 때려죽이는 것은 잘못이다. 암이 커졌다는 것은 그만큼 때려죽인 세포가 많아졌다는 뜻이요, 전이되었다는 것은 인체 여기저기 세포를 때려죽였다는 뜻이다. 암을 치유하려면 때려죽이는 것보다는 잘못된 섭생과 처치 등으로 자신의 소중한 세포를 화학 독소에 오염시킨 일을 반성하고, 더 사랑스러운 마음으로 화학 독소를 해독하고 인체를 정화하여 세포를 살려야 한다.

더구나 인체는 100조의 세포로 구성되어 있는데, 하루에도 그 100분의 1인 1조의 세포를 교체하고 있다. 따라서 설령 온몸이 암으로 덮여 있다고 해도 질이 좋은 유기농 음식을 먹으면 건강한 세포로 몸이 리모델링되어 암에서 벗어날 것이요, 오늘 건강해도 화학 식품을 계속 먹으면 병든 세포가 계속 만들어져 암 환자가 될 수 있다.

이런 점에서 암은 화학 항암제의 독소로 인체를 오염시키고 죽이는 것을 금하고, 유기농 자연식품으로 인체를 정화하고 살리면 누구든

치유할 수 있다. 즉, 화학물질 산업폐수에 오염되어 죽었던 하천의 생태계가 하천을 정화시키면 살아나듯이 유기농 자연식품으로 세포를 살리고, 화학 독소에 오염된 혈액을 정화하면 건강한 세포가 계속 만들어져 암이 치유된다. 이런 사실은 양방의 인공 화학적인 처치를 받다 죽음 직전에 이른 사람이 자연 속에 들어가 건강을 회복하는 것을 보면 알 수 있다. 이런 사례는 제약회사나 양의사들에게는 달갑지 않은 일이지만, 한 달에 수백만 원 내지는 수천만 원씩 가산을 탕진해가며 비참한 몰골과 극심한 통증으로 고통을 당할 필요 없이 큰돈 들이지 않고도 즐겁게 누구나 스스로 암을 치유할 수 있는 일이다.

암 환자에 대한 시한부 사망선고

양의사들은 암 환자에게 일종의 시한부 사망선고를 내린다. 의사라면 환자를 고치는 게 임무요, 환자를 고치기 위해 존재한다. 그럼에도 의사가 살아있는 환자에게 일종의 사망선고를 내린다는 것은 의사로서의 본분도 모르는 일이다. 그것은 자신의 의술에 대해 한계를 인정하기보다는 암 자체를 죽음의 병으로 인식시켜 책임을 회피하려는 의도라 할 수 있다. 또 그것은 자신의 의술이 아니면 이 세상엔 암을 고칠 수 있는 방법이 없다는 교만과 오만이라 하겠다. 자신의 의술로 환자를 고치지 못하면 미안하게 생각하고 겸허하게 자신의 의술에 대해 한계를 인정하면 그만이다. 그런데 시한부 사망선고를 내리고 있으니 참으로 어처구니없는 일이다.

서양의학이 암을 처치하는 주된 수단은 화학 항암제와 절제 수술과 방사선이다. 이런 서양의학의 처치 방법은 인체를 공격하고, 생명력을 소모시키는 죽임의 철학에 기초하고 있다. 즉, 화학 항암제는 세포를 말려 죽이는 방법이고, 절제 수술은 인체 조직을 잘라 없애 버리는 방법이다. 또 방사선은 세포를 불태워 죽이는 방법이다. 따라서 이런 처치는 생명력이 쇠진한 암 환자에게 해를 가해 죽음으로 몰아넣는 일이 된다. 그 사실은 멀쩡한 사람에게 양방의 인공 화학적인 암 처치를 가하면 가할수록 그 결과가 어떻게 되는지 보면 알 수 있다. 멀쩡했던 사람도 인공 화학적인 암 처치가 가해지면 가해질수록 피골이 상접해지다 사망하게 된다. 만약 양의사가 아닌 사람이 암의 특효약이라 하며 암 환자에게 주었는데, 먹으면 먹을수록 구토를 하고, 머리카락이 몽땅 빠지고, 식욕이 상실되고, 빈혈에 시달리고, 한동안 정신을 잃고, 피골이 상접해지면 그 사람은 의료사고를 낸 책임을 벗어나지 못하고, 언론에 대대적으로 보도되고, 당장 구속될 것이다. 그런 동일한 일이 양방 병원에서 당당히 행해지고 있다.

암의 발생 원인은 여러 가지가 있겠지만 오늘날 실정에서 가장 큰 원인은 화학물질에 오염된 식품과 환경이다. 이런 점은 1960년대 이후 화학물질의 사용이 증가하면서 암이 급증한 것을 보면 알 수 있다. 그리고 이런 암을 인공 화학적인 처치로 해결하겠다고 덤벼드니 해결되지 않고, 해마다 암으로 사망하는 사람이 급증하고 있는 것이다. 이런 일에 대해 미리 사망선고를 내려 환자가 악화되어도 그만, 죽어도 그만인 식으로 책임을 회피하는 것은 참으로 지능적인 일이다. 미리 사망선고를 내려놓으면 자신이 어떤 처치를 하든 환자가 죽은 것은 환자가 암이란 몹쓸 병에 걸린 탓이기 때문이다.

환자에게 사망선고를 내리는 것은 환자를 반죽음의 심리적 충격에 빠뜨려 정신적으로 살인하는 '간접 살인'이라 할 수 있다. 즉, 멀쩡한 사람이라도 시한부 사망선고를 들으면 심한 정신적 충격 속에 그 순간부터 자기 암시 속에 시름시름 죽어갈 위험이 커지게 된다. 설령 직접

시한부 사망선고를 듣지 않았다 해도 이미 양의사들이 암은 죽는 병으로 인식을 시켜 놓았기 때문에 양방 병원에 입원하여 갖가지 검사를 받고, 가족들의 어두운 표정을 보면 당사자는 암이란 걸 직감하고, 그 순간부터 불안감 속에 정신적으로 시름시름 죽어가게 된다. 의사가 환자에게 '정신적인 살인'을 한다는 것은 용서받을 수 없는 일이다.

화학 항암제 마루타

2018년 3월 16일 건강보험심사평가원은 암 환자에게 암질환심의위원회의 승인 전이라도 화학 항암제를 초과해서 사용할 수 있도록 제도 개선안을 예고했다. 기존 제도에서는 식품의약품안전처의 허가 범위를 벗어나 화학 항암제를 사용하려면 양방 의료기관 내 다학제적위원회 협의를 거쳐 심사평가원장의 사전 승인을 받도록 하고 있다. 그런데 개선안이 통과되면 화학 항암제를 먼저 초과해서 사용한 후 15일 이내에 건강보험심사평가원에 승인을 신청하면 된다. 또 다학제적위원회 인적 구성 요건을 충족하지 못하는 양방 요양기관도 양의사단체인 대한의사협회가 운영하는 공용 다학제적위원회 또는 연계 요양기관의 다학제적위원회를 이용해 사전 승인을 신청할 수 있고, 타 양방 요양기관이 사용 승인을 받은 허가 초과 항암요법에 대해서는 사용 절차를 간소화했다.

화학 항암제의 발단은 제2차 세계대전 직후로 전쟁 중에 개발된 독가스가 세포들을 죽인다는 사실이 알려지면서부터다. 서구의 제약회사들은 암세포를 죽이면 된다는 발상으로 독가스를 사용할 수 있으리라고 생각했다. 게다가 창고에 가득 쌓인 독가스의 원료들은 저렴했다. 반면 이것을 항암제로 만들면 환자들에게 고가로 팔 수 있는 기회였다. 마침내 미국의 화학 전쟁 부책임자였던 코넬리우스 D. 로즈의

지원을 받은 예일대학의 앨프래드 길먼과 루이스 굿맨이 국가 기밀인 '질소머스터드'와 '나이트로젠', '치클론 B'라는 독가스를 이용해 처음으로 암 치료를 시작했다.

그런데 건강보험심사평가원이 이런 연원을 가진 독성물질의 투여를 제한 내지는 금지하는 것이 아니라, 허가 범위를 초과하여 투여하도록 확대하고 있으니 큰 잘못이다. 사태가 이렇게 된 것은 서구 다국적 제약회사와 양의사들의 교묘한 공포마케팅 전략 때문이다.

오늘날 양의사들은 암 환자에게 시한부 사망선고를 내리고 있다. 이렇게 사전에 사망선고를 내려놓으면 암 환자는 암 때문에 죽은 것이지 화학 항암제 등에 의해 죽은 것이 아닌 게 된다. 또한 암 자체를 죽음의 병으로 인식시켜 놓으면 환자나 가족들이 죽음 앞에 지푸라기라도 잡으려는 절박한 심정이 되기 때문이다. 이렇게 절박한 마음으로 양의사에게 매달리게 하면 그 어떤 것이라도 할 수 있게 되기 때문이다. 더구나 병을 치료하려면 양방에 의존해야 하고, 암 치료제는 화학 항암제뿐이라는 걸 고정관념으로 심어 놓았기 때문에 환자와 그 가족들의 절박한 심정을 이용하면 그들이 상업적 이득을 맘껏 취할 수 있게 되기 때문이다. 이런 암 환자의 절박한 심정을 이용하여 화학 항암제를 과다하게 사용해도 되도록 개선안이 나오고, 임상 실험 중인 화학 항암제가지도 투여하는 일이 벌어지고 있다.

화학 항바이러스제의 정신착란 문제 조사해야 한다

화학 항바이러스제는 바이러스의 신경계에 침투하여 바이러스를 죽이는 작용을 하는 화학 약이다. 그런데 화학 항바이러스제는 인체 세포의 신경계에도 이상을 일으키는 것으로 보고되고 있다. 특히 소아·

청소년에게 경련이나 섬망과 같은 신경정신계 이상 반응이 높은 것으로 보고되고 있다. 섬망은 혼돈과 비슷하지만 심한 과다행동과 환각, 초조함, 떨림 등이 자주 나타나는 것을 말한다.

일례로 2018년말 독감으로 화학 항바이러스제 타미플루를 복용한 부산의 여중생이 환각 증상으로 아파트에서 뛰어내려 숨지는 사고가 발생했다. 학교 부학생회장에 당선될 정도로 활달한 성격의 이 여학생이 피어 보지도 못하고 숨졌다는 것은 참으로 안타까운 일이다.

그런데 타미플루 복용 후 사망 등 치명적인 사고는 부산의 여학생에게만 생긴 일이 아니다. 일례로 2016년에 11세 남자아이가 타미플루 복용 후 21층 아파트에서 뛰어내리는 이상행동으로 숨져 의약품 피해구제 보상금이 지급된 바 있다. 2015년 2월에는 전남 여수의 한 양방의원에 독감으로 입원해 있던 여성이 타미플루 복용 후 갑자기 심장이 정지돼 숨지는 일이 있었다. 또 2011년 1월 10일에는 전남 순천에 거주하는 박 모(남, 45세) 씨가 타미플루 복용 후 뇌허혈성 의식불명 상태에 빠졌다. 2009년 11월 23일에는 경기도 고양시에 사는 이 모(남, 39세) 씨가 감기 증세로 타미플루를 복용했다가 갑자기 뇌혈관 곳곳이 터지는 뇌출혈로 숨졌다. 이씨는 평소 특별한 병력이나 고혈압이 없었다. 또 11월 18일에는 울산에 사는 여고생(16세)이 타이플루 복용 후 의식을 잃고 양방 병원에 입원했다가 5일 만에 숨졌다. 이외에도 식약처가 발표한 최근 5년간 타미플루 부작용 보고 현황 자료를 보면 2014년 184건, 2015년 209건, 2016년 257건, 2017년 164건, 2018년 1~10월 206건 등으로 해마다 200건 안팎에 이른다.

타미플루를 복용한 후 투신과 정신착란 등 이상행동을 보인 사례는 지난 2005년 이후 일본에서도 집중 발생했다. 2005년 일본에서는 타미플루를 복용한 아동과 청소년 12명이 사망했고, 정신착란·경련·뇌염 등 신경·정신병적 부작용도 31건이 발생했다. 사망 사례 가운데는 12세와 13세 청소년이 타미플루를 두 차례 복용한 후 창문에서 뛰어내려 사망한 사건이 포함됐다. 또 2006년에는 26명, 2007년에는 16명이 숨지는 사고가 발생했다. 일본 후생노동성의 발표에 따르면 16세 이하 아동들이 타미플루를 복용한 뒤 착란 증세 등 이상행동을 보이며 옥상에서 투신하거나, 달리는 차량을 향해 뛰어들어 숨졌다고 한다. 이런 일은 바이러스의 신경조직을 죽이는 작용을 하는 화학 항바이러스제 타미플루가 미성숙한 어린이의 신경조직에 영향을 주었기 때문으로 추정되고 있다.

타미플루 복용 후 발생한 정신착란과 뇌출혈 등에 대해 타미플루 제조사인 스위스 로슈는 "타미플루 복용자에게서 생긴 이상 증상이 타미플루로 인한 부작용이라는 증거는 없다."고 하고 있다. 우리나라 양의사들도 각종 언론에 등장하여 "부산 여중생의 환각 증상과 아파트 투신이 타미플루 때문이라는 인과관계가 없다." "타미플루 복용으로 인한 이익이 복용 중단으로 인한 이익보다 크다." "독감으로 진단되면 타미플루를 복용하는 것이 바람직하다." "타미플루는 인플루엔자 바이러스에 가장 효과적인 치료제다." "부작용이 없는 약은 없다."고 말하고 있다. 질병청 관계자 역시 "타미플루가 일련의 이상행동을 유발한다는 인과관계가 밝혀져 있지 않다." "인과관계가 밝혀질 때까지 부작용으로 판단해서는 안 된다."고 강조하고 있다.

타미플루는 실험실 내 실험과 동물실험을 통해 약효를 확인했다고는 하지만, 아직 인체 대상의 실험을 한 적은 없는 것으로 알려져 있다. 2006년 1월 로마 소재 코크레인백신연구소(CVF)의 톰 제퍼슨 박사는 영국 의학 전문지 〈랜싯〉에 발표한 논문에서 타미플루가 독감 바이러스를 치료할 수 있다는 증거는 없으며, 효과가 의심스럽다고 말했다. 이에 따라 〈랜싯〉은 제조사인 로슈에게 타미플루에 대한 임상실험 결과를 공개하라고 요구했다. 하지만 로슈사는 실험 결과를 공개하지 않았다.

또 영국 옥스퍼드에 본부를 둔 국제적인 비영리 의학전문가 그룹인 코크란 연합(The Cochrane Collaboration)은 2014년 4월 타미플루에 대한 메타분석 보고서를 통해 타미플루를 복용하면 심리적 장애와 함께 신장에 문제가 있을 수 있다고 밝혔다. 그런데도 제조사인 로슈가 이를 제대로 공개하지 않았다고 지적했다.'

한편 유럽연합(EU)은 화학 항바이러스제인 타미플루가 정신착란 등의 부작용 논란이 일자 "투약 후 심각한 비정상적 행동이 나타날 수 있다."는 내용의 강력한 경고문을 부착하도록 제조사에 지시했다. EU의 유럽약물관리국(EMEA)은 타미플루 복약 안내문에 "투약 중 경련, 의식 저하, 비정상 행동, 환각, 망상 등이 나타나 드물지만 신체를 다친 사례가 보고되고 있다."는 사실을 경고했다.

화학 약과 자살 충동

화학 약 복용 후의 자살 충동은 타미플루에 그치지 않는다. 굳이 멀리서 찾을 필요도 없이 타미플루 제조업체인 스위스 로슈의 여드름 처치제 아큐틴과 말라리아 처치제 라리암만 해도 자살 충동을 포함한 신경·정신적 착란을 일으키는 것으로 드러나 큰 문제가 되고 있다. 아큐틴은 극도의 노이로제나 자살 욕구를 불러일으켜 200여 명이 이 화학 약 복용으로 숨진 사례가 보고돼 미국 식품의약국(FDA)이 특별 감시 품목에 넣고 있다. 또 라리암은 자살과 살인 충동을 포함한 인격의 변화를 일으키는 것으로 의심받고 있다. 특히 이라크전 귀환병이 살인을 저지른 것을 계기로 미 국방부는 병사들에게 라리암 공급을 중단했다.

화학 약이 자살 충동과 정신착란을 일으키는 것은 로슈사의 화학 약품만이 아니다. 양방 병원에서 금연 처치제로 많이 처방하는 독일 화이자의 챔픽스는 자살 충동, 우울증, 초조, 현기증, 정신착란, 심장 발작, 부정맥, 시력 장애, 의식 상실 등 수백 건의 심각한 부작용을 일으킨다는 사례가 외국에서 보고되고 있다. 특히 2008년에는 영국에서 챔픽스를 복용한 유명 스포츠방송사의 제작자가 자살하여 사회적으로 논란이 확산되기도 했다. 시신에 대해 검시를 한 검시관은 법정에서 망인의 죽음이 금연 보조제인 챔픽스 복용과 연관이 있다고 밝혔다. 자살한 사람은 자살하기 두 달 전부터 담배를 끊기 위해 챔픽스를 복용하고 있었던 것으로 나타났다. 유럽의약품청(EMA)은 2007년 챔픽스와 연관된 839건의 부작용 보고 중 46건은 우울증, 16건은 자살 충동이었다고 밝혔다. 건강사회를 위한 약사회에 의하면 챔픽스는 한국에서 2007년 3월 판매 허가를 받았는데, 2008년 전 세계에서 자살 충동·시력장애·의식 소실 등 수백 건의 중증 부작용이 보고되었다고 한다.

또 화학 항불안제와 향우울제도 부작용이 지나치게 심각하여 미국에서는 항불안제나 항우울제와 같은 화학 약품을 안전하게 끊는 방법에 관한 책들이 쏟아져 나오고 있다. 이들 화학 약을 복용한 사람들이 환각 상태에 빠져 자살하거나, 집단 총기 난사 사고를 일으키는 등 정신착란을 일으킨다는 게 드러났기 때문이다. FDA는 화학 항우울제를 복용한 우울증 환자 1만5천 명을 대상으로 실시한 임상시험 결과, 화학 약이 투여된 그룹에서는 11명이 자살을 기도한 반면, 위약이 주어진 그룹에서는 자살을 기도한 환자가 1명뿐이었다고 밝혔다. 따라서 FDA는 화학 항우울제에 대해 자살 충동을 유발한다는 문구를 반드시 제품에 명시하도록 의무화하고 있다.

우울증과 불안증을 치료하기 위해 복용한 약이 오히려 정신이상을 초래한다는 것은 어처구니없는 일이다. 그런데 우리나라의 현실은 우울증에 시달리던 사람이 자살하면 화학 항우울제 복용과의 연관성을 공정하게 역학조사하는 일은 전혀 없이 우울증이 심해 자살했다고 간단히 결론을 내고 있다.

과학적 검증의 허구

양의사들은 자신들이 사용하는 인공 화학요법이 과학적으로 검증된 최첨단 의술이요, 최첨단 약이라고 주장한다. 이런 말로 자신들의 치료 수단인 인공 화학요법이 효과가 크고 안전한 의술이라고 국민들에게 인식을 심어 주고 있다.

그런데 화학 약물은 화학 연료인 석유의 슬러지에서 분자를 추출하여 합성한 것으로 인체가 적응할 수 없는 태생적인 한계가 있는 독성물질이다. 따라서 치료제가 아닌 응급처치 목적으로 사용해야 하는 하약(下藥)이다. 이런 점에서 검증되었다는 것은 응급처치 효과다. 그럼에도 과학적으로 검증되었다는 말로 치료제로서의 효과가 있고, 오래 사용해도 안전한 것처럼 착시현상을 일으키는 것은 잘못이다.

더구나 실험실의 실험을 통해 과학적으로 검증되었다는 것은 실험

자의 의도와 기준에 따라 그 결과와 효과가 얼마든지 달라질 수 있다. 이런 예는 새뮤얼 에스타인 박사의 증언을 통해서도 드러난다. 새뮤얼 에스타인 박사는 화학 약이 암과 기형아를 유발한다는 사실을 규명해 낸 세계적인 권위자다. 그는 1972년 미 상원 영양문제특별위원회 청문회에서 미국과학아카데미는 복잡하게 얽힌 조직이며, 돈만 있으면 얼마든지 유리한 데이터를 입수할 수 있다고 증언했다. 이런 증언이 있은 후 미 식품의약국의 조사가 있었는데, 실제 화학 약의 사용량과 데이터 조작이 조직적으로 이루어지고 있다는 사실이 밝혀졌다. 미국과학아카데미 연구원들은 자신이 속해 있는 제약회사가 화학 신약을 인가받는 데 유리하도록 연구 보고서를 조작해서 만들어 왔던 것이다.

또 영국 출신 과학 저술가 벤 골드에이커는 2018년 발간한 그의 저서 『불량 제약회사』에서 의학적 근거와 공정한 평가 결과에 따라 화학 약이 만들어진다는 믿음은 거짓이라고 주장한다. 그는 연매출이 6천억 달러(약 700조 원)에 달하는 제약업계에서 연구 개발보다 마케팅에 더 많은 돈이 지출되고 있다고 한다. 화학 약을 출시하고 나면 몇 년 내에 충분히 투자금을 회수하는 것은 물론, 천문학적인 수입을 올리기 때문에 제약회사는 화학 약 출시에 물불을 가리지 않는다는 것이다. 그 결과 화학 약 임상 시험 결과는 조작되기 일쑤라고 한다. 하지만 당국은 그들을 거의 규제하지 못한다고 한다. 이미 제약회사가 막강한 금력으로 당국과 언론, 학계를 구조적으로 장악하고 있기 때문이라고 한다. 의료계 역시 제약회사와 검은 뒷거래를 하며 제약회사의 입김대로 과장 과대 마케팅과 과대 투약, 과다 검사의 첨병 역할을 하고 있다고 한다.

또한 미 의학박사 제리 애번은 『효험이 있는 약들』이라는 책에서 누구나 미 식품의약국(FDA)이 신약 하나를 승인하기 위해 철저한 검사를 거쳐 평가할 것이라고 믿는다고 한다. 복용 후의 효과와 부작용에 대해서도 당연히 검사를 할 것이라고 믿는 게 통례라고 한다. 그러나 FDA는 신약 승인에 앞서 어떤 검사도 하지 않으며, 제약회사에서 보내 온 서류의 제품 정보만을 토대로 판단할 뿐이라고 주장한다.

이런 사실은 근래만 해도 수없이 밝혀지고 있다. 일례로 사람들이 속이 쓰릴 때 흔히 복용했던 잔탁, 써큐란, 알비스, 루비수 등 화학 위장약이 2019년 암을 유발한다는 게 밝혀져 시장에서 퇴출됐고, 2018년엔 양방 병원에서 흔히 처방하는 화학 고혈압약과 심장병약에서 화학 위장약에서 검출된 것과 같은 성분의 발암물질이 검출되어 큰 홍역을 치렀다. 이렇게 치명적인 문제가 뒤늦게 드러났을 때는 그들은 이미 수십 년 동안 전 세계 시장에서 천문학적인 수입을 올린 뒤이다. 그리고 아무런 책임도 지는 일 없이 슬그머니 시장에서 회수하면 그만이라 화학 약 출시에 물불을 가리지 않는 것이다.

세계는 1980년대 레이건 이후 신자유주의 체제가 도입되면서 규제 완화라는 제도 개혁에 휩싸이게 되었다. 결국 모든 것이 기업의 자율에 맡겨지게 되었고, FDA도 제약회사가 운영하게 되었다. 예를 들어 FDA의 전체 운영비의 51퍼센트는 제약회사가 지불한다. 영국은 100퍼센트 제약회사가 운영비를 지불한다. 또 화학 약의 승인과 퇴출을 심의하는 위원회 역시 평균 70퍼센트가 제약회사의 임원으로 구성된다. 그러니 심사가 공정하게 이루어질 수가 없다. 결과적으로 제약회사가 FDA를 금력으로 장악하고 그들 입맛대로 화학 약의 승인과 퇴출을 심의하다 보니 제약회사가 화학 약의 실험 결과를 과장하거나 조작해도 견제할 방법이 없는 것이다.

화학 약 실험은 조작되고 있다

화학 약 실험은 당사자들의 이익을 위해 조작되기 일쑤라는 연구 보고가 계속 나오고 있다. 2018년 화학 신약과 새로운 양방 의료기기에 대한 초기 단계 임상 시험 결과의 3분의 1 이상이 지나치게 과장됨으로써 환자들에게 잘못된 기대를 갖게 할 수 있다는 연구 결과가 나왔다. 미국 메이요 클리닉 '증거 중심 진료센터' 내과 전문의 파레스 알라답 박사 연구팀이 2007~2015년 사이에 10대 의학 전문지에 발표된 930건의 임상 시험 자료를 분석한 결과 이 같은 사실이 드러났다고 밝혔다. 분석 대상이 된 임상 시험 자료는 암, 뇌졸중, 심장질환, 당뇨병, 신장질환 등 만성질환에 대한 화학 신약 또는 양방 의료기기의 효과 보고서였다. 임상 시험 결과가 이처럼 지나치게 과장되는 일은 헛된 기대를 갖게 하거나, 해로운 영향을 미칠 수 있는 만큼 환자는 이를 신중하게 받아들여야 할 것이라고 알라답 박사는 강조했다. 이러한 현상이 나타나는 이유는 임상 시험 경비를 지원 받고 있는 연구자들이 제약회사가 개발한 화학 신약에 대해 어떻게 해서든 긍정적인 임상 시험 결과를 내려 하기 때문이라고 한다.

또 알라답 박사는 다국적 제약회사들이 그들이 개발한 화학 약을 판매하기 위해 실험 결과를 유리한 쪽으로 부풀리거나 조작하는 것은 어제 오늘만의 일이 아니라고 한다. 제약회사는 새로운 화학 약을 개발하면 출시에 앞서 대개 학계의 권위 있는 대학 교수를 통해 신약에 대한 설명과 임상실험 결과를 발표한다. 이때 연구자들의 연구 논문은 제약회사의 제품에 유리한 결과가 나오도록 기획하는 경우가 많다. 또 어느 땐 필요한 임상 데이터까지 모두 제약회사에서 준비하는 경우도 있다. 하지만 연구자들은 그런 사실을 알면서도 침묵한다. 그 과정에서 제약회사는 수십억대의 경비를 지출한다. 그래도 제약회사는 자신이 개발한 화학 약에 대해 사람들이 맹목적인 환상을 갖게 되고, 양의사들이 열심히 처방하면 몇 년 내에 충분히 투자금 회수는 물론, 천문학적인 수입을 올리기 때문에 물불을 가리지 않는다고 한다.

이렇게 FDA의 신약 승인 과정을 믿을 수 없자 미 의학계가 1997년에 시판되었던 화학 약을 복용한 환자들을 대상으로 실태를 조사한 바 있다. 그 결과 리덕스, 레줄린, 프로풀시드, 셀데인 등 4가지 화학 약은 2천만 명이 복용한 후에야 독성물질로 보고되었다. 또 〈미국 의학협회 저널〉이 1998년에 조사한 바에 따르면, 미국에서만 매년 화학 약의 부작용으로 사망하는 환자 수가 10만6천 명(현재는 약 20만 명)에 달하는 것으로 나타났다. 즉, 하루 평균 300명이 합법적으로 시판되는 '독약'을 먹고 죽어가는 셈이다. 제2차 세계대전 당시 독일군의 아우슈비츠 수용소나 일본군의 731부대 학살극과도 같은 '화학 살인'이 오늘날에도 제약회사의 탐욕에 의해 저질러지고 있고, 수많은 사람이 '약'이란 미명 하에 '화학 살인'을 당하고 있다는 것이다.

다국적 제약회사의 탐욕

화학 약의 효과를 과장하거나 조작하는 것은 제약회사의 전형적인 수법이라고 한다. 뿐만 아니라 새로 개발된 화학 약의 판매 승인을 받기 위해 불리한 자료는 빼 버리는 것도 다반사라고 한다. 그 사례 중 하나가 2005년 말에 발생한 바이옥스 사건이다.

바이옥스는 미국의 머크라는 제약회사가 미 식품의약국의 승인을 받아 시판한 신세대 화학 소염진통제다. 정부의 승인을 받았으므로 오하이오주의 심장 전문의들이 환자들에게 처방하기 시작했다. 그런데 바이옥스 복용 후에 수많은 사람들이 심장질환으로 사망하는 일이 발생했다. 그러자 오하이오주 심장 전문의들이 머크사에 대한 자체 조사를 실시하여 사내 임상 자료를 입수했다. 그 결과 실제 임상 자료는 FDA에 제출한 것에 비해 심장병과 뇌졸중을 일으킬 가능성이 아주 높은 것으로 밝혀졌다. 하지만 머크사는 그런 부정적인 자료를 생략한 채 FDA에 승인 신청서를 제출하여 판매 승인을 받았다.

이 화학 신약이 출시될 당시 언론은 획기적인 신세대 소염진통제가 개발되었다고 대대적으로 떠들었고, 이에 화답하듯이 머크사는 해당 언론사에 광고를 게재했다. 그 바람에 바이옥스는 80여 개 국으로 유통되어 2003년 한 해에만 25억 달러(약 3조 원)의 판매고를 올렸다. 그러다 나중에 치명적인 유해성이 드러나 시장에서 퇴출되었지만, 그때는 이미 그들이 전 세계 시장에서 천문학적인 수입을 챙긴 뒤였다.

이렇게 임상 실험 결과를 조작하는 것은 몰론, 불리한 임상 자료를 빼 버리는 것은 제약회사들이 사용하는 전형적인 수법이라고 한다. 또한 판매 승인을 받으면 대규모 광고와 언론 보도를 통해 획기적인 신약이 개발된 양 사람들에게 인식시키고, 시장에서 퇴출될 때까지 막대한 수입을 챙기다 슬며시 사라지는 것 역시 제약회사들의 전형적인 수법이라고 한다. 인본주의가 아닌 돈이 우선인 자본주의 사회에서 화학 약은 질병 치료보다는 제약회사가 탐욕을 채우는 데 하나의 수단일 뿐이라고 한다.

인본과 자본

서구의 화학물질문명과 신자본주의가 심해지면서 인본(人本)보다는 자본(資本)이 우선인 사회가 되었다. 그 실상은 사람의 생명에 관계되는 의약(醫藥)에서도 그대로 드러난다.

우리는 2004년에 PPA 감기약 파동을 겪었다. 이 PPA 성분이 함유된 감기약은 콘택 600·화콜·지미코·코리투살 등 광고를 통해 우리가 익히 들은 것들이고, 국민들이 감기에 걸리면 비일비재하게 복용했던 것들이다. 그런데 PPA 성분이 출혈성 뇌졸중을 일으킨다는 사실이 드러나 미국 식품의약국은 2000년 11월에 판매 금지 조치를 내려 시장에서 퇴출시켰고, 우리나라 식약처은 뒤늦게 2004년 7월에 전면 판매 금지 및 폐기 조치를 내려 시장에서 퇴출시켰다. 하지만 그때는 이미 수많은 사람들이 해당 화학 약을 복용하고 알게 모르게 피해를 당한 뒤였고, 제약회사들이 수십 년에 걸쳐 막대한 수입을 챙긴 뒤였다.

2019년에는 우리가 흔히 복용했던 알비스, 써큐란, 루비수, 잔탁 등 화학 위장약에서 발암물질이 검출돼 충격을 주었다. 식약처는 위궤양과 역류성 식도염 처치제의 주원료로 사용되는 라니티딘 성분의 원료와 화학 약품을 수거·검사한 결과 269개의 제품에서 발암물질인 N-니트로소디메틸아민(NDMA)이 검출되었다고 밝혔다. 건강보험심사평가원의 자료를 보면 발암물질이 검출된 269개 품목의 화학 위장약 국내 시장 규모는 2018년 기준으로 2천700여억 원 수준이다.

2018년에도 양방 병원에서 흔히 처방하는 화학 고혈압 약과 화학 심장병 약에서 화학 위장약에서 검출된 것과 같은 성분의 발암물질이 검출되어 큰 홍역을 치렀다. 한국아이큐비아가 집계한 자료를 보면 전체 화학 고혈압약 시장은 연간 1조2천억 원 규모다. 이 중 발암물질인 NDMA가 검출되어 문제를 일으킨 발사르탄을 함유한 안지오텐신-II 길항제 시장이 2017년 기준으로 8천900억 원 정도였다.

이렇게 치명적인 독성을 지닌 화학 약이 과학적으로 검증된 획기적인 신약으로 포장되어 국민들에게 광범위하게 투여되고 있다. 그리고 치명적인 독성이 만천하에 드러났을 때는 수많은 사람들이 피해를 당한 뒤이고, 다국적 제약회사는 천문학적인 수입을 챙긴 채 뒤다.

화학 약과 기형아

1960년대에 탈리도마이드란 화학 약을 복용한 임산부가 기형아를 잇따라 출산하는 끔직한 사고가 있었다. 이것은 화학 약이 인체에 얼마나 치명적인 해를 주는지 보여 주는 좋은 사례다. 당시 탈리도마이드는 신경안정제로 사용되었는데, 임신부의 입덧을 완화시키는 용도로도 투약됐다. 그런데 문제는 곧바로 나타났다. 이 화학 약을 복용한 임산부들이 팔이 없다시피 한 기형아를 잇달아 출산한 것이다. 당시 이 화학 약은 '악마의 약'으로 지탄받으며 출시된 지 6년 만에 시장에서 퇴출됐다. 하지만 그때는 이미 수만 명의 기형아가 출산된 뒤였다.

그런데 탈리도마이마이드는 당시 퇴출됐지만, 그 후 다국적 제약기업의 교묘한 상업적 전략에 의해 부활되어 오늘날에도 여전히 신경안정제로 광범위하게 사용되고 있다. 지난날에는 그것이 탈리도마이드였다면, 오늘날은 설폰마이드 또는 레날리도마이드다.

화학 약이 기형아를 초래할 위험은 탈리도마이드에 국한하지 않는다. 2017년 덴마크 코펜하겐대학 페테르센 교수 연구팀은 덴마크와 노르웨이에서 출산한 여성과 아기 18만5천617명의 자료를 분석한 결과 임신 중 아스피린을 복용한 여성은 복용하지 않은 여성에 비해 전신 뇌성마비 아기를 출산할 위험이 2.5배 높은 것으로 나타났다고 밝혔다. 전체 조사 대상 여성의 임신 중 아스피린 복용자는 약 5천 명이었고, 뇌성마비로 태어난 아이는 357명이었다.

화학 간질약 역시 기형아 위험을 높이기는 마찬가지다. 2011년 3월 미 식품의약국(FDA)은 북미 지역과 영국의 임신 자료를 분석한 결과 임신 중 화학 간질약 토피라메이트를 복용했을 때 태아의 입술과 입천장이 갈라지는 기형 발생 위험이 증가한다는 사실을 확인하고 제품 허가 사항에 반영했다. 국내에 허가된 토피라메이트 성분의 화학 간질약은 (주)한국얀센의 얀센토피라메이트정 등 78개 품목이다.

또 FDA는 장기이식 후 거부반응을 차단하는 면역억제제로 널리 사용되고 있는 셀셉트가 유산과 기형아 출산을 가져올 수 있다고 경고하고, 이러한 경고문을 제품에 부착하도록 생산업체인 로슈제약회사에 지시했다. FDA는 전국장기이식환자 임신 기록에서 셀셉트에 관련된 자료를 분석한 결과 이 화학 약을 복용한 여성은 임신 3개월 안에 유산하거나 얼굴과 손발 등이 기형인 아이를 출산할 위험이 현저히 높아지는 것으로 밝혀졌다고 말했다.

식약처 홈페이지에는 기형 등 태아에게 심각한 부작용을 유발할 우려가 있는 화학 의약품 314개 성분이 공개되어 있다. 일례로 고지혈증 처치제 중 스타틴 계열의 약물과 류머티즘성관절염이나 건선 처치에 쓰이는 메토트렉세이트 성분의 약물이 임신부에게 사용이 금지된 화학 의약품이다. 또 아스피린과 이부프로펜 등 화학 소염진통제, 금연 보조용으로 처방되는 니코틴 패치와 니코틴 껌 등도 임신부 금기 화학 의약품이다.

임종한 인하의대 사회·예방의학교실 교수팀이 2016년에 국제학술지 〈임신과 출산(BMC Pregnancy and Childbirth)〉에 발표한 논문을 보면 2009~2010년 사이 국내 7대 도시에서 출생한 40만3천250명 중 건강보험진료비청구서에 선천성기형질환으로 분류된 아이들을 분석한 결과 신생아 100명을 기준으로 하면 약 5.5명이 기형을 갖고 태어난 것으로 나타났다고 밝혔다. 이는 16년 전인 1993~1994년에 태어난 기형아가 100명당 3.7명(1만 명 당 368.3명)과 비교하면 크게 늘어난 수치다. 또 1980년에 비해 22배, 2008년에 비해 1.6배 증가한 것이다. 신상아 100명 중 기형아 5.5명은 세계 1위 출생율이다. 이런 사태는 국가와 민족의 미래를 생각할 때 심각한 일이다. 화학 약이 한 민족을 위기에 빠뜨리고 있다.

화학 약물 부작용 사례

화학 약의 부작용 문제는 탈리도마이드에 국한되지 않는다. 2017년 3월 덴마크 오덴세 대학병원 신경과 전문의 다비드 가이스트 박사는 와파린 등 화학 항혈액응고제와 아스피린 또는 플라빅스 같은 화학 항혈소판제를 오래 복용하면 뇌출혈 위험이 커질 수 있다고 연구 결과를 발표했다.

또한 2017년 5월 미국 하버드 의대 브리검 여성병원의 새론 커한 박사 연구팀이 폐경 여성 8만792명을 대상으로 조사 분석하여 발표한 연구 보고서를 보면 화학 호르몬제를 복용한 여성의 23퍼센트에서 난청이 발생했다고 한다. 화학 호르몬제는 난청 외에도 유방암과 자궁암 등의 발생 위험을 높인다는 연구 결과가 이미 발표된 바 있다.

이밖에 2017년 식약처는 피부과에서 여드름 치료제로 흔하게 처방하고 있는 로아큐탄 등 먹는 여드름 치료제의 부작용으로 발기부전을 추가했다. 당초 이 화학 약은 기형아를 유발할 가능성이 크다는 게 밝혀져 문제가 된 바 있었다. 뿐만 아니라 생리불순, 구순염, 피부건

조증, 우울증 등을 유발한다는 게 밝혀져 설명서에 명시되어 있다.

화학 약에 대한 세뇌교육

화학 약은 석유의 슬러지인 페놀, 콜타르, 벤젠 등에서 물질을 추출하여 합성한 것이다. 따라서 화학 약은 본질적으로 인체나 자연이 적응할 수 없는 독성물질로서 생명에 해를 주기 마련이다. 화학 항생제 등 화학 약을 폐기할 때 엄격히 관리하는 것도 자연생태계가 죽기 때문이다. 또 미국에서 매년 20만 명이 화학 약에 중독되어 사망하고 있고, 전체 사망 원인의 네 번째에 해당하는 것도 화학 약이 그만큼 치명적인 독이기 때문이다.

하지만 우리는 백지상태의 어릴 때부터 양방 병원을 상징하는 녹십자 마크와 청진기를 낀 하얀 가운의 양의사를 그림으로 보면서 병이 나면 양방 병원으로 가야 하고, 아프면 화학 약을 먹어야 한다는 것을 종교의 교리처럼 주입받고 있다. 또 성인이 되어서도 양의사가 각종 언론에 등장해 몸에 이상이 의심되면 양방 병원에 가서 조기 검진을 받고, 양의사의 지시에 따라 관리받아야 한다는 말을 들으며 화학 약물 의존성을 주입받고 있다. 따라서 이런 고정관념과 맹신으로 화학 약물의 유해성에 대해선 전혀 생각하지 않고, 병이 악화되거나 사망하면 세균 또는 병 때문에 생긴 일이라고 맹목적으로 생각하고 있다.

죽임의 의술, 살림의 의술

서양의학이 사용하는 인공 화학요법은 죽임의 철학에 근거하여 인체를 공격하는 처치다. 서양의학이 사용하는 화학 약의 명칭만 보더라도 살균제, 항생제, 항바이러스제, 항히스타민제, 항암제, 항우울제, 진통제, 진정제 등 죽이고 싸우고 누르는 것으로서 인체를 공격하는 죽임의 철학에 기초하고 있다. 절제 수술 역시 인체의 장기를 떼어 버리고, 방사선 역시 독광선으로 인체의 세포를 불태워 버림으로써 인체를 공격하는 죽임의 철학에 기초하고 있다.

반면 우리 전통의학은 보약(補藥)이란 명칭과 같이 인체를 보하고, 생명력을 살리고, 생리작용이 조화롭게 되도록 도와주는 살림의 철학에 기초하고 있다. 발효식품 등과 같이 음식의 질을 높여 생명력을 기르고, 자연 친화적인 약초로 몸을 보하고, 침과 뜸으로 기혈 순환을 원활하게 해 자연치유력과 면역력을 강하게 함으로써 인체의 이상과 질병을 해결한다.

"콩 심은 데 콩 나고, 팥 심은 데 팥 난다."는 말이 있다. 살림의 의술을 몸에 가하면 인체가 살 것이나, 죽임의 의술을 몸에 가하면 가할수록 인체가 죽을 위험이 커질 수밖에 없다. 의학이 최첨단으로 발달했다는 양의사들의 말과 달리 암과 고혈압 등 화학 독소 질환으로 사망하는 사람이 날이 갈수록 늘어가고, 의료사고가 속출하는 것은 죽임의 의술을 몸에 가했기 때문이라고 할 수 있다. 서구의 항생(抗生)의학이 아니라 선조들이 지혜로 물려준 양생(養生)의학의 가치를 이용하는 게 그 어느 때보다 절실하다. 기력을 보하고 체질을 좋게 하면 양의사들이 주입하는 질병 위협이나 세균 공포에도 흔들리지 않고 스스로 건강한 몸으로 자신감 있게 살아갈 수 있다.

현대병 고치려면 의술 철학 달리해야 한다

서양의학은 오늘날 창궐하고 있는 암, 고혈압, 당뇨 등 화학 독소 질환에 대해 화학 약과 절제수술, 방사선 등 죽임의 방법으로 처치하고 있다. 이런 처치는 불난 데 기름 붓는 격으로 화학 독소에 의해 죽어

가는 몸에 화학물질을 더욱 가중시키는 일이다. 사정이 이러니 오늘날 화학 독소 질환으로 사망하는 사람이 급증하고 있다.

오늘날 창궐하고 있는 화학 독소 질환을 해결하기 위해서는 화학 독소를 해독하고, 혈액과 오장육부를 정화해야 한다. 그러기 위해서는 피가 되고 살이 되는 것이 음식이란 점을 인식하고 화학물질로 가공하거나 오염된 식품을 금해야 한다. 그 대신 현미잡곡밥과 김치 등 발효식품 위주로 자연식을 해야 한다. 또 화학 약을 금하고, 천연 약초로 화학 독소를 해독해야 한다.

인체는 100조의 세포로 이루어져 있는데, 하루에도 약 1조의 세포가 교체되고 있다. 따라서 유기농 자연 음식을 섭취하면 병든 몸이 건강한 세포로 리모델링되어 질병이 치유되기 마련이다. 이런 사실은 안양천, 양재천, 중랑천 등 한때 생활하수와 화학물질 산업폐수에 오염되어 죽었던 하천들이 환경정화운동과 하천살리기운동을 통해 다시 살아난 것을 보면 알 수 있다. 오늘날 창궐하는 화학 독소 질환을 치유하기 위해서는 의술 철학을 달리해야 한다.

화학 약은 응급처치 목적으로만 사용해야 한다

유기농 자연 음식을 섭취하면 당뇨, 고혈압, 암, 세균과 바이러스를 걱정할 필요없이 건강하게 살 수 있다. 당뇨, 고혈압, 암 등 몸에 이상이 있다 하더라도 유기농 자연식품을 섭취하여 몸을 정화하고, 건강하게 만들면 된다. 그런 점에서 음식이 몸을 건강하게 만들어 주고, 몸의 이상을 치유해 주는 최고의 상약(上藥)이다.

반면 화학 약은 독성이 강한 하약으로 생명에 치명상을 준다. 따라서 화학 약을 부득이 사용해야 한다면, 당장 생명이 위급한 절체절명의 상황에 국한하여 인체에 해가 되는 것을 감수하고 응급처치 목적으로, 그것도 최대한 소량으로 절제해서 사용해야 한다.

일례로 교통사고로 부러진 갈비뼈가 내장을 찔러 심한 내출혈이 생겼을 때 절체절명의 위급 상황을 모면하기 위해 몸에 해가 되는 것을 감수하고 응급처치로 수술과 수면마취제가 필요한 것이지 함부로 사용해서는 안 된다. 화학 수면마취제만 해도 심장 외에는 인체의 모든 장기와 신경계의 정상적인 생리작용을 중지시켜 가사 상태에 이르게 하기 때문에 10년 감수란 말대로 인체에 치명상을 입히게 된다.

그런데 오늘날은 서구 제약회사의 상술과 양의사들에 의해 하약인 화학 약이 응급처치제가 아닌 최고의 약으로 호도되어 밥 먹듯이 비일비재하게 투여되고 있다. 그 결과 국민들이 화학 약물에 중독되어 암, 고혈압, 당뇨 등 화학 독소 질환에 시달리다 사망할 위험에 놓여 있다. 이것은 화학 약의 부작용을 넘어서 국민이 화학 약에 의해 중독사되고 있는 것이라고 할 수 있는 일이다. 미국의 예를 보더라도 화학 약물 중독으로 인한 사망자가 매년 20만 명에 달하는 등 전체 사망원인의 4위를 차지하고 있다. 제약회사와 양의사들이 화학 약을 최첨단 최고의 약이라며 비일비재하게 투여한 결과다.

이처럼 화학 약은 독성이 큰 하약(下藥)으로서 인체에 가해지면 질수록 부작용의 차원을 넘어 인체의 생명력을 해칠 위험이 크다. 정부는 이제라도 국민들이 화학 약에 더이상 중독사되는 일이 없도록 화학 약은 본래 목적대로 응급처치가 필요한 경우에 한해 극히 제한적으로 사용하도록 제한하고 감시해야 한다. 또 화학 독소 질환 문제의 해결을 위해 화학 식품의 위험성을 알리는 식생활 개선운동을 해야 한다. 대신 상약(上藥)인 음식의 질을 높이는 방법을 연구하고, 유기농 자연식품과 발효식품 등으로 국민들의 몸을 건강체로 만들어 가야 한다. 또 건강보험을 사후약방문격으로 양방의 인공 화학요법을 처치받는 데 지원할 게 아니라, 국민이 유기농 자연식품을 구입하는 데 지원해야 한다. 국민 스스로도 자신의 소중한 건강과 생명에 직결되는 문제이니만큼 자신의 몸에 가해지는 인공 화학요법에 대한 개념을 명확히 깨닫고 건강과 생명을 지켜야 한다.

의료 주권과 의료 독재

"약은 약사에게 진료는 의사에게"라는 말이 있다. 또 양의사들은 "의술은 생명을 다루는 소중한 일이기 때문에 아무나 함부로 해서는 안 되고 전문가에게 맡겨야 한다."고 말하고 있다. 그런데 과연 이것이 맞는 말인가? 맹목적으로 생각하면 그럴듯하게 들린다. 하지만 이 말은 국민을 의료 문맹자로 만들어 상술을 부릴 위험성을 내포하고 있다. 또 의료와 의료 정보를 독점하여 그들의 이익과 수입을 높이기 위해 전횡을 일삼는 의료 독재의 위험성을 내포하고 있다.

모든 사람의 생명은 소중하다. 그 소중한 생명은 누가 지켜주는 것이 아니라, 자기 스스로 지켜야 한다. 병이 생겼을 때, 즉 몸에 이상이 생겼을 때 치료도 마찬가지다. 소위 전문가라는 사람이 알아서 치료해 주겠지 하고 몸을 맡길 게 아니라, 사고로 부득이 응급처치가 필요한 사안이 아니면 자신이 스스로 몸의 이상을 고칠 수 있는 능력자가 되어야 한다. 무엇보다도 바꿀 수 없는 자신의 소중한 생명이기에 그래야 한다. 더구나 몸의 이상이나 질병은 누가 가져다준 것이 아니라, 자기 스스로 만든 것이다. 따라서 자신이 그 원인을 찾아 고쳐야 하고,

자신만이 정확히 원인을 찾아 고칠 수 있다.

그런데 우리의 현실은 어떠한가. 병이 생기면 소위 전문가라는 사람에게 몸을 맡기고 환자 자신은 자기 질병 치료에 방관자가 되고 있다. 단지 환자가 하는 노력이라는 것은 소위 전문가라는 사람을 열심히 찾아다니는 것이다. 자신의 소중한 몸과 생명에 방관자가 되어 "약은 약사에게 진료는 의사에게"라는 말을 열심히 실천하고 있는 것이다.

헌데 그렇게 한 결과는 어떠한가? 소위 전문가라는 사람에 의해 질병 치료가 올바로 이루어지고 있는가? 또 소위 전문가라는 사람에 의해 질병이 해결되고 있는가? 그 결과는 인구 대비 화학 항생제 사용량 세계 제1위, 제왕절개수술 분만율 세계 제1위, 초음파와 방사선 검사율 세계 제1위, 기형아 발생율 세계 제1위, 갑상선암 검사율과 갑상선암 절제 수술 세계 제1위, 인구 50명 당 1명이 암 환자, 성인 4명 중 1명이 당뇨병, 성인 3명 중 1명이 고혈압이다. 전체적으로는 전 국민의 절반이 심각한 질병에 시달리고 있고, 화학 약 봉지를 휴대하지 않은 사람을 찾아보기 힘들 정도가 되었다. 또 매년 새로운 질병이 생기고 있고, 전염병 또한 창궐하여 모두가 집단 공포감에 젖어 한바탕 소동을 벌이는 일이 반복되고 있다. 의술이 최첨단으로 발달하여 질병이 해결되는 것처럼 그럴듯하게 말하지만, 또 국민의 질병을 해결하고 질병 없는 세상을 꿈꾼다고 하지만, 실상은 질병에 대한 공포와 질병으로 고통받는 사람, 그리고 질병으로 사망하는 사람이 해가 갈수록 증가하고 있다.

화학 약은 독성이 강한 하약으로 생명에 치명상을 준다. 따라서 아무에게나 함무로 사용해서도 안 되고, 아무나 함부로 사용해서도 안 된다. 당장 생명이 위급한 절체절명의 상황에 국한하여 인체에 해가 되는 것을 감수하고 응급처치 목적으로, 그것도 최대한 소량으로 절제해서 사용해야 한다. 절제 수술과 방사선 등도 생명에 치명상을 주므로 아무에게나 함부로 사용하거나, 아무나 함부로 사용해서도 안 된다. 이런 인공 화학요법에 대해 자격증을 주어 전문가에 국한하여 사용하도록 제한하는 것도 인공 화학요법이 그만큼 위험하기 때문이요, 소중한 생명을 보호하기 위함이다. “약은 약사에게 진료는 의사에게” 또 “의술은 생명을 다루는 소중한 일이기 때문에 아무나 함부로 해서는 안 되고 전문가에게 맡겨야 한다.”는 말이 여기에 해당한다.

그런데 소중한 생명을 보호하기 위해 의료를 전문가에게 국한하여 사용하도록 독점케 한 결과, 역설적으로 화학 약과 수술, 방사선 처치를 비일비재하게 남용하게 하는 결과를 초래했다. 즉, 양의사는 자신의 수입을 늘리기 위해 의료를 독점한 무소불위의 권력을 이용하여 인공 화학요법을 응급처치 목적에 국한하여 엄격하게 사용하지 않고, 아예 질병 치료는 그들에게 의존하여 인공 화학요법으로 해야 한다고 당당하게 말하고 있다. 그리고 인공 화학요법이 최첨단으로 발달된 의술이고, 반면 보통사람이 누구나 스스로 할 수 있는 치료 방법은 검증되지 않은 비과학적인 것이라고 폄하하고 있다. 이런 마케팅의 성공으로 의료를 독점하게 되었고, 인공 화학요법이 질병 치료법으로 광범위하게 사용되고 있다. 심지어 기침과 발열, 통증, 설사 등 몸의 이상을 치유하려는 인체의 생리작용도 질병으로 규정하고, 화학 약물과 수술과 방사선으로 이것을 없애야 한다고 주장하고 있다. 또한 출산을 마쳤으면 자궁암 예방을 위해 자궁 적출 수술을 하라고 권하고 있다. 이런 논리라면 인체에 질병이 생길 것을 우려하여 유방 등 인체의 모든 조직을 다 절제해서 없애야 한다. 이런 무소불위의 인공 화학요법의 남용으로 심각한 화학 약물중독과 의료사고의 피해가 발생하고 있다. 하지만 의료는 전문가 영역이라며 성역화되고, 주요 언론사에는 양의사가 의학전문기자란 이름으로 진출하여 다국적 제약회사와 양의사들의 입장을 대변하다시피 하고 있어 다국적 제약회사와 양의사는 견제받지 않는 권력이 된 실정이다.

인간은 생각하는 동물이다. 따라서 인간의 건강을 좌우하는 것은 생각과 운동과 섭생이다. 즉, 일소일소(一笑一少) 일노일로(一怒一老)라고 했듯이 불안한 마음으로 우울하게 생활하는 사람과 희망에 찬 마음으로 즐겁게 사는 사람의 건강 상태는 달라질 수밖에 없다. 또 적절하게 운동을 하는 사람과 그렇지 않은 사람의 근육 유연성과 근력은 달라질 수밖에 없다. 또 화학 식품을 섭취하는 사람과 유기농 자연식품을 섭취하는 사람의 건강 상태는 달라질 수밖에 없다.

결과적으로 몸에 생기는 이상과 질병은 생각과 운동과 섭생 등 어느 한 부분에서 잘못했기 때문이고, 몸의 이상과 질병은 그러한 잘못을 더이상 하지 말라는 인체의 신호다. 따라서 몸의 이상과 질병을 치료하려면 자신이 자신의 몸에 무엇을 잘못했는지 잘못한 부분을 찾아 고쳐야 한다. 그것이 몸의 이상과 질병을 제대로 고치는 방법이다. 그것은 누가 해 주는 것이 아니라 자신이 해야 하고, 자신이 찾아 고쳐야 하고, 자신만이 할 수 있다. 인공 화학요법은 사고 등으로 응급한 상황이 발생했을 때 응급처치에 국한하여 극히 제한적으로 이용하고, 치료는 자신이 주인이 되어 스스로 해야 한다.

'나는 자연인이다'란 방송에서 보듯이 몸에 암이란 이상이 생긴 사람이 산에 들어가 말끔히 고친 사례는 기적도 아니고 특정인만의 요행도 아니다. 누구나 스스로 할 수 있는 일이요, 콩 심은 데 콩 나듯이 자신의 몸에 좋은 것을 제공했으니 얻어지는 당연한 결과다. 자연계의 동물을 보더라도 병원과 약국이 있는 것도 아니고, 의사나 화학약이 있는 것도 아니다. 자연계의 동물은 굶지 않는 한 아무 이상 없이 살아가고 있다. 반면 화학물질이 침해하면 생존에 위협을 받는다.

결국 건강과 장수를 담보해 주는 것은 화학물질에 오염되지 않은 유기농 먹을거리, 적절한 운동, 편안한 마음이다. 설령 몸에 이상이 생겼다고 해도 음식과 운동과 마음 중 잘못된 것을 찾아 고치고, 몸에 해가 되지 않는 치료법을 이용하면 된다. 인공 화학요법은 교통사고나 음독자살 등 응급하게 발생한 절체절명의 상황에 국한하여 응급처치를 위해 극히 제한적으로 이용하면 된다.

의료 성역화와 카르텔

오늘날 의료는 생명과 관련된 분야이기 때문에 아무나 해서는 안 된다는 말에 따라, 또 생명을 다루는 고도의 전문성을 필요로 하는 분야라는 말에 따라 전문가의 전유물로 성역화되었다. 특히 양방 위주의 의료정책으로 인해 양의사들의 전유물로 성역화되었다. 여기다가 서양의학의 세균병인론과 인공 화학요법으로 의료를 산업화한 다국적 제약회사와 의료 카르텔까지 형성하고 있다. 세계보건기구(WHO)와 미 식품의약국(FDA) 뒤에도 다국적 제약회사의 거대 자본 권력이 자리 잡고 있고, 세계 각국의 보건당국은 이들에 의해 일사불란하게 움직임으로써 서양의학의 세균병인론과 인공 화학요법의 깃발 아래 거대 집단 카르텔을 형성하고 있다. 주요 언론사에도 양의사들이 의학전문기자란 이름로 진출함으로써 서양의학의 세균병인론과 인공 화학요법을 대변하는 역할을 하고 있다. 어린아이들의 그림책도 청진기를 낀

양의사와 양방 병원을 상징하는 녹색 십자가를 보여주면서 광고 역할을 톡톡히 하고 있다. 또한 다국적 제약회사와 양의사들이 주장하는 세균병인론과 화학 백신 접종의 필요성이 초등학교 교과서에 실려 아무것도 모르는 백지상태의 어린이들에게 종교의 교리처럼 주입되고 있다. 또한 성인이 되어서도 몸에 이상이 의심되면 반드시 양방 병원에 가서 조기 검진을 받고, 양의사의 지시에 따라 관리받아야 한다는 말을 들으며 인공 화학요법의 의존성을 주입받고 있다. 의과대학의 인턴과 전문의 과정도 군대식으로 지도교수 아래 줄이 세워져 있고, 지도교수가 학생들의 장래에 큰 영향을 미치고 있다.

어떤 분야든 견제받지 않는 세력의 일방적인 독주는 위험하다. 그것은 자칫 특정 세력의 이익을 위해 인권이 유린될 위험이 있다. 의술 역시 특정 세력의 전유물로 성역화되고, 집단 카르텔까지 형성되어 있는 것은 위험하다. 그것은 다국적 제약회사와 양의사들의 이익을 위해 환자들이 희생될 위험이 있고, 환자들의 생명을 인질로 담보할 위험이 있다. 또 그들의 수입을 극대화하기 위해 공장에서 공산품을 생산하듯이 질병과 환자를 양산할 위험이 있고, 더 많은 사람을 의료 소비자로 만들 위험이 있다. 의료가 전문 영역이라며 방임한 사이 견제받지 않는 특정 세력의 거대 권력이 된 것에 주목해야 한다.

독일을 대표하는 세계적 시사 주간지인 〈슈피겔〉에서 의학 및 자연과학 편집자로 일해 오고 있는 외르크 블레흐는 그의 저서 『없는 병도 만든다』에서 제약회사와 양의사는 화학 의약품의 판매를 위해 건강에 대한 불안감을 조장하고, 있지도 않은 병을 만들어 내고 있다고 비판한다. 그리고 의학은 환자의 건강보다는 제약회사나 양의사 집단의 이익을 위해 쓰인다며, 제약업과 양방 병원이 팽창할수록 그들은 더 많은 사람이 병자로 분류되길 원한다고 지적한다. 또한 다국적 제약회사와 양의사들에 의해 질병이 산업 생산품이 되었다며, 그들이 건강을 어떻게 상품화하고 있는지, 그래서 건강한 사람들을 어떻게 체계적으로 환자로 만들고 있는지를 낱낱이 고발하고 있다.

화학 약물중독과 의료사고

미국은 화학 약물중독으로 사망하는 사람이 매년 20만 명씩 발생하고 있다. 이것은 전체 사망원인의 4위에 해당한다. 우리나라는 화학 약물중독에 대해 정확한 통계가 없지만, 국민건강보험공단이 2017년 발표한 '건강보험 빅데이터를 활용한 화학 의약품 부작용 분석' 자료에 따르면 화학 의약품 부작용으로 2014년 한해 40만 명이 넘는 43만827명의 환자가 발생했고, 이로 인한 사회경제적 손실도 5천억 원이 넘는 것으로 분석됐다. 2010년(36만4천625명)에 비해 연평균 4.3퍼센트씩 환자 수가 증가한 셈이다. 화학 의약품 부작용에 따른 진료비는 2010년 1천745억원에서 2014년 2천738억 원으로 연평균 11.9퍼센트 증가했고, 진료비·교통비·간병비·소득 손실액 등을 합친 사회경제적 비용은 2014년 기준 5천352억 원으로 추산됐다.

한국의료분쟁조정중재원(의료중재원)이 발간한 〈2017년도 의료분쟁 조정·중재 통계연보〉에 따르면, 최근 5년간(2013~2017) 의료 분쟁 상담 건수가 22만2천652건으로 연평균 11.1퍼센트 증가했다. 이 중 의료중재원에 분쟁 조정을 신청한 건수가 9천311건으로 연평균 14.7퍼센트 늘었다. 또 의료소비자시민연대에 따르면 양방의 인공 화학적인 시술로 인한 의료사고로 매년 1만 내지 2만7천 명이 사망하는 것으로 추정된다고 한다. 이런 수치는 5일 내지 10일에 한 번 꼴로 세월호가 침몰하여 전원 사망하는 것과 같다. 더구나 이런 수치도 화학 고혈압

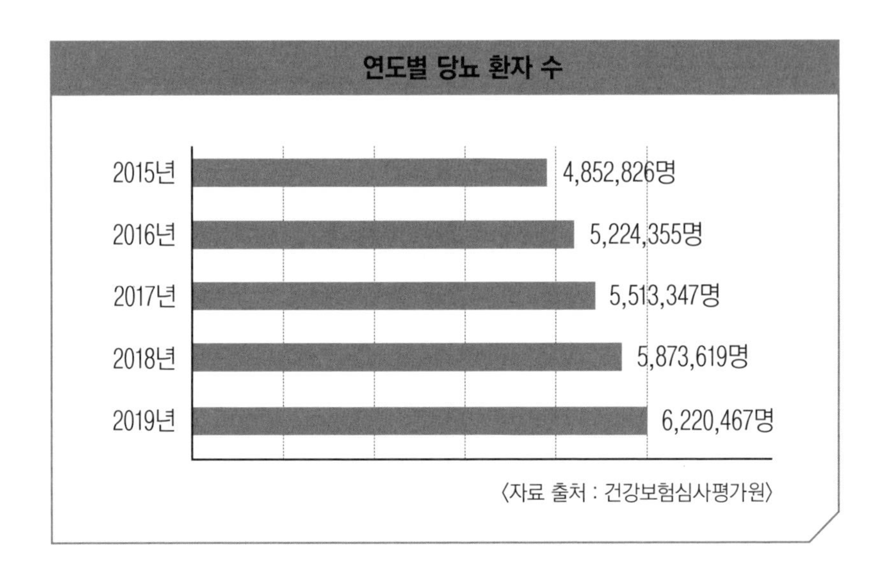

〈자료 출처 : 건강보험심사평가원〉

약이나 화학 당뇨약 등과 같이 당장 눈에 보이지 않는 ‘‘침묵의 피해‘와 화학 항암제 투여 후 나타나는 문제를 의료사고에 포함하지 않은 것까지 감안하면 빙산의 일각일 수 있다. 또 화학 백신 접종 후 사망사례에 대해 다국적 제약회사와 양의사 등 이익의 정점에 있는 슈퍼갑 공급자끼리 집단 카르텔을 형성하여 셀프 심사로 화학 백신과 연관성이 없는 것으로 불인정하는 것까지 감안하면 더 클 것이라고 한다.

질병공화국 오명

통계청의 국가통계포털을 보면 암으로 사망한 사람이 1999년 5만5천157명, 2004년 6만5천457명, 2009년 7만777명, 2014년 7만7천902명, 2019년 8만2천844명에 이르는 등 매년 급증하고 있다. 암 환자도 중앙암등록본부의 통계를 보면 100만 명을 넘어서 인구 50명당 1명이 암 환자인 실정이다. 또 성인 10명 중 4명이 당뇨와 고혈압으로 고통을 받고 있고,〈214쪽과 215쪽 표 참조〉 각종 몸의 이상으로 화학약을 밥 먹듯이 달고 사는 사람이 늘어나고 있다. 몸이 나빠지면 마음

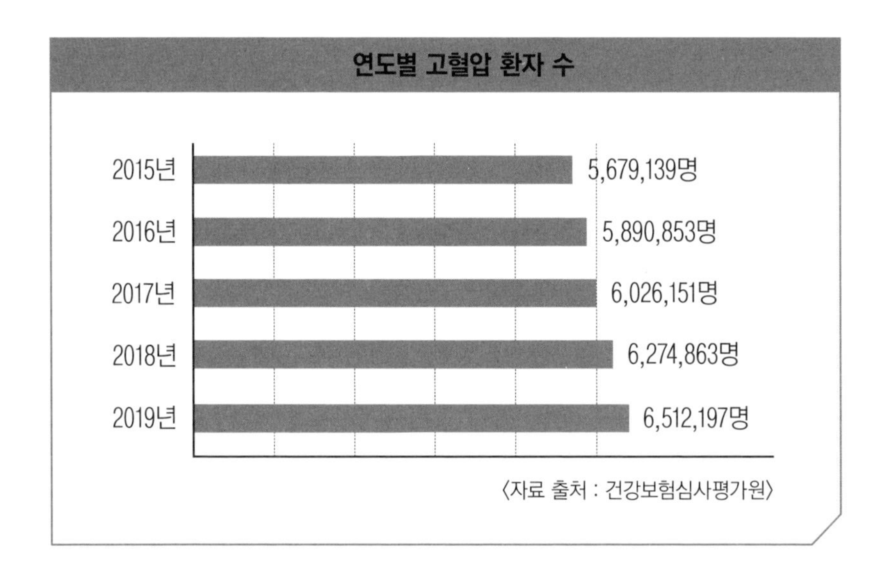

도 약해지기 마련이라 자살률이 OECD 가입 국가 중 1위인 게 대한민국이다. 통계청의 국가통계포털 자료를 보면 2019년 자살한 사람이 1만3천799명으로 20년 전보다 무려 2배가량 증가한 것으로 나타났다. 국가의 미래를 짊어지고 가야 할 아이들의 건강문제도 심각하여 4명 중 1명이 비만, 고혈압, 당뇨병, 심장병, 백혈병, 아토피피부병, 정신지체발달장애, 기형아 등 각종 질병에 시달리고 있다. 특히 자폐증과 신체장애 등 기형아 출산이 매년 늘어나 이제는 100명 당 5.5명에 이르고 있다. 또 치매로 고생하는 노인 인구도 70만 명에 달한다.

이런 질병 문제뿐만 아니라 무정자증에 시달리는 젊은 남성과 난자에 이상이 있는 젊은 여성이 늘어나 불임 부부가 급증하고 있다. 최근 언론 보도에 따르면 젊은이들의 불임률이 33퍼센트에 달하고 있다고 한다. 더욱 경악스러운 것은 보건 당국의 자료를 보면 매년 불임률이 4.2퍼센트씩 증가하고 있어 2029년에는 불임률이 100퍼센트에 도달한다고 한다. 이것은 우리 민족이 앞으로 몇 백 년 안에 멸종된다는 뜻이다. 실제로 지난 10년 사이에 청년 인구가 65만 명 감소했고, 지난해에는 인구 데드크로스가 발생했다.

이처럼 우리나라에서 환자가 아닌 사람을 찾아보기 힘들 정도의 질병공화국으로 만든 첫째 주범은 화학물질에 오염된 식품이다. 보건당국이 인스턴트식품과 패스트푸드에 허용하고 있는 화학 첨가제는 방부제·착색제·발색제·표백제 등 600여 종이 넘는다. 그 결과 한국인은 하루에 10그램 이상, 연간 4킬로그램의 화학 첨가제를 먹고 있다. 이로 인해 체내 독소 축적이 미국인의 3.4배, 독일인의 6.3배, 캐나다인의 4.4배에 이르고 있다.

또 소고기 등 육류는 어떤가? 소와 돼지 등 가축에게 먹이는 사료에는 유전자가 조작된 옥수수에다가 화학 방부제와 화학 살균제, 화학 항생제가 엄청나게 들어 있다. 특히 소고기의 지방인 '마블링'은 사료에 화학 항생제를 넣어 먹이고, 꼼짝 못하게 가둬 놓고 키워야 생긴다. 이것이 많으면 1등급 소고기가 되는데, 과연 이것이 고기인가 독소인가 묻지 않을 수 없다.

또 어묵, 소시지, 햄 등 육류 가공식품에는 방부제와 착색제, 발색제, 표백제 등 화학 첨가물이 곡류 가공식품보다 더 많이 사용된다. 2016년 WHO 산하 국제암연구소(IARC)는 가공육과 붉은 고기의 섭취가 암을 유발할 가능성이 있다는 평가를 내렸다. 프랑스 리옹에 본부를 둔 국제암연구소(IARC)는 10개국 22명의 전문가가 참가해 육류 섭취와 암의 상관관계에 대한 800여 건의 연구 조사를 검토한 결과 가공육과 붉은 고기를 섭취하는 것이 직장암이나 대장암을 유발할 가능성이 있다는 보고서를 내놓았다면서 이같이 밝혔다. 이 보고서는 가공육의 섭취가 직장암을 유발한다는 충분한 증거에 따라 가공육을 1군 발암물질로 분류하면서 매일 50그램의 가공육을 먹으면 직장암에 걸릴 위험이 18퍼센트로 높아진다고 지적했다. 가공육이란 소시지, 햄, 베이컨, 핫도그, 통조림, 육포 등 공장에서 제조되는 육류를 말한다. 보고서는 또 붉은 고기의 섭취가 발암 유발 위험이 있다는 것을 강력하게 입증하는 일부 제한적 증거에 근거해 발암 위험 물질 2A군으로 분류할 수 있다고 밝혔다. 붉은 고기란 소, 돼지, 양, 말, 염소 등의 고기를 말한다.

이러한 총체적 난국의 질병공화국으로 인해 국민이 부담하는 의료보험료도 매년 급증하고 있다. 정부가 2016~2025년간 8대 사회보험의 재정을 추계한 결과 건강보험의 경우 2018년부터 적자로 전환되어 2023년에는 적립금이 모두 소진되는 등 재정 수지가 급격히 악화될 것으로 전망됐다. 또 정부는 2017년 52조6천억 원이었던 건강보험 총지출이 연평균 8.7퍼센트씩 늘어 2024년에 100조 원을 넘어설 것으로 내다봤다. 특히 국민건강보험공단 건강보장선진화위원회가 2011년 발표한 연구 자료를 보면 건강보험 재정 문제를 현 상태로 두면 2030년에는 적자가 연 50조 원에 이르는 등 국가가 감당하지 못할 지경에 처할 것이라고 한다.

이런 질병공화국의 오명과 의료비 급증은 그간 서양에서 들여온 인공 화학요법을 국민 의료의 중심에 세우고 시행한 국가 의료 정책과 보건 정책이 실패했다는 증거다. 또 화학 가공식품과 화학 농산물, 공장식 화학 축산물, GMO 등 건강하지 못한 먹을거리를 국민에게 제공한 결과다. 현재와 같은 보건 정책과 의료 정책, 식품 정책으로는 국민의 건강과 질병 문제를 해결할 수 없고, 국가의 내일이 없다.

제6장

코로나에 좋은 약이 되는 음식

가전 명의 정연우 선생 비방

다음의 약음식은 전통의술 명의 집안의 후예인 정연우 선생이 유튜브 방송 건강직설 TV에 출연하여 공개한 것이다. 정연우 선생은 전북 김제에서 크게 부농을 이루며 명망을 떨쳤던 집안의 후손으로서 조부께서 주위의 아픈 사람들이 찾아오면 집안의 식품과 주변의 약초로 어렵지 않게 고쳐 주는 것을 어릴 적부터 많이 보았다고 한다. 이 자리에서 소개하는 겨울철 감기와 독감 처방 역시 조부가 사용했던 것으로 정연우 선생도 평소 집안사람들이나 주변 사람들에게 소개하여 큰 효과를 보았다고 한다.

정연우 선생의 감기 독감 처방과 만드는 방법을 정리하면 집에서 직접 달일 경우 120cc씩 120팩을 만드는 것을 기준으로 할 때 생강 100그램, 마늘 100그램, 마른 붉은 고추 100그램을 준비한다. 그리고 생강에 물을 붓고 분쇄기로 갈아 즙을 만들어 여기에 마른 붉은 고추를 3등분하여 12시간 동안 담가 둔다. 이렇게 하는 것은 고추의 매운맛을 누그러뜨리고, 약성이 잘 우러나게 하기 위함이다. 그리고 고추를 담가 놓은 생강즙과 마늘을 솥에 넣고 물 6리터를 부어 4리터가 될 때까지 1차로 달여 둔다.

또 재료로 마른 도라지 200그램, 인진쑥 200그램, 유근피 200그램, 갈근 200그램, 오미자 200그램을 준비하여 물 15리터를 붓고 10리터가 될 때까지 1차로 달여 둔다.

또 '쌍화탕(雙和湯)' 재료인 백작약·황기·당귀·천궁·계피·감초·숙지황 각 200그램, 대추 100그램을 준비하여 물 25리터를 붓고 16리터가 될 때가지 1차로 달인다.

그리고 1차로 달여 둔 3가지 약물을 짜서 모두 한 솥에 부은 다음 갱엿 2킬로그램을 넣고 15리터로 줄 때까지 농축을 시켜 120cc씩 120팩을 만들면 된다. 만약 집에서 직접 만들기 번거로우면 위 재료를 몽땅 한 데 합쳐 탕제원에 맡겨 한 팩에 120cc씩 120팩을 만들어 달라고 하면 된다.

정연우 선생의 가전비방은 기(氣)와 혈(血)이 모두 손상되거나, 병을 앓고 난 후 기력이 쇠진한 것을 회복시키는 데 명약인 '쌍화탕'을 기본으로 하고 있다. 여기에 뜨거운 성질의 식품인 생강과 고추와 마늘을 가미한 것이 특징이다. 또 폐를 건강하게 하는 데 좋은 사포닌 성분을 많이 함유하고 있으면서 모든 약재의 약성을 폐로 끌고 들어가는 역할을 하는 도라지가 가미되고, 인체의 에너지원인 당분이 보충되도록 갱엿이 가미되었다. 따라서 기력이나 체질이 허약한 사람이 겨울철 추위를 견디지 못하고 냉해를 입어 기침과 발열 등 감기 증상을 보일 때 복용하면 큰 효과를 볼 수 있는 원리로 구성되어 있다.

문경 명의 박문량 옹 가전비방

경북 문경에서 명의로 크게 일가를 이루며 이름을 떨쳤던 박문량 옹의 후손인 박한서 선생이 겨울철 독감 처방을 제보해 왔기에 소개한다. 이 역시 유튜브 방송 건강직설 TV에 올린 내용을 정리한 것이다.

재료는 생강 다진 것 20그램, 감초 10그램, 대추 12개, 마늘 깐 것 7개, 감꼭지 3개 (없으면 곶감 1개로 대용), 팔각향 10그램, 울금 찻숟갈로 2숟갈이다. 팔각향은 팔각회향이란 향신료다. 어혈을 없애고 소화 촉진과 심장을 건강하게 하고 구충 작용이 있는 물질로서 주로 음식의 향을 돋구는 향신료로 사용된다.

위의 재료에 물 1.2리터를 붓고 아주 약한 불로 600ml가 되도록 달인다. 2일에 걸쳐 하루 두 번 아침과 저녁에 따뜻하게 데워 150ml씩 나누어 마시는데, 약국에서 파는 쌍화탕 1병과 혼합하여 복용한다. 그리고 따뜻한 물에 죽염이나 볶은 천일염을 찻숟갈로 하나씩 타서 잠자기 전과 아침에 일어나자마자 공복에 천천히 마시면 어지간한 감기와 독감은 2~3일 만에 낫는다.

감기와 독감에 좋은 약이 되는 음식

겨울철 감기와 독감을 예방하고 치유하는 데 선조들이 지혜로 물려준 약음식 중 하나가 수정과다. 계피와 생강 각각 100그램에 감초를 20그램 넣고 푹 달여서 수시로 마시면 몸이 따뜻해지고 냉기가 풀어진다. 여기에 곶감이나 꿀을 넣어 같이 달여 마시면 인체의 에너지원인 당분도 보충하여 기력을 돋을 수 있다.

무와 배로 차를 만들어 마시는 것도 좋은 방법이다. 만드는 방법은 재료로 무 1킬로그램, 배 800그램을 준비한 다음 무를 깨끗이 씻어 강판에 간다. 배도 깨끗이 씻어 가운데 단단한 부분을 파낸 후 강판에 간다. 그리고 강판에 간 무와 배를 약 보자기에 넣어 꼭 짠다. 이것을 냄비에 넣고 은근한 불로 저어가며 걸쭉해질 때까지 졸인다. 다 졸여지면 유리병에 담아 보관해 두고 한두 숟갈씩 따뜻한 물에 타서 수시로 마신다. 여기에 꿀을 타서 마시면 더욱 좋다. 무에는 천연 유황성분인 알린이 소량 함유되어 있어 폐를 따뜻하게 보호한다. 무가 매운맛을 내는 것도 유황 성분인 알린 때문이다. 배는 루테올린 성분을 다량 함유하고 있다. 이 성분이 목의 통증이나 기관지염, 기침, 가래에 좋은 효과를 발휘한다. 무에는 디아스타제란 소화효소가 있고, 배에는 옥시타제라는 소화효소가 있어 소화제로도 좋은 효과가 있다.

마늘꿀차를 이용하는 것도 좋은 방법이다. 만드는 방법은 재료로 마늘 100그램을 준비하여 껍질을 벗긴 다음 짓찧어 꿀과 섞어 보관한다. 이것을 한 달 정도 두었다가 한 숟갈씩 따뜻한 물에 타서 수시로 마신다. 마늘은 알린과 알리나제라 불리는 유기 유황 성분을 풍부하게 함유하고 있다. 마늘을 먹었을 때 강한 자극과 함께 매운맛이 나는 것도 유황 성분 때문이다. 이 황화합물은 산화 환원 작용의 힘이 강하여 신체 속에 들어온 유해 물질과 결합하여 배설시키기도 하고, 체세포를 자극하여 신진대사를 촉진시키기도 한다. 또한 마늘에는 유효 성분으로 게르마늄이 함유되어 있다. 이 게르마늄은 체내에서 산소를 온몸의 구석구석에 공급해 주는 작용을 한다. 따라서 피로회복이나 지구력의 증강에 도움을 준다. 이런 효능은 인류의 불가사의 중 하나인 피라미드 건축에 동원되었던 인부들의 체력을 유지하기 위해 매일 마늘을 먹였다는 사실이 총량과 함께 피라미드 중 가장 큰 쿠퍼왕의 피라미드 내부에 기록되어 있는 것을 보더라도 알 수 있다.

맥거번 리포트

1970년대 미국 당국은 전체 국민의 4분의 1이 병적 비만 상태로 고통을 받고, 암·고혈압·당뇨병·심장병 등으로 고생하는 사람이 급속히 늘어나자 국민 보건 향상을 위해 막대한 예산을 쏟아부었다. 그럼에도 비만과 암 등 성인병이 줄어들기는커녕 오히려 날로 급증하자 미국 상원은 국민 보건의 근본 문제점을 파헤치기 위해 원내에 영양문제위원회를 설치하였다. 그리고 1975년부터 2년간에 걸쳐 미국의 전 대학 연구소는 물론, 전 세계 30여 개 나라에서 의학·식품·환경 분야 등에 관련된 약 280명의 세계적인 석학들을 미국으로 초청하여 다양한 증언을 청취하였다. 그런 끝에 1977년에 방대한 보고서를 발표했는데, 그게 바로 미국인의 식생활의 문제점을 지적한 〈맥거번 리포트〉다.

약 5천 페이지에 달하는 〈맥거번 리포트〉의 서문은 “인류는 현재의 식생활을 바꾸지 않으면 멸망한다.”라고 시작한다. 한마디로 미 국민들의 그릇된 식생활이 비만과 암 등 모든 현대병을 초래했다는 것이다. 우리가 잘 알고 있는 오백식품(五白食品), 즉 흰 설탕·흰 소금(=화학 정제 소금)·화학조미료·흰 밀가루·백미가 나쁘다고 하는 내용이 바로 〈맥거번 리포트'에 나온다. 또 화학 첨가제로 가공한 인스턴트식품과 패스트푸드, 그리고 콜라를 먹지 말라고 적시하였다. 또한 육류 섭취를 줄이고 섬유질이 풍부한 곡물과 채소·과일 등을 많이 섭취하라고 강조했다. 1977년 1월 4일 맥거번 위원장은 기자회견에서 다음과 같이 '미국인의 식생활 지침'을 발표했다.

“우리는 어리석었다. 우리의 질병은 식품이 원인이었다. 서양의학은 영양 문제에 눈을 감은 편협한 의학이다. 의학혁명이 절실하다. 고정관념에 사로잡힌 의사의 재교육이 필요하다·······분명한 사실은 우리 식생활 양상이 지난 반세기 동안 부정적으로 변천해 왔으며, 우리들의 건강에 지대한 악영향을 끼치고 있다는 것이다. 합성 기름에 튀긴 음식이나 합성 당분, 그리고 정제 소금의 섭취는 치명적인 병들 가운데서도 특히 심장병·암·뇌졸중과 직접적인 연관성을 가지고 있다. 미국인의 10대 치명적인 질병 가운데 6가지는 그 원인이 우리들의 식생활과 연관되어 있다···미국 농무성이 1971년 행한 국민영양조사를 근거로 추정할 때 잘못된 식생활을 개선한다면 심장병의 25퍼센트, 당뇨병의 50퍼센트, 비만의 80퍼센트, 암의 20퍼센트 정도를 감소시킬 수 있다. 이렇게 되면 의료비의 약 3분의 1이 절약될 것이다.”

만약 이 보고서를 미국이나 세계 각국이 겸허하게 받아들였다면, 50년 가까운 세월이 흐르는 동안 현대병이 크게 줄어들었을 것이다.

하지만 거대 식품회사 등의 압력에 의해 보고서는 사장되고 말았다. 그 결과 질병은 창궐하였고, 다국적 제약회사와 양의사들은 올바른 식생활이 아니라, 화학 약이 현대병을 해결해 줄 것인 양 말하며 맘껏 부를 축적했다.

우리 속담에 "피가 되고 살이 되니 잘 먹어야 한다."는 말이 있다. 또 "당신이 먹는 것이 곧 당신의 몸"이라는 서양 속담도 있다. 이는 모두 어떤 음식을 먹느냐에 따라 인체의 건강이 달라진다는 교훈이다.

그런데 오늘날 우리의 식생활을 보면 서구의 화학 물질문명에 장악되어 화학 첨가제로 가공한 인스턴트식품과 패스트푸드가 판을 치고 있다. 또한 서구식 식생활대로 육류 음식의 섭취가 날로 늘어가고 있다. 선조들이 물려준 자연적인 식생활은 버리고, 이미 문제가 드러난 서구식의 비자연적인 식생활을 쫓아가고 있는 것이다.

유전자조작식품(GMO)은 환경과 인체를 해치는 테러

2016년 9월 식약처가 발표한 식품용과 사료용 GMO 수입 승인 현황을 보면, 2015년 국내에 들어온 GMO는 총 1천23만7천 톤(약 2조8천억 원)이다. 이 가운데 식용 GMO는 214만5천 톤으로 전체의 21퍼센트를 차지했다. 나머지 809만2천 톤은 사료용 GMO였다.

가공식품의 원료로 쓰이는 수입 식용 GMO를 작물 종류별로 보면, 옥수수(111만6천 톤)와 콩(102만9천 톤)이 대부분으로 미국과 브라질, 아르헨티나 등에서 주로 수입됐다. 식용 GMO 수입량은 연도별로 오르락내리락하며 들쭉날쭉한 모습을 보이지만, 전체적으로 증가 곡선을 그리고 있다.

업체별 GMO 농산물 수입 현황(2011년~2016년 6월)

수입 업체	품목	수입 내역		
		건수	중량(톤)	비율(%)
(주)CJ제일제당	대두	344	313만 3412	31.98
	옥수수	76	21만 7353	
	유채	6	6만 1953	
(주)대상	옥수수	148	236만 117	22.12
(주)사조해표	대두	128	177만 2143	16.61
(주)삼양사	옥수수	156	171만 8722	16.11
(유)인르리디언코리아	옥수수	130	140만5275	13.17
기타	대두, 유채	117	1737	0.02
계		1105	1067만 712	

〈통계 출처 : 식약처〉

통계를 내기 시작한 2008년 155만3천 톤이었던 식용 GMO 농작물이 2009년 137만2천 톤으로 떨어졌다가 2010년 191만6천 톤으로 뛰었고, 다시 2011년 183만1천 톤으로 내려갔다가 2012년 195만9천 톤으로 올랐다. 그러다가 2013년 168만 톤으로 후퇴했다가 2014년 228만3천 톤으로 급증했다. 2016년 6월까지 식용 GMO 농작물 수입량은 122만1천 톤이다.

GMO는 1996년 몬산토, 듀폰, 신젠타 등 초거대 화학 회사들이 세계 농산물 종자 시장 장악과 화학 제초제의 대량 판매 목적으로 식량 증산의 미명 하에 개발됐다. 특히 몬산토사가 개발한 글리포세이트는 고엽제보다 125배나 독성이 강한 화학 제초제로서 건강에 치명적인

해는 물론, 심각한 생태계 파괴를 초래하고 있다. 글리포세이트는 GMO 농산물 종자와 함께 판매되어 농토에 대대적으로 살포되고 있다. 2015년 3월 20일 WHO의 세계암연구소(IARC)는 글리포세이트가 발암물질이라고 발표했다.

과거 몬산토사는 베트남 전쟁 중에 미국 정부와 계약하여 악명 높은 고엽제를 8천만 리터나 베트남의 밀림에 무차별적으로 살포했다. 그 결과 40여만 명의 베트남인이 사망 또는 불구가 되었고, 50여만 명의 기형아가 출산되었다. 또 암과 악성 질환에 시달리는 사람이 200만 명 발생했다.

GMO와 글리포세이트의 인체 유해성은 여러 연구를 통해 밝혀지고 있다. 프랑스 케인대학의 길 에릭 셀라리니 교수팀이 실험용 쥐들에게 2년 동안 유전자가 조작된 옥수수와 글리포세이트를 이용하여 실험한 결과 대형 종양이 2~3배 증가했고, 신장과 간 등 중요 장기들이 손상됐다. 특히 70퍼센트 이상의 암컷 실험용 쥐들이 조기 사망했다.

또 2014년 6월 미국 MIT 컴퓨터 인지과학 연구소 스테파니 세네프 박사는 글리포세이트의 독성으로 인해 나타나는 결과와 자폐증은 아주 유사하다고 한다. 그는 1975년에 5천 명당 1명꼴로 발생했던 자폐증이 현재 68명당 1명으로 급증한 것은 글리포세이트 사용이 증가한 것과 밀접하게 연관된다고 한다. 또 이대로 가다가는 2025년에는 2명 중 1명의 어린이가 자폐증에 걸릴 확률이 있다고 주장한다.

이렇게 GMO 농산물과 맹독성 화학 제초제의 유해성이 드러나자 프랑스 정부는 몬산토사의 GMO 옥수수 생산을 금지시켰다. 이탈리아와 폴란드, 러시아 등도 GMO 옥수수와 콩 등의 생산을 금지했다. 특히 러시아 의회는 GMO 생산자들을 환경과 인체를 해치는 테러리스트로 규정하여 형사 고발하는 법안을 통과시켰다. 식량난에 허덕이고 있는 아프리카의 여러 가난한 나라들조차도 GMO를 원조해 주겠다는 미국의 제안을 일언지하에 거절했다.

우리나라는 세계 1위의 GMO 곡물 수입국이자 GMO 완제 식품의 세계 1위 수입국이다. 사료 곡물까지 합하면 2014년 한 해에만 무려 1천만 톤이 넘는 GMO를 수입했다. 그런데도 정부 당국은 GMO의 위해성에 관한 동물실험조차 한 일이 없다. 단지 서류 몇 장으로 안전성을 심사하여 통과시키고 있는 실정이다. 게다가 농진청은 70여 작물 200여 가지 GMO 종자의 상업화에 골몰하고 있다.

식용 GMO 수입이 늘면서 당국은 GMO 표시제도를 도입해 시행하고 있다. 하지만 GMO 표시 대상을 제조·가공 과정을 거친 뒤 유전자 변형 DNA나 단백질이 남아 있는 식품으로만 제한했다. 이 때문에 실제로 GMO 농산물을 원료로 사용했는데도 단백질 등이 모두 분해되어 최종 제품에는 남아 있지 않다는 이유로 표시하지 않는 경우가 많다. 이를테면 간장이나 콩기름 등은 GMO 콩으로 만들어도 가공 단계에서 단백질이나 DNA가 완전 분해되기에 GMO 표시 대상이 아니다. 이에 따라 대기업에서 제조하는 인스턴트식품과 패스트푸드의 70퍼센트 이상이 GMO 농산물로 제조됐지만, 아무런 표시 없이 유통되고 있다. 또 콩나물, 두부, 두유, 된장, 간장, 고추장, 식용유 등에도 엄청난 양의 GMO 콩이 사용됐지만, 아무런 표시 없이 유통되고 있다.

그런데 어떻게 가공하든지 간에 강독성의 글리포세이트는 분해되지 않고 여전하다는 것이다. 식약처가 정한 글리포세이트 허용 기준치는 국내 쌀은 0.005ppm인 반면 수입 GMO 옥수수는 5ppm, 수입 GMO 콩은 20ppm이다. 국민을 위한 기준치인지 외국 곡물상을 위한 기준치인지 묻지 않을 수 없다.

화학물질에 의한 생태계 파괴가 심각한 상황에서 우리에게 필요한 것은 지구와 천연자원을 보호하고, 작물의 다양성과 회복력을 유지하는 농업 방식이다. 농작물의 다양성 증진은 식량 안보를 위해 필수적이기 때문에 생태 농업(Ecological Farming)을 도입하는 것이 반드시 필요하다. 실제로 현재 유럽에서는 GMO 작물이 사라지는 반면, 생태 농업이 유망한 사업으로 각광받으며 증가하는 추세다. 과학자들에 따르면 생태 농업을 더 연구한다면, 또 화학 농업 방식과 생태 농업의 생산성을 비교한다면, 생태 농업이 경쟁력 있다는 사실이 명백해질 것이라고 한다.

영식양생(營食養生)

우리 전통의 건강훈(健康訓) 중에 영식양생(營食養生)이 있다. 음식의 영양을 운영하여 생명을 기른다는 뜻이다. 어떻게 하면 올바른 식생활을 하여 생명을 기를 수 있을까 하는 철학이 배인 말이다. 영양(營養)이란 말도 영식양생을 줄인 말이다.

우리 선조들은 이런 철학을 바탕으로 음식의 질을 높이기 위해 갖가지 지혜를 짜내었다. 즉, 채소를 그대로 섭취하지 않고 김치로 담가 먹어 체내 흡수율을 높였고, 콩을 그냥 먹지 않고 된장으로 발효시켜 약성을 높였다. 또 과일을 발효시켜 식초로 만들어 효소를 증대시켰고, 콩을 콩나물로 길러 각종 유효 성분을 생성시켰다. 결국 이런 식품 철학은 음식의 질을 중시한 식품관이다. 또한 음식이 생명을 좌우한다는 통찰력에서 나온 질적 개념의 식품관이다.

반면 서구의 식품관은 식품을 칼로리로 환산하는 양적 개념의 식품관이다. 이런 식품관에서는 어떤 식품이든 칼로리란 양이 중요하지 식품의 질은 중요하게 여기지 않는다. 따라서 정백한 백미이든 자연 그대로의 쌀인 현미이든, 화학 사료로 길러진 가축이든 방목하여 길러진 가축이든, 제철의 과일이든 비닐하우스에서 재배되어 나오는 과일이든, 천연 식품이든 인스턴트 화학 가공식품이든, 자연 생태 식품이든 GMO식품이든, 천일염이든 화학 정제 소금이든, 천연 당분이든 아스파탐 등 화학 당분이든 간에 식품의 질이나 생명성에는 상관없이 칼로리란 분석의 틀 속에 양적으로 계산되는 하나의 물질이 된다. 그리고 모든 식품은 주유소의 기름처럼 인간에게 칼로리를 채워 주는 수단으로 취급되고, 인체는 '작동'을 유지하기 위해서는 하루에 얼마만큼의 칼로리를 공급받으면 되는 기계와 같은 존재가 된다. 이런 맥락에서 학교급식에서도 칼로리 양을 계산하여 학생들에게 공급하는 '칼로리 식단'이 정답으로 통용되고 있다.

이렇게 양을 중시하는 식품관이기에 식품은 인간의 편의와 경제적 목적에 따라 얼마든지 화학적으로 가공 변질될 수 있는 물질로 취급되고 있다. 그 결과 음식은 생명을 기르는 가치가 아니라, 적은 비용으로 어떻게든 많은 양을 생산하여 경제적 이익을 극대화하는 수단이 되었다. 공장에서 대량 생산되는 인스턴트식품과 패스트푸드를 비롯해 GMO 농산물, 공장식 사육으로 생산되는 축산물 등이 그 예다.

오늘날 우리 사회를 지배하는 식품관은 우리 전통의 영식양생의 식품관은 온데간데없이 서구의 식품관에 자리하고 있다. 서구처럼 식품을 칼로리로 환산하고, 식품을 오로지 물질로 분석하여 연구하고 있다. 1960년대를 전후하여 서구에서 식품학을 전공하고 돌아온 학자들이 강단을 장악하고 그간 확대 재생산을 한 결과다.

그런데 한 가지 생각해 볼 점은 오늘날 우리 식품학이 칼로리를 분석하는 양적인 개념의 서구 식품학에 바탕을 두고 있음에도 영양학(營養學)이라는 이름을 사용하고 있다. 학과명도 그렇고, 교재 이름도 그러하고, 대한영양사협회란 단체 명칭 역시 마찬가지다. 이런 참칭은 우리 선조들의 음식에 대한 철학을 모독하는 일이다. 소중한 생명과 관련된 학문의 명칭인 만큼 허울 대신 그 정체성을 분명히 해야 한다.

의식동원(醫食同源)

우리 전통의 건강훈(健康訓) 중에 의식동원(醫食同源)이 있다. 즉, 의약(醫藥)과 음식은 그 뿌리가 같다는 뜻이다. 또 한편으로는 음식이 곧 질병을 고치고 건강을 증진시키는 최고의 약이란 뜻이기도 하다. 우리 선조들은 이런 철학을 바탕으로 병이 나거나 건강이 나빠지면 음식과 주변의 약초를 가지고 몸을 보하여 생명력과 면역력을 강화함으로써 병도 고치고 건강도 회복했다.

일례로 아이를 낳고 나면 어혈을 푸는 방법으로 미역국을 먹었고, 과음(過飮) 후에는 숙취를 풀고 간을 보호하는 방법으로 콩나물황태국을 먹었다. 또 감기에 들면 생강과 감초를 진하게 끓여 마셨고, 기침이 심하면 배에 꿀을 넣어 달여 마셨다. 또한 화상(火傷)을 입으면 화독(火毒)을 빼는 방법으로 환부에 생감자를 갈아서 붙였고, 소화가 되지 않으면 소금을 볶아 복용함으로써 소화를 촉진시켰다.

오늘날은 서구의 식품관이 우리 사회를 장악하면서 음식이 곧 생명이요 약이란 개념이 사라져 버렸다. 음식이 생명과 건강을 증진시키기는커녕 오히려 건강을 망치고 질병을 일으키는 주범으로 전락해 버렸다. 여기에다 양의사들은 질병은 화학 약으로 고쳐야지 음식은 병을 고치는 치료제가 아니라고 가치를 호도하여 사람들에게 주입시키고 있다. 이런 영향으로 많은 사람들이 음식으로는 병을 고칠 수 없다고 믿고 있다. 하지만 화학 약은 응급한 상황에서 몸에 해가 되는 것을 감수하고 제한적으로 사용해야 하는 응급처치제이지 병을 고치는 치료제가 아니다. 병을 고치는 치료제는 음식이다. 인간이 수백만 년의 경험을 바탕으로 생명과 건강에 가장 이로운 것을 찾아 식생활을 이루었음을 생각하면 병을 고치고 건강을 증진시키는 최고의 약은 바로 음식이다. 서구식의 왜곡된 식품관을 벗어나 음식 본래의 가치를 인식하면 건강을 회복하고 병을 고칠 수 있다.

신토불이(身土不二)

우리 전통의 건강훈(健康訓) 중에 신토불이(身土不二)가 있다. 즉, 우리 몸과 땅은 별개가 아닌 하나라는 뜻이다. 이것은 어찌 보면 인간은 흙에서 왔다가 흙으로 돌아간다는 말과도 같다고 할 수 있다.

이 신토불이에는 여러 가지 의미심장한 뜻이 담겨져 있다. 그 첫째는 인간과 땅은 별개가 아니니 자기가 속해 있는 곳의 땅에서 난 것을 먹어야 한다는 것이다. 그것도 가장 가까이 있는 땅에서 난 것이 건강에 좋다는 뜻이다. 둘째는 제철에 땅에서 난 것을 먹어야 한다는 뜻이다. 그렇지 않고 철을 어기고 음식을 먹으면 건강에 해롭다는 뜻이다. 이는 음식의 질이 우리의 건강과 생명을 좌우하기 때문에 나온 선조들의 가르침이다.

그런데 서구의 식품관은 질보다는 양을 중시하는 식품관이다. 따라서 그들은 모든 식품을 물질로 분석하고 칼로리의 양으로 계산하고 있다. 그 결과 식품을 비교함에 있어 물질이 동일하면 똑같다고 주장을 하고 있다. 또 수입 식품이든, 화학 가공식품이든, 유전자조작식품이든 주유소에서 자동차에 기름 넣듯이 얼마만큼의 칼로리를 인체에 공급해 주면 된다는 식으로 '칼로리 식단'을 만들고 있다. 결국 이런 식품관은 음식이 생명에 미치는 질적 문제에 대해선 무시하기 마련이다.

그런데 1960년대 전후에 서구에서 식품학과 의학을 전공하고 돌아온 학자들이 서구의 식품학이 과학적이고 서구의 식생활이 선진적이라고 우리 사회에 전파하기 시작했다. 그리고 서구의 세균병인론에 따라 김치와 된장 등 우리 전통음식은 세균이 우글대는 비위생적인 식품이라고 비하하면서 낙후된 우리 식생활을 위생적이고 고단백 식단인 서구식으로 속히 개혁해야 한다고 부르짖었다. 그 결과 그 음식의 질을 중시했던 우리 전통의 식품 철학이 사라지게 되었다. 또 우리 식생활이 밀가루와 육류, 인스턴트식품과 패스트푸드 등 서구식으로 바뀌면서 전통 대대로 쌀과 채소 위주로 농작을 했던 우리 농촌은 판로를 잃은 채 쌀의 풍년이 근심이 되었고, 배추와 무의 풍작이 갈아엎어야 하는 슬픔이 되었다.

질적인 식품관이 비만과 만병 해결한다

비만 문제에 대해 식품학자와 양의사들은 음식을 많이 먹어서 생긴 일이라고 말하고 있다. 또 고칼로리 식품의 섭취 또는 영양의 과잉 때문에 생긴 일이라고 말하고 있다. 이런 영향으로 사람들이 비만을 해소하기 위해 의도적으로 먹지 않거나, 저칼로리 식품을 골라 편식하고 있다. 심지어 무칼로리를 표방한 가공식품이 등장하기까지 했다.

그런데 비만은 인체가 무식하게 음식을 많이 먹기를 요구해서 생긴 문제가 아니다. 비만은 인스턴트식품과 패스트푸드 등 비자연적인 식품의 섭취로 인해 불순한 음식의 용해물(溶解物)이 체내에서 대사되지 않고 노폐물로 쌓인 소화불량증이요 영양 결핍증이다. 비만한 사람이 끝없이 탐식하는 것은 인체가 생명을 유지하는 데 필요한 영양분이 섭취되지 않기 때문에 필요한 영양분을 섭취해 달라는 욕구의 표현이다. 이런 때 화학 가공식품의 섭취를 금하고, 현미와 발효식품 위주로 자연식을 하면 쉽게 식탐하는 게 멈춘다. 인체의 소화기관은 필요한 영양분이 섭취되면 불필요하게 혹사되는 것을 피하기 위해 아무리 맛있는 음식이 앞에 있어도 더이상 먹지 못하게 물리는 생리작용을 한다. 따라서 자연스럽게 소식(小食)을 하게 되고, 섭취한 음식이 영양분으로 대사되어 장내와 체내에 노폐물로 쌓이지 않아 비만이 해소된다.

식품학자와 양의사들은 비만을 해소하는 방법으로 음식 하나하나를 칼로리로 계산하여 저칼로리 식단을 만들어 권하거나, 또는 인위적으로 먹는 양을 줄이기 위해 위장의 절반을 묶거나 절제하는 수술을 하고 있다. 또 비만한 사람에게 살을 빼야 한다고 말하고 있다.

하지만 비만은 서구의 양적인 식품관에 따라 억지로 적게 먹는 방법으로 해결되지 않고, 질적으로 건강한 음식을 섭취해야 해결된다. 살이 쪘다는 것도 잘못된 표현으로 비만은 살이 찐 것이 아니라 비자연적인 식품의 섭취로 체내에 불순한 음식의 노폐물이 대사되지 않고 쌓인 현상이다. 따라서 살을 빼야 하는 게 아니라 노폐물을 빼야 한다고 말해야 노폐물을 축적시키는 비자연적인 식품의 문제를 깨닫고 금하게 된다. 모든 생명체는 건강한 음식으로 살을 찌워야 하지 절대 여위서는 안 된다. 또 영양을 과잉 섭취해서 비만해졌다는 말도 틀린 말이다. 비만은 영양의 과잉 섭취 때문에 생긴게 아니라 인체에 영양이 되지 않는 인스턴트식품과 패스트푸드 등 화학 식품을 과잉 섭취해서 생긴 문제로 영양의 결핍이다. 서구의 양적인 식품관에 따라 영양의 과잉으로 비만하게 된다고 말하면 올바른 식품으로 영양을 섭취하는 것마저 싸잡아 금하게 돼 혼란이 초래되고 병이 생긴다. 인스턴트식품과 패스트푸드에 '영양성분 표시'란 것도 틀린 것이다. 그것은 '성분 표시'라고 해야 식생활에 혼란이 초래되지 않는다. 개념을 명확히 해야 요요형상 없이 비만도 해소하고, 건강도 지킬 수 있다. 양적인 개념의 식품관을 벗어나 음식의 질을 중시한 우리 전통의 식품관을 회복하면 비만 해소는 물론, 생명력이 강해져 만병을 예방할 수 있다.

김치와 된장 등 발효식품이 질병의 원인?

식품학자와 양의사가 우리 전통 식생활을 비하하는 관행은 오늘날에도 진행되고 있다. 세계보건기구(WHO)는 나트륨 과잉 섭취는 고혈압·뇌졸중·심장질환의 주요 원인이라며, 1일 나트륨 섭취량을 2천mg(소금으로 환산하면 5그램) 미만으로 권고했다. 이런 WHO의 발표가 있자 보건당국과 한국영양학회, 양의사는 일제히 나서서 김치와 된장 등 짜게 먹는 우리 전통 식생활 문제를 지적하고 나섰다. 보건복지부가 발표한 한국인 1일 평균 나트륨 섭취량은 4천878mg으로 WHO가 권장하는 양의 무려 2.4배에 달한다고 한다. 이것은 김치와 된장 등 짜게 먹는 우리 전통 식생활 때문에 생긴 결과라고 한다. 심지어 맵게 먹는 식습관마저 위장병 등의 원인으로 지적하고 있다. 결과적으로 우리 전통 발효식품이 질병을 양산시키는 주범이라는 주장이다.

이런 주장에 따라 교육부는 저염식 조리법과 싱겁게 먹기 교육 지침 등을 담은 '나트륨 줄이기 매뉴얼'을 개발해 일선 학교에 지침을 내리고 있고, 학교 급식에서는 무염식이라 하여 국이나 나물 등 음식을 조시하는 데 간장과 된장을 넣지 않는 일이 벌어지고 있다. 또 소비자단체는 김치의 염분 등급제를 요구하고 있고, 서울시는 나트륨과를 신설하여 소금 줄이기 운동을 펼치고 있다. 경기도 역시 2012년부터 매월 5일을 'Salt zero day-저염식 체험의 날'로 지정하고, 도민을 대상으로 '나트륨 내리Go! 건강 올리Go!' 사업을 추진 중이다. 경기도는 그 일환으로 소비자식품위생감시원을 투입해 외식업체와 집단급식소, 일반음식점 등을 대상으로 대대적인 나트륨 줄이기 사업을 펼치고 있다. 이밖에 대한영양사협회는 우리의 짜게 먹는 식생활 습관이 고혈압·심혈관 질환·위암 등 만성질환의 주요 원인으로 작용하고 있다며, 한국영양학회·대한지역사회영양학회·한국식품영양과학회·보건복지부·농림부·식품의약품안전처·농촌진흥청 등과 함께 '소금 섭취 줄이기' 캠페인을 전개하고 있다.

사실 오늘날 고혈압 환자가 급증한 것은 WHO와 다국적 제약회사 때문이다. 즉, WHO는 다국적 제약회사의 입김에 따라 최고 혈압 160mmHg 이상, 최저 혈압 95mmHg 이상이던 고혈압의 진단 기준을 2000년에 최고 혈압 140mmHg 이상, 최저 혈압 90mmHg 이상으로 낮추었다. 그 결과 모든 연령대에서 고혈압 환자의 비율이 2배 이상 증가했다. 즉, 어제까지 건강하던 최고 혈압 150, 최저 혈압 92인 사람이 졸지에 고혈압 환자가 된 것이다. 이로 인해 화학 혈압강하제를 파는 다국적 제약회사는 인류를 상대로 매년 천문학적인 이익을 챙기고 있다. 그리고 이러한 환자 만들기의 이면을 보면, 당시 고혈압 퇴치연맹 등의 후원자들이 다국적 제약회사 관계자들이었다.

또 하나 오늘날 고혈압과 심혈관 질환이 급증한 것은 육식과 화학 첨가제로 가공한 서구식의 비자연적인 식생활 때문이다. 이런 비자연적인 식생활을 하면 동물성 포화지방산과 화학 독소에 의해 피가 탁혈(濁血)과 독혈(毒血)로 오염될 수밖에 없다. 그 결과 끈적끈적한 피가 혈관에 압력을 가하니 고혈압이 될 수밖에 없고, 심장의 관상동맥을 막으니 심혈관 질환이 생길 수밖에 없다.

특히 인스턴트식품과 패스트푸드에 첨가되는 정제 소금인 염화나트륨, 아질산나트륨, 안식향산나트륨, 글루탐산나트륨 등 나트륨은 고혈압과 심장병의 주된 원인이다. 이들 나트륨은 김치와 된장을 발효시키는 데 사용하는 천일염과 달리 석유의 슬러지에서 분자를 추출하여 합성한 화학물질이다. 천일염의 성분이 염화나트륨이란 이유로 화학적으로 합성한 나트륨과 동일한 물질로 취급하는 것은 식품의 질적 차이를 무시하고 성분과 양을 중시하는 서구의 식품관이 가져온 결과다. 1960년대에 서구의 세균병인론에 입각하여 김치와 된장 등 발효식품을 비위생적인 식품으로 비하하면서 우리 사회에 화학 가공식품과 화학 약을 확산시킨 데 이어 오늘날에는 양적 개념의 서구 식품관으로 우리 전통식품을 질병의 원인으로 또 다시 비하하고 있는 행위라 할 수 있다. WHO가 제기한 나트륨 과잉 섭취 문제가 우리 전통의 염장 발효식품을 비하하는 데 이용되고, 그 본질인 화학 나트륨과 그것을 첨가하여 가공한 화학 식품의 문제는 은폐되고 있는 셈이다. 이런 일은 인스턴트식품과 패스트푸드 등 화학 가공식품을 우리 사회에 확산시킨 그들의 책임을 호도하는 일이다.

만약 김치와 된장 등 짜게 먹는 식습관이 문제라면 평생 우리 전통 식생활을 해 온 전남 구례의 100세 장수자들은 장수는 고사하고 벌써 요절했어야 한다. 하지만 오히려 저염식을 하고 있는 오늘날 고혈압과 심혈관계 질환으로 고생하는 사람이 해마다 늘어나고 있다. 식약처가 발표한 국민건강영양조사 결과에 따르면, 한국인의 나트륨 1일 평균 섭취량은 2013년 4천583㎎, 2014년 4천27㎎, 2015년 3천890㎎, 2016년 3천890㎎, 2017년 3천669㎎ 등으로 해마다 감소하고 있다. 반면 건강보험심사평가원의 통계를 보면 고혈압 환자는 2015년 567만9천139명, 2016년 589만853명, 2017년 602만6천151명, 2018년 627만4천863명, 2019년 651만2천197명으로 매년 증가하고 있다.

소금이 고혈압과 심혈관계 질환의 원인이 아니라는 사실은 우리의 절반밖에 소금을 섭취하고 있지 않는 미국인들의 사망원인 1위가 심혈관계 질환임을 보더라도 알 수 있다. 그들은 소금을 섭취하는 게 아니라 화학 가공식품에 첨가된 화학 나트륨을 섭취하고 있기 때문이다. 따라서 소금과 염장 발효식품이 문제가 아니라, 화학적으로 합성한 나트륨과 이것을 첨가하여 만든 화학 식품의 섭취가 문제다.

우리 몸은 70~75퍼센트가 수분인데, 0.85퍼센트의 염분 농도를 유지해야 체액이 오염되지 않는다. 또 그래야 세포가 염분의 전해질 작용을 통해 체액에 녹아 있는 산소와 영양분을 공급받을 수 있다. 체액의 염분 농도가 0.85퍼센트보다 낮은 경우에는 체액이 산성화되고, 세포가 병들게 된다. 링거 주사액의 염분 농도가 0.9퍼센트인 것은 체액의 염분 농도가 0.85퍼센트라는 것을 입증하고 있다. 태아를 보호하는 양수(羊水)의 염분 농도는 1.2퍼센트다. 만약 양수의 염분 농도가 낮으면 불임으로 이어질 수 있고, 기형아와 미숙아를 출산할 위험이 높아진다. 절대 부패되지 않는 바닷물의 염분 농도는 3.5퍼센트다.

체액의 염분 농도가 0.85퍼센트에 가까운 사람을 약알칼리성 체질이라고 하고, 그보다 현저히 낮은 사람을 산성 체질이라고 한다. 약알칼리성 체질의 사람은 혈색이 좋고, 활기가 넘치며, 격한 운동을 해도 다음날 피로가 남아 있지 않는다. 반면 산성 체질인 사람은 안색이 좋지 않고, 만성 피로와 수면 장애에 시달린다.

화학 나트륨으로 가공한 인스턴트식품과 패스트푸드 등은 모두가 산성 식품이다. 약국에서 팔고 있는 모든 화학 약도 산성이다. 화학 백신도 강력한 과산화물질이 들어 있는 산성이다. 우리 몸의 체액이 산성으로 바뀌면 혈액이나 체액 속의 단백질이나 지방이 응고되어 모세혈관이 서서히 막히게 된다. 암, 심장질환, 부정맥, 뇌경색, 고혈압, 당뇨, 아토피피부염, 요통, 치매, 불임, 기형아 출산 등은 화학 독소의 과잉과 염분 부족이 가장 큰 원인이다.

건강한 사람은 뇌하수체와 신장에서 분비하는 바소프레신, 알도스테론, 앤지오텐신2, 레닌 호르몬에 의해 혈액 속의 염분 농도가 일정하게 유지된다. 그런데 인위적으로 소금을 적게 섭취해 염분 부족증이 되면 수분이 세포 속으로 침투해 염분 농도가 묽어져 뇌 조직에 이상을 일으키는 등 각종 질병이 생길 위험이 커진다. 세포 또한 영양과 산소를 제대로 공급받지 못해 기력과 면역력을 잃게 된다. 따라서 서구의 양적 개념의 식품관에 따라 소금 섭취량을 정해 놓고 싱겁게 먹는 것은 위험한 일이다. 일부러 싱겁게 먹을 필요도 없고, 일부러 짜게 먹을 필요도 없다. 입맛이 요구하는 대로 간을 맞춰 먹는 게 정답이다. 그나마 짜게 먹은 경우엔 인체가 갈증을 유발해 물을 마시게 하여 소변으로 배설시킴으로써 조절이 가능하나, 싱겁게 먹은 경우에는 인체가 해결할 방법이 없어 질병의 위험에 놓이게 된다.

소금에는 39퍼센트의 나트륨과 60퍼센트의 염화물 외에 마그네슘·황·아연·칼륨·칼슘·요오드 등 각종 미네랄이 적절하게 들어 있어 대사 작용과 신경 활동을 돕고, 혈류량을 조절해 혈압을 유지시켜 준다. 반면 화학 식품의 첨가물로 사용되는 정제 소금은 100퍼센트 염소와 나트륨을 인위적으로 결합시킨 화학물질로 미네랄이 전혀 없다. 따라서 인체의 대사 작용과 신경 활동에 전혀 기여하지 못한다. 이런 사실은 소금을 염화나트륨이라고 하면서 화학적으로 염소와 나트륨으로 분리하면 둘 다 독극물이 되는 것을 보면 알 수 있다. 또 배추를 천일염에 절이면 발효가 되나 화학 정제 소금에 절이면 문드러지는 것을 보면 알 수 있다. 우리가 반드시 섭취해야 하는 소금은 각종 미네랄이 풍부하게 섞인 천연 소금이지, 인위적으로 나트륨과 염소를 합성해서 만든 화학 정제 소금이나 화학적으로 분리된 나트륨이 아니다. 화학 정제 소금과 화학 식품첨가물 나트륨은 식초에 비유하면 화학적으로 합성해서 만든 빙초산과 같은 것으로 절감해서 섭취하는 정도가 아니라 절대 섭취해서는 안 된다.

프랑스 게랑드 갯벌에서 생산되는 천일염은 미네랄이 풍부하다는 이유로 1킬로그램에 5만 원에 판매되고 있다. 그런데 우리나라 서해안 갯벌은 그보다 훨씬 미네랄이 풍부한 천혜의 조건을 갖추고 있다. 실제 이화여대 식품영양학과 박태균 겸임교수의 연구 결과 서해안 천일염은 프랑스 게랑드 소금보다 마그네슘 함량이 100그램당 965㎎으로 게랑드 천일염(353㎎), 게랑드 꽃염(445㎎)보다 두 배 이상 높았다. 마그네슘은 김치를 더 아삭거리게 하고, 사람에게는 눈 떨림과 스트레스를 완화시켜 주는 미네랄이다. 혈압을 낮추는 칼륨 함량도 우리나라 서해안 천일염이 100그램당 366㎎으로 게랑드 천일염(94㎎), 게랑드 꽃염(132㎎)보다 높았다. 혈압을 올리는 나트륨의 점유율은 우리나라 서해안 천일염이 81.8퍼센트로 게랑드 천일염(89.6퍼센트), 게랑드 꽃염(92.5퍼세트)보다 낮았다. 프랑스 게랑드 갯벌보다 훨씬 우수한 천혜의 조건을 갖고 있으면서도 식품학자와 양의사의 말에 따라 소금 섭취를 비하하면서 보물을 부가가치 높은 보물로 만들지 못하고 있다.

소금의 생명 작용

소금은 체내에서 몇 가지 중요한 생명 작용을 한다. 첫째, 소금은 음식물을 소화시키는 작용을 한다. 즉, 위산은 염산(HCl)인데, 소금의 염소(Cl)가 위산의 중요한 재료가 된다. 소금이 소화액이 된다는 것은 음식을 먹고 속이 답답할 때 소금을 먹거나 김칫국물을 마시면 이내 체했던 게 쑥 내려가는 것을 보면 알 수 있다.

둘째, 소금은 전해질 물질로서 삼투압 작용을 한다. 삼투압 작용은 배추를 소금에 절여 보면 쉽게 알 수 있는 일로 용액의 농도가 묽은 쪽에서 농도가 진한 쪽으로 물질이 이동하는 현상이다. 이는 생명 유지에 중요한 생리 현상이다. 즉, 체내에 섭취된 영양물질이 세포막을 통과하여 세포에 전달되고, 세포가 연소한 노폐물이 세포막을 통과하여 체외로 배설되기 위해서는 삼투압 작용이 이뤄져야 한다. 이렇게 소금이 물질대사에 중요한 역할을 한다는 것은 땀이 소금과 함께 배설되는 것과 너무 땀을 많이 흘린 사람이 혼수상태에 이르는 것을 보면 알 수 있다. 땀을 많이 흘린 사람이 혼수상태에 이르는 것은 체내의 소금이 다량 배출된 나머지 물질대사가 이루어지지 않아 인체의 기능이 정지되었다는 뜻이다. 이럴 때 기사회생의 명약과 치료법은 소금을 물에 다시 먹이는 것이다.

소금의 또 하나 중요한 생리 작용은 유기물질을 부패되지 않고 발효되게 하는 작용이다. 그 사실은 배추를 그냥 두면 부패되나, 소금에 절여 두면 발효되는 것을 보면 알 수 있다. 체내에 섭취된 음식물이 배설되기까지는 보통 하루 정도의 시간이 소요되는데, 음식과 함께 소금이 충분히 섭취되지 않으면 음식물이 오랜 시간 장내를 통과되어 나오는 과정에서 부패되기 마련이다. 그 결과 소화불량이나 식중독은 물론, 인체 조직이 점차 부패되어 병적 현상이 나타나게 된다. 대장 내에서 섭취한 음식물이 부패되어 이질과 설사를 하는 게 대표적인 예이다. 예전에 초근목피하다시피 기근에 시달렸을 때 한 동네 사람들이 혈변을 보면서 기력을 잃고 몰살했던 것도 소금이 귀했던 시절에 소금을 충분히 섭취하지 못했기 때문이다. 또 저염식 식단을 보급한 학교급식이나 유치원에서 집단 식중독이 빈발하는 것도 양질의 염분 섭취를 막았기 때문이다. 그렇기 때문에 음식을 섭취할 때 맛이 싱거우면 본능적으로 미각을 발동시켜 간을 맞춰 달라고 인체가 요구하는 것이다. 이것은 인체가 생명을 유지하기 위한 본능이다.

이렇듯 소금은 생명을 유지하는 데 있어 핵심 역할을 한다. 이런 이유로 소금이 귀했던 시절에는 동서양을 막론하고 한 해를 건강하게 나기 위해 미리미리 소금을 사서 창고에 쌓아 두었다. 심지어는 염전을 차지하기 위해 전쟁을 일으키기도 하였고, 로마 같은 곳에선 군인과 관리들이 월급을 소금으로 받기까지 했다. 월급을 뜻하는 샐러리(salary)가 소금을 뜻하는 'salt'에서 기원했던 것도 그 때문이다. 우리나라도 조선시대에 생명의 기본이 되는 소금을 특정인이 독점하지 못하도록 나라에서 전매사업으로 했다. 또 광복 후에는 법적으로 화학 정제 소금이 식품 첨가물로 정해지고, 천일염은 식품에 사용하지 못하도록 광물질로 분류되기 전인 1970년대 초까지만 해도 소금 생산량 달성이 정부의 주요한 국정 과제였다.

그런데 오늘날은 인스턴트식품과 패스트푸드 등에 정제염이라는 화학 소금이 첨가되고 있어 가려서 섭취해야 한다. 화학 소금은 소금의 분자가 염화나트륨(NaCl)인 점을 이용하여 염소(Cl)와 나트륨(Na)을 인위적으로 합성해서 만들어 낸 화학물질이다. 따라서 생명 작용은커녕 인체에 독이 된다. 이런 점은 배추를 자연 소금인 천일염에 절이면 발효가 되어 유기물질 상태를 유지하나, 정제염에 절이면 녹아 문드러지는 것을 보면 알 수 있다. 천일염과 정제 소금의 차이는 천연 식초와 화학적으로 햅성해서 만들어 낸 빙초산의 차이와 같다.

우리 전통 식단이 세계 최고의 건강식이다

세계 과학자들은 세계적으로 몸에 좋다고 소문난 유럽의 지중해 음식보다 우리의 전통음식이 참살이에 한 수 위라는 결론을 내렸다. 2006년 미국의 건강 전문 잡지 〈헬스〉는 한국의 김치, 일본의 낫토를 비롯한 콩 발효식품, 인도의 렌틸콩(말린 콩), 스페인의 올리브유, 그리스의 요구르트를 세계 최고의 5대 건강식품으로 선정했다. 여기에는 김치는 물론이고, 콩 식품이 2가지나 포함되어 있다. 우리나라는 콩의 원산지이자 된장 등 콩 발효식품 왕국이다. 이러한 문화가 일본을 비롯하여 동남아 여러 나라로 퍼져 나갔다. 특히 콩으로 만드는 된장과 청국장 등은 세계적으로 인정받는 우수한 우리 전통식품이다.

우리 민족은 쌀과 보리 등의 곡류에서 탄수화물을 섭취하고, 단백질을 콩에서 섭취해 왔다. 또한 김치 등 각종 비타민이 풍부한 다양한 침채류 반찬을 함께 먹어 왔다. 이런 전통 식단은 자연적인 영양성분이 골고루 갖춰져 있는 세계 최고의 건강 식단이다. 건강한 삶을 유지하려면 현미잡곡밥을 중심으로 전통식단을 준비하되, 식전 1시간과 식후 1시간에 물을 많이 마시면 된다.

제 7 장

건강한 100세 장수 비결

세계 장수촌-훈자마을의 장수 비결

미국 심장병 전문가 폴 화이트 박사는 세계적인 장수 마을로 꼽히는 파키스탄 훈자 지역의 90~110세의 노인 25명을 대상으로 의식주 전반에 걸쳐 장수하는 요인을 조사했다. 그 결과 5만여 명의 훈자 지방 주민 가운데 사망자의 평균 연령은 90살 이상이었다. 또 높은 콜레스테롤 수치나 고혈압, 관상동맥 관련 질병의 징후를 보인 주민은 단 한 명도 없었다.

화이트 박사는 훈자 지역 주민들의 건강 요인에 대해 이렇게 설명했다. "이 지역 주민들의 농경 방식은 완전한 유기농으로 주민들에게 화학 첨가제로 가공한 식품이나 합성 화학물질은 매우 생소하다. 또 대부분 음식을 날 것으로 먹고, 수시로 단식하는 것이 생활화되어 있다. 자녀들은 태어나서부터 모유를 먹기 때문에 선천성 질환은 거의 드물다. 아울러 훈자 지역의 2천300년 역사를 통틀어 남녀 양성자로 출생한 경우는 단 두 건 뿐이었다."고 밝혔다.

세계 장수촌-오키나와의 장수 비결

지난 2001년 일본 정부는 100세 이상 장수 지역인 오키나와 섬 거주 노인들의 장수 요인에 대한 분석 결과를 발표했다. 이 자료에 따르면 오키나와 지방 주민 가운데 100세 이상 주민은 457명이었다. 이는 전 세계에서 가장 높은 비율이다. 또 심장질환과 암 발병 비율은 미국의 4분의 1에도 미치지 않는 것으로 나타났다. 특히 오키나와 지역 노인들은 삶의 질이 높고, 자연식 위주의 건강한 식습관을 갖고 있는 것으로 조사됐다. 또한 독성 화학물질에 대한 노출이 거의 없고, 삶에 대해 긍정적으로 사고하는 것으로 분석됐다. 각종 질환 등에 대한 관리는 동양과 서양의 치료 방식과 전통 방식을 통합하여 사용하는 것으로 파악됐다.

일본 오키나와 장수촌이 알려지기 시작한 것은 일본의 곤도 박사가 『장수촌과 단명촌』이라는 저서를 통해 오키나와 장수촌의 특징을 밝혀내면서부터다. 그 후 오키나와 간호대학의 크레이스 윌코스 박사가 오키나와 현지에서 장수인들의 식생활을 수년간 연구하여 식생활 실천 프로그램을 내놓았다. 이 프로그램은 우리의 건강생활에도 크게 참고할 만한 내용이기에 5가지 식사 원칙을 소개한다.

1. 다섯 가지 색이 고루 들어간 밥상을 차린다. 천연적인 다양한 색깔의 재료를 골고루 섭취하면 영양이 풍부할뿐더러 시각적인 효과도 있어 입맛을 돋운다. 붉은색의 재료로는 양배추·고추·토마토 등이 있다. 노란색의 재료로는 옥수수·호박·버섯 등이 있고, 초록색의 재료로는 야채·허브·샐러드 등이 있다. 또 검은색의 재료로는 콩과 김 등이 있고, 흰색의 재료로는 두부와 감자 등이 있다.

2. 정백하지 않은 곡물을 섭취한다. 현미와 같이 도정(搗精)하지 않은 곡물은 효소를 고루 갖추고 있기 때문에 영양소가 완벽하게 소화되어 체내에 잘 흡수된다. 뿐만 아니라 풍부한 섬유질이 소화되고 남은 잔여물을 흡수하여 대변으로 배설시킴으로써 장을 깨끗하게 한다. 식사는 조금씩 자주 하는 게 좋고, 걷기 등 가벼운 운동을 하기 전에 녹차나 자스민차를 충분히 섭취하여 수분을 미리 보충하는 게 좋다.

3. 육류 음식은 줄이는 게 좋고, 부득이 육식을 할 때는 접시의 4분의 1 정도만 고기를 놓고 나머지는 야채로 채운다. 그리고 불에 탄 고기는 절대 먹지 않도록 한다.

4. 콩류, 야채, 과일을 하루 세 가지 이상 먹는다. 특히 몸속의 산화 작용을 억제하고 항균과 항암 효과가 있는 콩류 음식을 늘 즐겨 먹도록 한다. 채소와 차, 칡, 과일은 하루에 세 종류 이상 먹도록 습관을 들인다.

5. 포화지방산인 동물성 지방의 섭취를 금하고, 아마씨·호두·콩류와 같이 불포화지방산이 함유된 식물성 지방을 많이 섭취한다. 주의할 점은 시중에 판매되고 있는 식용유 중 식물성 재료를 사용했다고 하더라도 화학적으로 가공한 것은 금한다. 또한 쿠키, 파이, 튀긴 음식, 버터 등에 들어 있는 화학적으로 가공한 지방 역시 몸에 좋지 않으므로 섭취하지 않는 것이 좋다.

한편 하버드 의과대학의 브레들리 윌콕스 교수는 10년간 오키나와섬 주민들을 상대로 장수와 건강에 대한 유전자 여부를 조사했다. 그 결과 유전자와는 전혀 상관이 없다는 결론을 내렸다. 윌콕스 교수는 실제 사례로 오키나와 미군 부대 근처의 패스트푸드점을 자주 찾는 지역 젊은이들의 경우는 비만과 심장질환으로 인한 조기 사망 비율이 일본에서 가장 높았다. 또 미국과 브라질로 이주하여 서구의 비자연적인 식습관을 갖게 된 오키나와 태생의 사람들도 건강과 기대 수명이 매우 짧았다고 소개했다.

100세 장수 비결-화학물질에 오염되지 않은 생활

건강하게 오래 사는 것은 인류의 탄생 이래 누구나 바라는 일이다. 일찍이 중국의 진시황이 서복이란 신하에게 불로초를 구해 오라고 했던 일은 늙지 않고 영원히 살고자 하는 인간의 욕망을 단적으로 보여주는 예다.

그렇다면 늙지 않고 오래 살 수 있는 방법은 무엇인가? 불로초를 먹어야 하는 걸까, 아니면 독특한 비결이 따로 있는 것일까? 그 물음에 대해 대부분의 사람은 산삼과 같은 불로장생의 약을 먹어야 하거나 독특한 비결이 있다고 생각하고 있다. 또 문명과 의학의 발달이 필요하다고 생각하고 있다.

하지만 세계 장수촌의 공통된 장수 요인을 보면, 그들이 불로초를 먹었던 것도 아니고, 그들에게 독특한 장수 비결이 있는 것도 아니다. 그렇다고 문명이나 의학의 발전이 가져다준 결과는 더더욱 아니다. 세계 장수촌은 한결같이 오지에 있고, 그곳엔 변변한 의료 기관조차 없다. 오히려 오지에 있기 때문에 서구의 화학 문명과 화학 의술이 파고들어갈 수 없었던 게 100세 장수를 온전히 지킬 수 있는 비결이었다.

인류학자는 영장류를 분석한 결과 포유류의 수명은 최초로 2세를 잉태할 수 있는 나이의 10배 내지 15배라고 한다. 이를 근거로 할 때 인간에게 주어진 수명은 150세 내지 180세라고 하겠다. 이런 수명을 예전엔 의식주가 열악한 나머지 까먹었고, 오늘날엔 의식주가 화학물질에 오염되어 있어 까먹고 있다.

물론 양의사들은 의학의 발달이 인류의 평균수명을 높였다고 말하고 있다. 그리고 인류가 물질문명을 누리면서 편리하게 지내는 대신, 이로 인해 생기는 병은 의학적으로 관리해 주면 된다고 말하고 있다.

그런데 그들이 말하는 의학적으로 관리하는 방법이 신체는 무엇인가? 그것은 바로 인공 화학요법이다. 인류가 화학물질에 오염되어 있는 생활로 인해 병약해져 가고 있는 일을 인공 화학요법으로 건강을 관리할 수 있다는 것은 모순이다. 그것보다는 자연적인 요소가 더 강화된 의학으로 관리하는 게 합리적이다. 이것이 오늘날 세계 장수촌이 우리에게 말해 주는 교훈이다.

100세 장수 비결-자연식과 자연 친화적인 생활

세계 장수촌의 공통된 특징을 보면 자연식을 하고, 자연친화적인 생활을 한다는 것이다. 또한 생활의 각박함이 없이 여유로운 마음으로 생활한다는 것이다. 어찌 보면 장수비법이라고도 할 수 없는 지극히 당연한 이치지만, 서구의 화학 물질문명에 구조적으로 장악되어 있는 오늘날의 현실에서는 따라하기 힘든 '비법'이라고도 할 수 있다. 하지만 육식이나 화학적으로 가공한 인스턴트식품 등 서구의 비자연적인 식생활을 금하고, 조금이라도 자연친화적인 생활을 하려는 노력과 여유로운 마음을 가지려는 의지만 있다면, 오늘날 현실에서도 전혀 불가능한 것만은 아니다.

전 세계적으로 유명한 장수촌들은 모두 서양의학의 손길이 전혀 닿지 않는 곳에 있다. 100세 이상의 사람들이 많이 산다고 하는 파키스탄의 훈자라고 하는 곳은 히말라야산맥 아래에 있는 오지 중의 오지 산골 마을이다. 또 다른 세계 장수촌인 남미의 빌카밤바는 인더스산맥 오지에 있고, 동유럽 조지아공화국의 장수촌 역시 코카서스산맥 오지에 있다. 또 불가리아의 장수촌은 로도피산맥에 있고, 유럽에 있는 장수촌은 지중해 섬 세르데나이다. 이런 점은 한국의 경우도 마찬가지다. 한국에서 장수촌으로 꼽히는 전남 구례 지역은 지리산 자락에 있는 산골 마을이다. 이들 지역은 100세 이상 장수하는 사람이 많을 뿐만 아니라, 100세 이상의 고령에도 근력이 건강하여 직접 농사일을 하는 등 활기차게 일상생활을 하고 있다고 한다. 자연에 순응하여 사는 여유로운 마음, 자연이 준 먹을거리를 채취하는 활동, 화학물질에 오염되지 않은 공기와 물, 자연의 먹을거리를 가공하지 않고 그대로 먹는 식생활, 된장 등 발효식품을 통한 충분한 염분 섭취 등이 건강과 장수의 비결이다.

결국 이런 사실을 통찰해 본다면, 교통사고 등 어떤 특별한 응급 사고를 당했을 때를 제외하고는 무병장수하는 데 서양의학의 인공 화학요법은 전혀 필요가 없다. 오히려 인공 화학적인 처치가 가해지면 인체의 정상적인 생리작용이 훼손 또는 오염되어 본래 주어진 건강과 수명을 깎아먹을 수 있다. 만약 그렇지 않고 양의사들의 주장대로 서양의학이 발달함으로써 인간의 평균수명이 높아지고, 서양의학에 의존해야 무병장수할 수 있다면 무병장수인은 양의사 자신들이 되어야 할 것이다. 또 한편으로는 양의사의 말에 철저히 복종하여 수시로 검사와 처치를 받고 화학 약을 줄기차게 복용한 사람이어야 할 것이다. 그리고 장수촌은 유명 양방 병원 근처에 있는 동네가 되어야 할 것이다.

하지만 장수인들은 혈당이 무엇인지, 당뇨가 무엇인지, 혈압이 무엇인지 전혀 모른다. 또 서양의학의 인공 화학적인 처치를 전혀 받지 않은 사람들이다. 인간의 진정한 장수 비결은 화학 물질문명에 오염되지 않은 자연적인 생활과 인체의 생명력을 높여 주는 자연식이다.

전문가들이 조언하는 세계 장수촌의 장수 비결

요즘 평균수명 100세 시대를 맞아 건강에 대한 화두는 올바른 식습관이다. 이런 가운데 100세 이상 장수(長壽) 요인은 놓고, "유전이다." "유전이 아니다."라는 갑론을박이 이어지고 있다. 이런 논쟁에 대해 미국 은퇴자협회가 세계 각국의 100세 이상 장수 노인을 대상으로 심층 연구한 보고서를 발간했다. 이 보고서에 따르면 인간의 장수에 유전자가 차지하는 부분은 30퍼센트에 불과한 것으로 추정했다. 그보다는 자연식과 화학물질에 오염되지 않은 생활양식에 의해 무병장수가 결정된다고 결론을 내렸다.

뉴욕대학 영양학과 매리언 네슬 교수는 전 세계적으로 장수한 사람들의 특성을 주목해야 한다고 말한다. 그러면서 "장수한 사람들은 전통적으로 식물성 위주의 식단을 짜서 음식을 섭취한다. 식물성 음식은 비타민과 미네랄, 섬유질 등 질병을 예방하는 식물성 성분을 다량으로 함유하고 있기 때문이다."라고 강조한다.

비만과 당뇨의 섬 미크로네시아의 비극

세계적 관광지인 남태평양의 섬나라 미크로네시아는 성인의 90퍼센트가 비만 환자로 비만율이 세계 2위다. 또 성인의 70~80퍼센트가 당뇨로 고통받고 있다. 이런 비극은 제2차 세계대전 이후 미국 통치령이 되어 식생활이 미국식으로 바뀌면서 시작되었다. 미크로네시아의 사람들은 자루처럼 생긴 통옷을 입은 거구의 몸에 발을 절룩거리거나 한쪽 발이 없는 경우가 많아 정말 지옥 같은 모습이라고 한다. 전반적으로 교육 수준이 낮은 원주민들은 아직도 맨발로 생활하는 사람들이 많은데, 당뇨 환자들이 상처를 입은 후 잘 낫지 않아 발을 절단한 사람들이 많기 때문이다.

원래 미크로네시아 원주민들은 섬에서 자생하는 코코넛, 빵나무 열매, 바나나, 바다에서 잡은 물고기 등을 먹고 살았다. 그렇게 그들은 청정지역 남태평양에서 조상 대대로 종족을 이어오며 평화롭고 건강하게 살았다.

그러나 1947년 이후 미국의 신탁 통치를 받으면서 버터·설탕·통조림 고기·콜라 위주로 식생활이 바뀌었고, 동네마다 햄버거와 피자 등 패스트푸드점이 생겼다. 원주민들은 달고 기름진 자극적인 음식에 쉽게 빠져들었고, 그 결과 비만과 당뇨 환자가 급격히 증가했다. 또 과체중으로 인한 관절염이 일반적인 현상이 되었다.

신흥 100세 장수국가 쿠바

전체 인구 약 1천123만 명인 카리브해의 작은 섬나라 쿠바가 세계의 장수 국가 중 하나로 떠오르고 있다. 쿠바 보건부에 따르면 쿠바의 100세 이상 노인이 2천153명으로 집계됐다고 한다. 인구 5천 명 중 1명이 100세 이상 장수를 하고 있는 셈이다. 알베르토페르난데스 세코 보건부 노인 사회지원·정신건강 국장은 "쿠바의 100세 이상 인구 중 대부분은 치매에 걸리지 않은데다가 거동도 자유로워 주위에 의존하지 않고 있다."며 "이들은 성공적인 인구 노령화의 본보기"라고 강조했다. 우리나라는 10만 명 중 불과 3명만이 100세 인생을 사는데, 그것도 쿠바 노인의 활기 넘친 삶의 질과는 많이 다르다.

쿠바는 1990년 이전만 해도 우리나라처럼 화학 첨가제로 가공한 식품과 화학 약의 피해로 각종 질병이 급증하여 30~40대 사망률이 높았다. 이런 쿠바가 불과 30년 만에 장수국가가 될 수 있었던 비결은 유기농 식품의 보급이었다. 본래 쿠바는 다른 나라들과 마찬가지로 대규모 농장 중심으로 화학 비료와 화학 농약을 사용하여 농산물을 생산했다. 이랬던 쿠바가 유기농업 혁명을 시도한 것은 구(舊)소련의 붕괴가 계기가 되었다.

1991년 구소련이 해체되자 쿠바는 대부분 소련에서 수입해 왔던 연간 100만 톤의 화학 비료와 200만 톤의 사료 작물, 2만 톤의 화학 농약, 각종 농기계 부품, 석유를 한꺼번에 공급받을 수 없게 되었다. 이로 인해 트랙터 같은 농기계가 가동을 멈췄다. 게다가 미국의 한층 강화된 봉쇄 조치로 고립무원의 처지가 되었다.

이러자 1991년 9월 쿠바 대통령 카스트로는 식량 위기를 극복하기 위해 특별 선언을 선포하고 전 국민적인 유기농업을 시작했다. 특히 농촌에서만 농사를 짓는 것이 아니라, 관공서나 주택 사이의 빈 공터에도 텃밭을 가꾸어 자급자족할 수 있는 도시 농장도 권장했다.

유기농업의 핵심은 흙 살리기였다. 화학 비료와 화학 농약의 남용으로 황폐해진 농지를 살리기 위해서는 최소 3~5년의 세월이 필요하다. 그런데 지렁이를 이용한 방법이 효과를 거두면서 그 시간을 단축할 수 있었다. 지렁이는 음식물 쓰레기 등 유기성 폐기물을 흙으로 부패시키는 세균과 함께 도시와 농촌의 황폐해진 땅을 농사짓기에 필요한 옥토로 전환시키는 역할을 했다. 해충을 제거하는 일도 자연이 담당했다. 인도에서 수입한 님(Nim)나무를 전국에 보급해 해충을 없애는 재료로 쓰고, 농장 주변에 해충이 기피하는 식물을 심어 자연 방제를 실시하도록 했다. 이것은 우리 전통의 지렁이 농법이라 할 수 있고, 은행나무와 어성초 등을 이용한 천연 방제 방법이라 할 수 있다.

이렇게 10년 동안 진행된 쿠바의 유기농업 실험은 대성공이었다. 유기농업을 시작하기 전에 43퍼센트에 불과했던 식량 자급률을 거의 100퍼센트로 끌어올려 완전 자급자족을 실현했다. 또한 전 국민이 유기농 식품을 섭취하자 병원을 출입하는 환자 수가 30퍼센트나 줄어들고, 영아 사망률이 세계에서 두 번째로 낮아지는 등 북미와 남미를 통틀어 가장 건강한 나라가 되었다. 또 유기농업의 메카로 인식되면서 외국의 농업인과 환경단체 등이 쿠바의 유기농업을 배우기 위해 방문하는 등 관광객과 농산물 수출이 급증하여 특수를 누리고 있다.

정부는 고령화시대의 노인대책으로 치매 국가책임제를 시행하고 있다. 그 핵심은 국가 예산과 건강보험 재정을 투입하여 환자 가족이 짊어졌던 경제적, 정신적 부담을 대부분 국가가 대신 지는 것이다. 하지만 치매를 예방할 근본 대책 없이 밑 빠진 독에 물 붓기 식으로 국가가 뒤치다꺼리하는 정책은 반쪽짜리 정책에 불과하다. 진정한 치매 국가책임제는 화학 식품과 화학 약을 금지시키고, 국민에게 안전한 먹을거리를 제공하는 것이다. 그런 점에서 건강보험료를 사후약방문 격으로 질병 치료비로 지출할 게 아니라, 우기농 농가와 유기농 식당 등 유기농 산업을 발전시키는 데 지원해야 한다. 또 부익부 빈익빈 등 건강 양극화가 심화되고 있는 실정에서 저소득층 국민들이 유기농 식품을 구입할 수 있도록 건강보험료를 지원하여 질병이 발생하지 않도록 하는 선순환 구조를 이루는 정책을 펴야 한다. 이렇게 하면 건강보험재정의 건전화를 이룰 수 있고, 국민 의료비 부담을 10분의 1로 줄일 수 있다. 유기농으로 건강한 나라를 이룩한 쿠바의 교훈을 타산지석(他山之石)으로 삼아야 한다.

저출산 문제와 국가 운명, 유기농 자연식이 답이다

통계청의 장래 인구 추계를 보면 우리나라 총 인구는 2016년 5천80만 명에서 2030년 5천216만 명으로 정점을 찍은 뒤 2045년 5천만 명 이하, 2069년 4천만 명 이하, 2091년 3천만 명 이하, 2100년 2천222만 명으로 급감할 것이라고 한다. 더욱 불행한 소식은 통계청의 인구 추계 전망보다 인구 감소가 앞당겨져 2020년 우리나라 안구가 출생아보다 사망자가 더 많은 '데드크로스'가 발생했다는 점이다.

우리나라는 세계에서 유례를 찾아보기 힘들 정도의 저출산에 시달리고 있다. 출산율이 지난 40년간 계속 감소해 2002년부터 전 세계에서 최하위권으로 곤두박질쳤다. 출생한 아기가 1970년대 한 해 100만 명에서 2002년에 49만 명으로 30년 만에 반으로 감소했다. 세계에서 한 세대 만에 출생아 수가 반으로 줄어 인구절벽에 직면한 나라는 우리나라가 유일하다.

국가통계포털의 자료를 보면 우리나라 출산율은 2015년 1.2명에 그치는 등 15년째 1.3명 미만의 초(超)저출산 상태를 이어오고 있다. 또 인구보건협회가 발간한 유엔인구기금(UNFPA)의 '2016 세계 인구 현황'을 보면 우리나라 여성 1인당 평균 출산율이 1.3명이다. 이것은 세계 평균치 2.5명에 크게 못 미치는 것으로 최저 출산율인 포르투갈, 보스니아-헤르체고비나, 몰도바(1.2명) 다음으로 꼴찌에서 4번째에 해당한다. 이마저도 더 낮아져 2019년 출산율이 0.9명으로 세계 최하위로 추락했다. 이런 계속된 저출산으로 2019년에 출생아 수가 심리적 저지선인 30만 명대로 떨어졌다.

우리나라는 인구의 급격한 감소로 인해 3년 뒤에는 대학 정원이 남아돌고, 2022년에는 나라를 지킬 군인마저 부족해질 것이라고 한다. 또 노동인구의 감소로 생산성과 소비가 급격히 저하되어 국가 경제가 마이너스 성장을 하는 등 심각하게 침체될 것이라고 한다. 한국보건사회연구원의 보고서를 보면 심각한 저출산으로 2024년부터 우리나라 경제를 유지하는 데 필요한 노동력이 모자라기 시작해 2060년에는 900만 명 이상의 노동력 부족을 겪을 것이라고 한다. 이는 전체 인구의 20퍼센트를 넘는 수준이다. 반면 젊은이 1명이 책임져야 할 노인이 현재 0.2명에서 2080년에는 1명 이상에 이를 것이라고 한다. 이 때문에 국민연금과 건강보험 등 사회적인 노인 부양비가 급격히 늘어나 세대 간의 갈등이 갈수록 심화될 것이라고 한다. 농촌은 그 심각성이 더해 면 지역의 경우 2008년 518만 명에서 2053년 282만 명으로 급감해 아무도 살지 않는 유령 마을이 생길 수 있다고 한다.

저출산의 원인에 대해 보건복지부 등 정부 당국의 관계자들은 여성의 자아실현 욕구가 커지면서 맞벌이 가구를 중심으로 출신을 포기하거나, 아이를 한 명만 낳는 여성이 늘고 있기 때문으로 분석하고 있다. 또 맞벌이 부부에게 적합한 보육 시설이 부족하고, 아이의 양육에 따른 경제적 부담이 크기 때문이라고 분석하고 있다. 나아가 고용의 불안정, 취업 문제, 주거 문제, 결혼 비용 등에 대한 부담으로 결혼 연령대가 높아지는 것도 주요 원인이라고 한다.

이에 따라 저출산 문제의 해결 방법으로 임신에 따른 각종 검사비와 출산 장려금 지원, 보육비와 양육비 지원, 국공립 보육 시설 확충, 맞춤형 안심 보육 위탁 제도 확립, 초등학교 돌봄 교실 확대, 기혼 여성에 대한 근로 환경 개선, 육아 휴직 확대, 신혼 부부 맞춤형 주거 지원 등이 국가적 차원에서 적극적으로 시행되고 있다. 특히 정부는 '제3차 저출산·고령 사회 기본 계획' 기간(2016~2020년)을 인구 위기를 대응할 마지막 기회로 보고 출산율을 2020년까지 1.5명으로 끌어올린다는 목표로 총력을 기울인 바 있다. 이에 따라 관련 예산도 2차 계획 때의 75조8천억 원보다 대폭 늘어난 197조5천억 원을 5년에 걸쳐 투입했고, 올해부터 다시 시작하는 제4차 저출산 대책으로 200조가 넘는 예산을 편성했다.

그런데 이런 정부의 대책은 근본적인 문제를 도외시한 반쪽짜리 대책이다. 우리나라가 저출산과 인구절벽에 직면하게 된 원인은 젊은이들이 경제적인 문제 등으로 아이를 낳지 않는 점도 있지만 그보다는 정자와 난자가 병들어 아이를 낳고 싶어도 아이를 낳지 못하는 생식불능 젊은이들이 급증하고 있기 때문이다. 젊은이들이 결혼을 하지 않는 것 역시 경제적인 사정으로 기피하는 게 아니라 생식기능이 병들어 성적 욕구가 생기지 않기 때문이다. 즉, 모든 생명체는 종족 번식의 본능과 욕구가 있는데, 생식기능이 병들면 짝을 찾고 싶은 욕구가 떨어지고, 설령 결혼했다 하더라도 우성인자 종족 번식 본능에 의해 2세를 생산할 욕구가 생기지 않는다. 이런 사실은 식물의 경우도 열등한 열매는 낙과시키는 것을 보면 알 수 있다. 또 우리 사회가 1950년대와 60년대에 비록 헐벗고 가난했지만 건강했기에 아이도 많이 낳아 베이비 붐을 이루었고, 정력적으로 일해 '한강의 기적'도 이룬 것을 보면 알 수 있다. 몸이 건강하면 정력이 넘쳐 종족 번식 본능으로 짝을 빨리 찾게 되고, 생식능력도 강해져 저출산 문제가 해결된다. 정부가 2006년부터 10여 년간 저출산·고령사회 대책에 무려 150조 원 이상을 투입했지만, 출산율이 오히려 낮아지는 것은 이런 근본적인 문제를 도외시했기 때문이다. 저출산 문제는 돈으로만 해결되지 않고 젊은이들의 생식기능을 건강하게 해야 해결될 수 있다는 뜻이다.

젊은이들의 생식기능 문제는 아이를 낳고 싶어도 낳지 못하는 불임률을 보더라도 알 수 있다. 2005년 2월 25일 중앙일보의 보도에 따르면 젊은이들의 불임율이 33퍼센트에 달한다고 한다. 더욱 경악스러운 것은 보건당국의 발표를 보면 매년 불임률이 4.2퍼센트씩 증가하고 있다는 것이다. 이런 추세라면 2029년에는 불임률이 100퍼센트에 도달해 젊은이들이 자연적인 생식 방법으로는 아이를 낳지 못하게 된다.

이것은 1만 년 역사를 이어온 우리 민족이 앞으로 멸종된다는 뜻이다. 이런 사실을 반영하듯이 옥스퍼드대학 교수 등 세계적인 미래 학자와 국회 입법조사처, 그리고 국회 예산정책처 연구 결과를 보면 우리나라 인구가 이대로 가면 점점 줄어 2700년에는 아예 소멸하여 한민족이 지구상에서 가장 먼저 소멸한 민족 1호가 될 것이라고 한다.

또 연세대 의대 한상원 교수가 국립독성연구원의 의뢰를 받아 실시한 '한국 남성의 정자 수와 비뇨기계 질환 관련 연구' 결과를 보면 건장한 20대 한국 남성 10명 중 4명꼴로 정자의 운동능력이 기준에 못 미쳐 임신시킬 가능성이 떨어지는 것으로 나타났다. 이 결과에 따르면 건강한 현역 사병 194명(평균 22.1세)의 동의를 받아 정액을 조사한 바, 운동성이 국제기준에 못 미치는 사람이 85명(43.8퍼센트)이었다. 4명은 정자 수가 정상 기준에 미달했다. 85명 중에서 정자 운동성이 20퍼센트 이하인 사람이 12명, 21~30퍼센트는 15명, 31~49퍼센트는 58명이었다. 세계보건기구(WHO)는 남성이 임신시키려면 정자 100마리 중에서 50퍼센트 이상이 정상적으로 운동해야 하고, 정자 수가 정액 1mℓ에 2천만 마리가 넘어야 한다고 기준으로 분류하고 있다. 운동성이 떨어지는 비실비실한 정자는 여성의 자궁을 따라 나팔관까지 가지 못하고 죽기 때문이다.

실제로 최근 임신 불능으로 진단되는 부부가 증가하고 있는데, 보건복지부와 한국보건사회연구원의 조사에 따르면 2012년 불임으로 진단된 20~40대 부부가 약 19만 명(여성 14만8500명, 남성 4만1천400명)으로 파악됐다. 또 건강보험심사평가원에 따르면 2016년 국내 불임자 수가 21만7천905명으로 5년 전과 비교해 볼 때 12퍼센트나 증가했다. 특히 지난 2011년 3만9천333명이었던 국내 남성 불임자 수가

2015년 5만2천902명으로 4년 새 1.5배가량 증가했다.

남성의 정자 수를 급격히 감소시키고 있는 주범은 화학물질이다. 이런 사실은 각종 연구를 통해서 밝혀지고 있다. 일례로 지난 2005년 워싱턴 주립대학 생물학과 생식생물학연구실장 마이클 스키너 박사가 세계적인 과학 전문지 〈사이언스〉에 발표한 연구 내용을 보면 농경지에 흔히 살포되는 화학 살충제 메톡시클로르와 포도에 흔히 바르는 곰팡이 제거제 빈클로졸린을 임신 중인 암컷 실험용 쥐에게 노출시켰다. 그 결과 태어난 수컷 쥐의 90퍼센트에서 정자 수의 감소와 비정상적인 형태의 정자가 나타났다. 나머지 10퍼센트는 완전한 불임 상태를 보였다. 벌레와 세균을 죽일 정도의 독성이면 정자도 죽이기 마련인 것이다.

오늘날 흔히 사용되고 있는 화학 살충제 농약의 주된 원료는 수은이다. 수은은 벌레와 식물, 세균의 신경계에 침투하여 죽이는 작용을 하는데, 이런 독성이 정자와 난자도 죽이게 된다. 따라서 예로부터 수은에 중독되면 영구히 불임이 된다고 했다. 현재 우리나라 단위 면적당 화학 농약 사용량이 세계 1위이고, 강독성 화학 제초제인 글리포세이트에 오염되어 있는 GMO식품의 수입 또한 세계 1위인 점을 생각하면 끔찍한 일이다.

하지만 전 국민의 혈중 수은 오염 농도는 역학조사가 이루어진 바가 없어 그 실상을 알 수 없다. 다만 국립환경과학원이 2007년 전국 26개 지역의 초등학생 2천 명을 조사한 결과 혈중 총 수은 농도가 평균 2.42±.01ppb로 나타났다. 이는 미국(0.34ppb), 독일(1.0ppb) 아동의 혈중 농도보다 크게 높은 것이다. 조사 대상 학생의 약 1퍼센트는 독일 인체모니터링위원회(CHBM)의 위해성 기준치(5μg/ℓ)를 초과했고, 0.5퍼센트는 미국 환경보호국(EPA) 기준치인 5.8μg/ℓ를 초과했다. 일부 학생은 혈중 수은 농도가 17.26ppb까지 나타났다.

수은은 화학 백신에 방부제로도 사용되고 있다. 현재 생후 6개월 사이의 갓난아이에게 필수 예방접종이라 하여 10여 가지 화학 백신이 접종되고 있는데, 영국 독성학 권위자인 베일리 해밀턴은 어린 시절 화학 백신을 통해 흡수되는 수은의 총량은 평생에 걸쳐 축적되는 수은의 양과 맞먹을 정도라고 한다.

남성의 정자와 여성의 난자를 죽이는 것은 화학 농약과 화학 백신뿐만이 아니다. 우리가 흔히 복용하는 감기약과 위장약 등 모든 종류의 화학 약은 성기능을 감퇴시킬 수 있다. 학계에 성기능 장애를 일으키는 것으로 보고된 화학 약의 목록을 보면 감기약, 해열소염진통제 〈124쪽~127쪽 내용 참조〉, 혈압약, 혈관 확장제, 이뇨제, 스테로이드제, 항암제, 신경안정제 등 거의 모든 화학 약이 포함되어 있다.

특히 화학 항생제는 정자와 난자를 죽일 정도의 강력한 독성을 지니고 있다. 세계보건기구(WHO)는 화학 항생제로 인해 인체의 내성이 약화되어 인류의 60퍼센트가 멸망할 수 있다고 경고한 바 있다. 건강보험심사평가원의 자료를 보면 우리나라 양방 병원과 개인 의원의 화학 항생제 처방률이 평균 27.4퍼센트다. 이것은 OECD 가입국 중 1위에 해당한다. 이런 화학 항생제의 체내 유입은 여기서 그치지 않는다. 2004년 수의과학검역원에서 밝힌 자료에 따르면 가축과 양식 어류에 사용된 화학 항생제의 양이 1천332톤인 것으로 나타났다. 이것은 축산물 생산량이 우리의 1.2배인 덴마크의 연간 사용량 94톤에 비교해 볼 때 14배에 달하는 수치다.

또 많은 사람들이 일상적으로 복용하고 있는 화학 혈압약 역시 남성의 생식기능을 파괴시킨다. 최근 미국 스탠퍼드대학 의대 비뇨기과 전문의 마크 아이젠버그 박사는 화학 혈압강하제인 ACE 억제제와 베타 차단제를 복용하는 남성 80만386명의 보험 자료를 통해 화학 혈압약 복용 전과 후 1년 동안의 남성 불임 사례를 분석했다. 그 결과 베타 차단제를 복용한 그룹(26만1천849명)은 임신 성공률이 11퍼센트, ACE 억제제를 사용한 그룹(34만7천634명)은 9퍼센트 낮아진 것으로 나타났다고 한다.

또 성욕 촉진제로 널리 선전되고 있는 남성호르몬 테스토스테론 보충제도 남성 불임 위험을 높일 수 있다. 2013년 미국 앨라배마대학 의과대학 비뇨기과전문의 피터 콜레티스 박사는 테스토스테론이 보충제를 통해 추가되면 정자 생산에 부정적 영향을 미칠 수 있다는 연구 결과를 발표했다. 불임 치료를 받는 남성 1천500명(평균연령 34세) 중 양의사의 처방으로 테스토스테론 보충제를 복용하고 있는 남성(7퍼센트) 가운데 일부에게 테스토스테론 보충제 복용을 중단하게 한 결과 정자의 수가 크게 늘어났다고 콜레티스 박사는 밝혔다. 테스토스테론 보충제 복용 중단에 동의한 34명은 평균 ㎖당 180만 마리였던 정자 수가 복용 중단 후 3천400만 마리로 급증했다. 테스토스테론 보충제는 또 남성 유방 확대와 혈전 같은 부작용이 나타날 수 있다고 콜레티스 박사는 밝혔다.

우리가 생활용품으로 널리 쓰이고 있는 플라스틱 용기에 함유된 화학물질 비스페놀-A(BPA)도 남성의 정자 수 감소에 영향을 미친다.

2010년 미국 건강보험사 카이저 퍼머넌트의 데쿤 리 박사 연구팀이 중국의 한 공장 근로자 514명을 대상으로 5년간 소변 내 BPA 농도와 정자 수 사이의 상관관계를 분석했다. 그 결과 소변에서 BPA가 검출되는 남성은 BPA 미검출 남성에 비해 정자 농도(정액 1㎖ 속에 들어 있는 정자 수)가 낮을 확률과 정자의 운동능력이 떨어질 확률 등이 2~4배가량 높은 것으로 나타났다. 리 박사는 이번 연구 결과가 "BPA가 정액의 질을 변화시키거나, 생식 계통에 병적인 변화를 가져올 수 있다는 점을 보여준다."고 말했다. 젖병과 음료수 병 등 플라스틱 용기 강화제로 쓰이는 화학물질 BPA는 강한 세제나 고온의 액체에 노출될 경우 녹아내려 인체에 흡수될 수 있다는 가능성이 제기되면서 일부 국가에서 사용이 금지됐으며, 캐나다는 2010년 10월 BPA를 독성물질로 공식 규정했다.

또 2005년 미국 로체스터대학 의과대학 섀나 스원 교수는 미국 국립환경보건연구소가 발행하는 〈환경보건전망(EHP)〉에 발표한 연구보고서에서 플라스틱 장난감에서부터 화학 의약품과 화장품 등 생활용품에 광범하게 사용되는 화학물질인 프탈레이트(phthalate)가 남성 생식기 이상을 유발할 위험이 있다고 밝혔다. 스원 박사는 임신 여성의 소변에서 4종류의 프탈레이트 수치를 측정한 뒤 이들이 출산한 남자아기 134명(생후 2~30개월)의 생식기관을 검사한 결과 프탈레이트 수치가 높은 여성이 낳은 아기들이 생식기 내지는 고환의 왜소, 정류고환(undescended testicle), 항문에서 음경이 있는 곳까지의 거리인 항문생식돌기간거리(AGD) 단축 등 생식기관 이상이 나타날 위험이 높은 것으로 나타났다고 한다. 특히 프탈레이트 수치가 가장 높은 여성(25퍼센트)은 AGD가 짧은 아기를 출산할 가능성이 10배나 높은 것으로 나타났다. 이러한 생식기관 이상은 생식기능 장애와 고환암을 유발할 수 있는 것으로 알려져 있다.

이에 대해 영국 의학연구소 인간생식연구실의 리처드 샤프 박사는 프탈레이트가 인간 태아의 생식기관 발달에 악영향을 미칠 수 있음을 시사하는 매우 주목할 만한 연구 결과라고 논평했다. 샤프 박사는 프탈레이트는 남성호르몬 테스토스테론의 분비를 억제하는 것으로 보인다면서 테스토스테론은 생식기능뿐만 아니라, 뇌를 포함한 남성 신체 조직 전체에 영향을 미친다고 밝혔다.

앞서 동물실험에서는 새끼를 밴 쥐들을 프탈레이트에 노출시킨 결과 생식기 기형 등 '프탈레이트 증후군'이 나타났다. 이 쥐들은 나중에 생식불능과 고환암 위험이 높은 것으로 밝혀졌다.

프탈레이트는 딱딱한 플라스틱을 유연한 플라스틱으로 만들어 주는 화학물질로서 플라스틱을 비롯해 윤활유, 솔벤트, 살충제 등의 제조에 쓰인다. 또 화학 약, 향수, 샴푸, 헤어 스프레이, 매니큐어, 탈취제, 식품포장용 랩, 페인트, 잉크, 비닐장판 등에도 사용된다. 전 세계적으로 연간 500만 메트릭톤의 프탈레이트가 사용되고 있다고 한다.

프탈레이트의 유해성에 대한 또 다른 연구도 있다. 지난 2003년 하버드 공공보건대학원 연구팀이 불임클리닉에 다니는 168명의 남성 환자들의 소변에서 프탈레이트 수치를 검사한 결과, 이 수치가 높은 남성일수록 수정에 필요한 정자 수나 정자 활동이 평균보다 5배나 떨어졌다. 이런 연구 결과들이 속속 밝혀지면서 일본에서는 학교에서 음식을 다루는 용기에 특정 프탈레이트의 사용을 금지했다. 유럽연합도 장난감과 화장품에서 몇몇 종류의 프탈레이트 사용을 금지했다.

이렇듯 화학물질과 화학 약이 생식기능을 파괴해 한민족을 멸종의 위기로 몰아넣고 있다. 현 상태는 대한민국호가 화학물질이란 암초에 부딪쳐 70도 정도 좌초되어 있는 상태라 할 수 있다. 따라서 우리 사회에 만연해 있는 화학 독소의 해결 없이는 아무리 돈을 쏟아부어도 저출산 문제 해결은 밑 빠진 독에 물 붓기가 될 수밖에 없다.

젊은 남성과 여성의 생식 불능 문제는 단지 우리만의 문제가 아니다. 2017년 7월 26일 미국 마운트 시나이 의대와 이스라엘 예루살렘 히브리대학 공동연구팀이 생식의학 분야의 국제저널인 〈휴먼 리프로덕션 업데이트〉에 게재한 논문에 따르면 서구 남성의 정자 수가 지난 40년간 절반 넘게 감소했고, 이런 추세가 이어질 경우 인류가 멸종에 이를 수 있다고 한다. 연구팀은 1973~2011년 발표된 정자 관련 논문 7천500건 중 185건을 뽑아 분석한 결과 지난 40년간 북미와 유럽, 호주 등 산업화한 서구에 사는 남성들의 정자 농도가 52.4퍼센트 감소했고, 정자 수도 59.3퍼센트 줄었다고 밝혔다. 연구팀은 이런 추세가 이어진다면 인류는 결국 멸종에 이를 수 있다는 경고도 함께 내놨다. 연구를 이끈 하가이 러바인 히브리대 교수는 "지난 1995년 이후로 연구 범위를 좁혀도 정자 감소 속도가 안정화될 조짐은 보이지 않았다."며, "화학물질에 노출되어 있는 생활 방식을 바꾸지 않을 경우 미래에 무슨 일이 벌어질지 우려된다."고 주장했다.

또 미국 생태학자 테오 콜본은 그의 저서 『도둑맞은 미래』에서 "인간이 각종 화학물질로 인한 환경호르몬을 방치한다면 다음 세대는 없다."고 경고하고 있다. 이런 환경호르몬은 인위적으로 합성된 물질로서 화학 살충제와 화학 살균제, 화학 농약에 많이 존재한다. 또 세제, 화장품, 염색제, 페인트, 스프레이, 어린이 장난감, 음식을 담는 용기,

공장 가공식품, 건축자재 등의 화학제품에 존재한다. 심지어 일부 충치를 때우는 데 사용되는 아말감 같은 중금속도 환경호르몬에 해당된다. 이들 제품 속에 존재하는 다이옥신·PCB·DDT와 같은 유기화학물질, 그리고 프탈레이트·비스페놀 A·폴리비닐 에톡실레이트 등 플라스틱이 환경호르몬이다.

환경호르몬의 공식 명칭은 '내분비계 장애물질'로 식품의 섭취 등으로 몸속에 들어와 마치 호르몬처럼 작용한다. 인간을 비롯한 동물들의 생식기능을 떨어뜨리고, 성장 장애, 새끼 수 감소, 면역기능 저하, 간암 등을 일으켜 모든 생물에게 멸종 위협이 될 수 있어 지구온난화와 오존층 파괴 문제와 함께 대표적인 지구 환경문제로 꼽힌다.

환경호르몬 문제가 처음 감지된 것은 미국 플로리다에서 악어의 개체 수 감소가 DDT 때문이라는 사실이 밝혀지면서부터다. 화학 살충제로 농토에 대량 살포된 DDT가 호수로 흘러들어 그곳에 서식하던 악어 몸에 축적돼 수컷이 암컷화되는 기현상이 나타나고, 개체 수도 크게 감소한 것이다. 최근에는 악어 세 마리 가운데 한 마리에서 암수동체의 성적 기형 현상이 나타나고, 멸종의 위기을 맞은 북극곰에게서도 DDT 축적이 확인되고 있다.

서구에서 나온 한 보도자료는 이 상태로 가면 앞으로 20년 안에 대부분의 청소년들이 불임이 될 것으로 예상하고 있다. 그 결과 매트릭스라는 영화에서처럼 사람은 더이상 정상적인 생식 방법으로는 임신이 불가능해 복제에 의존해야 할지도 모른다. 자연생태계 역시 마찬가지다. 물질적 편리함만 좇아 화학물질에 취해 있다가 우리도 모르는 사이에 스스로 멸종의 길로 달려가고 있는 것이다.

우리 민족을 멸종의 위기로 몰아넣고 있는 저출산 문제는 우리 사회에 만연해 있는 화학 독소의 해결 없이는 아무리 돈을 쏟아부어도 밑 빠진 독에 물 붓기가 될 수밖에 없다. 화학물질 생산업자와 과학자들은 물질적 풍요가 인류에게 행복을 가져다줄 것이고, 일정 기준치 이하의 화학물질은 인체에 흡수되어도 문제가 없다고 주장했다. 또 다국적 제약회사와 양의사들은 화학 약이 인류의 질병을 예방하고 퇴치해 줄 것이라고 주장했다. 그리고 정부 당국은 경제 발전의 명분으로 화학물질 관리법을 생산자에 유리한 쪽으로 제정해 왔다. 이런 흐름에 편승하여 화학물질 산업이 계속 팽창해 왔다.

그런데 과학기술을 발전시켜 즐겁고 편하게 살자고 만들어 사용해 온 갖가지 화학물질이 1세기도 지나지 않아 인류와 자연생태계를 멸종의 위기로 몰아넣고 있고, 많은 사람을 질병의 고통으로 몰아넣고 있다. 인류의 생존이 위협받고 있는데 물질적 풍요가 무슨 의미가 있고, 날이 갈수록 더 많은 사람이 질병의 고통에 시달리는데 인공 화학요법이 최첨단으로 발달했다는 게 무슨 의미가 있는가? 그것은 마치 수술은 성공했는데, 사람은 죽었다는 격이다. 현재의 상황은 화학 물질문명을 지난 1세기 동안 실험한 결과 인류와 자연생태계에 행복한 삶을 가져다주기는커녕 멸종의 위기를 초래한다는 것의 확인이다.

이 위기를 타개하려면 무엇보다 식생활과 의료를 개혁해야 한다. 이런 맥락에서 유기농 식품산업을 적극 육성하고, 화학 식품을 규제해야 한다. 또 친환경 바이오의료산업을 발전시키고, 인공 화학요법을 본래이 응급처치 목적에만 사용하도록 적극 제한하고 남용을 감시해야 한다. 코로나 이후 인류 문명은 인류의 생존상 화학문명에서 친환경문명으로 서서히 대전환될 수밖에 없음을 인식해야 한다.

월간 전통의학 (동양자연의학연구소 발간)

2005년 4월 창간하여 2021년 3월 현재 191호째 발간하였다. 전통의학과 자연의학 전문 편집위원이 다양한 의학 정보와 건강법을 연재하고 있다.

병원에 가지 말아야 할 81가지 이유 (허현회 지음, 맛있는책 발간)

저자는 방대한 자료와 꼼꼼한 취재, 그리고 철저한 고증을 바탕으로 탐욕에 젖은 현대 서양의학의 실체와 문제점을 고발하고 있다. 암·고혈압·당뇨병·심장병·콜레스테롤·비만·우울증·치과 질환 등 질병별로 현재 시행되고 있는 양방 병원 치료의 문제점을 지적하고, 대안을 제시해 준다.

의사를 믿지 말아야 할 72가지 이유 (허현회 지음, 맛있는책 발간)

본서는 많은 사람들이 건강을 위해 찾는 화학 비타민제와 영양제는 실험실과 공장에서 석유 부산물을 인위적으로 합성해서 만든 것으로 오히려 건강을 해친다고 경고한다. 또한 열이 날 때마다 복용하는 화학 해열제는 인체 면역체계를 약화시킨다고 한다. 반대로 서양의학이 악마처럼 인식시키고 있는 바이러스나 박테리아는 우리의 면역체계를 튼튼하게 해 준다고 한다.

암, 스스로 고칠 수 있다 (임교환 지음, 동의한방 발간)

임교환 박사는 서양의 인공 화학적 이론에 입각한 약학을 전공한 약사이면서 서양의학의 이론에 대해 맹렬한 비판을 가하며 평생 자연의학의 외길을 고집해 오고 있는 독특한 이력의 소유자다. 지금까지 자연의학에 관련된 7권의 책을 저술하였고, 자연 약초를 이용한 각종 제품을 연구 개발하기도 하였다. 임 박사는 서양의학이 만성병에 대해 속수무책인 것을 통탄하다가, 부항·뜸·침·자연 약재와 같은 전통의학적 방법으로 환자를 치료하는 것이 훨씬 안전하면서 그 효과도 탁월하다고 한다. 암 역시 인공 화학요법을 가하면 부작용으로 사망할 위험이 크므로 조심해야 한다고 말한다. 반면 초기 미세 암이 악화되어 생명에 위협을 주려면 수십 년이 걸리게 되므로 차라리 여러 가지 인공 화학요법을 받지 않는다면, 누구나 평균 수명을 넘어 80세, 100세를 살 수 있다고 한다.

백혈병, 스스로 고칠 수 있다 (임교환 지음, 동의한방 발간)

건강한 아이가 왜 갑자기 백혈병 환자로 둔갑하게 되는 걸까? 이 질문에 대해 저자는 아이가 감기나 독감을 앓는 중에 복용한 화학 해열진통제의 부작용 때문이라고 한다. 화학 해열진통제는 혈액의 응집 작용을 차단하여 피를 물처럼 묽게 만든다. 이렇게 되면 혈액이 혈관에 미치는 압력이 줄어들어 열과 통증은 뚝 떨어지지만, 적혈구가 제 역할을 하지 못해 세포와 뇌에 산소와 영양분을 제대로 공급하지 못하게 된다. 그 결과 어지럼증과 호흡 곤란 증상이 생기게 된다. 또 조그만 충격에도 내출혈이 일어나 쉽게 멍이 들고, 코피를 흘리게 된다. 이것은 양방 병원에서 백발백중 백혈병 또는 혈소판감소증으로 진단하는 증상이라고 한다.

우리 아이 열날 때 어떻게 하나? (인교한 지음, 동의한방 발간)

본서는 아이가 열이 날 때 심각한 응급 상황이라고 크게 걱정하며 우왕좌왕하는 부모들에게 간단하면서도 안전하게 집에서 아이의 열을 내릴 수 있는 방법을 소개한다. 또 아이가 성장하면서 보이는 다양한 염증과 발열에 대해 서양의학이 주장하는 잘못된 이론을 비판하고, 아이가 열이 날 때 양방 병원에서 흔히 처방하는 화학 해열제와 화학 항생제가 아이의 면역력을 약화시켜 백혈병과 천식 등 심각한 문제를 일으키는 요인이 되고 있다고 지적한다. 또한 예전에 드물었던 자폐증과 발달장애 등의 아이가 급증하고 있는 것은 화학 백신의 접종과 깊은 관련이 있다고 굳게 믿고 있다.

위험한 의학 현명한 치료 (김진목 지음, 전나무숲 발간)

김진목 원장은 1956년 부산에서 태어나 부산의대를 졸업한 후 신경외과 전문의로 일하고 있다. 그는 서양의학이 발달된 의학이란 자부심을 갖고 임상에 임했지만, 치료되지 않는 환자가 느는 상황 속에 당황해야 했다. 또한 공격적인 치료로 오히려 병을 얻고 있는 현실 속에서 고뇌해야 했다. 한편으로 그는 간염과 아토피피부염이 발병하면서 의사인 그 스스로도 오랜 세월 만성질환자로 살았다. 서양의학의 한계를 절감해 온 그는 자신의 질병을 치유하는 과정에서 자연의학의 무한한 가치를 알게 되었다. 그리고 이를 알리기 위해 기득권의 울타리 안에 안주하지 않고 쉼 없는 탐구의 길을 가고 있다.

의사의 반란 (신우섭 지음, 에디터 발간)

신우섭 원장은 병을 고치려면 화학 약을 끊으라고 권하는 의사로 유명하다. 환자들은 처음에 그의 말을 듣고 당황하기도 하고, 불만을 터뜨리기도 한다. 하지만 화학 약의 문제점에 대해 조목조목 설명하는 신 원장의 말을 듣고는 이내 수긍하고 많은 환자들이 병고에서 벗어나고 있다. 신 원장은 병이란 잘못된 생활을 고치라는 인체의 메시지라고 한다. 이런 인체의 메시지를 존중해 잘못된 생활을 고치면 누구든지 스스로 병을 고칠 수 있다고 한다. 이걸 무시하고 화학 약으로 누르는 것은 병이 나을 기회를 박탈하는 일이 될뿐더러, 화학 약물중독으로 더 큰 병을 부르게 된다고 한다. 저자는 "고치지 못할 병은 없다. 다만 고치지 못하는 습관이 있을 뿐"이라고 단언한다.

100년 동안의 거짓말 (랜덜 피츠제널드 지음, 시공사 발간)

저자는 〈워싱턴 포스트〉와 월 스트리트 저널〉에서 추적 보도기사를 써 왔다. 책에서 저자는 화학물질이 체내에 축적되어 각종 폐해를 일으키고 있음에도 서구는 일정량의 화학물질이 제품에 사용되는 것은 괜찮다고 강변하고 있다고 한다. 저자는 화학 물질문명으로 인해 인류가 얼마나 값비싼 대가를 치르고 있는지 깨달아야 인류의 건강과 생존을 지킬 수 있다고 강조한다.

없는 병도 만든다 (외르크 블레흐 지음, 배진아 옮김, 생각의나무 발간)

저자는 독일을 대표하는 세계적 시사 주간지인 〈슈피겔〉에서 의학 및 자연과학 편집자로 일해 오고 있다. 그는 제약회사와 양의사는 화학 의약품의 판매를 위해 건강에 대한 불안을 조장하고, 있지도 않은 병을 만들어 내고 있다고 비판한다. 그리고 의학은 환자의 건강보다는 제약회사나 양의사 집단의 이익을 위해 쓰인다며, 제약업과 양방 병원이 팽창할수록 그들은 더 많은 사람이 병자로 분류되길 원한다고 지적한다. 저자는 다국적 제약회사와 양의사들에 의해 질병이 산업 생산품이 되었다며, 그들이 건강을 어떻게 상품화하고 있는지, 또 질병을 어떻게 생산해 내는지, 그래서 건강한 사람들을 어떻게 체계적으로 환자로 만들고 있는지를 낱낱이 파헤친다. 저자는 한편으로 다국적 제약회사와 양의사들의 상술에 맞서 앞에서 어떻게 하면 자기 스스로를 보호할 수 있는지를 명쾌하게 설명하고 있다.

정신병을 만드는 사람들 (앨런 프랜시스 지음, 사이언스북스 발간)

본서는 현대 사회에 들어서 급증한 정신 장애의 이면에 감춰진 서구 제약회사와 양의사의 마피아와도 같은 정신병을 생산하는 의료산업의 실체를 파헤쳤다. 현직 정신과 의사인 저자는 오늘날 정신병이 유행처럼 번진 이유를 양방 정신의학계의 과잉 진단 때문으로 보고 있다. 특히 양방의 정신의학 매뉴얼이 일시적이고 일상적인 심리 증상들까지도 정신질환으로 규정했다고 주장한다. 이에 따라서 '정신장애의 진단 및 통계 편람'이라고 하는 DSM을 무조건 맹신하는 양방 의료 현장을 비판한다. 그리고 화학 의약품을 판매해 큰 수익을 거두려는 서구 제약업계가 어떻게 정신병 과잉을 불러왔는지를 낱낱이 고발한다.

나는 현대 의학을 믿지 않는다 (로버트 멘델존 지음, 문예출판사 발간)

본서는 서양의학의 거짓 신화를 밝혀낸 책이다. 과도한 화학 약물 처방과 불필요한 수술 등 서양의학의 문제점을 지적하고 비판한다. 또 의학적 효과가 없으면서 각종 부작용을 양산하고 있는 인공 화학요법의 실체를 밝히고, 의학이 환자보다는 모든 제약회사와 양의사의 이익에 사용되고 있다고 비판한다. 저자는 미국 전역의 일간지에 연재된 〈대중의 의사(The People's Doctor)〉라는 칼럼을 통해서 많은 사람들로부터 존경을 받은 미국의 소아과 의사다. 또 미국 의학계 중진으로 의료와 의학 교육에 끼친 지대한 공로로 여러 가지 상을 수상하였다.

대한민국 의료 커넥션 (서한기 지음, 바다출판사 발간)

본서는 20년 가까이 보건 복지 분야 기자로 활동해 온 저자가 우리 사회에서 벌어지는 보건 의료계의 감춰진 진실을 담아낸 책이다. 보건복지부를 중심으로 보건과 의료, 건강, 질병, 제약 등의 분야를 취재하면서 알게 된 감춰진 검은 문제를 다루고 있다.

항암제로 살해당하다 (후나세 순스케 지음, 중앙생활사 발간)

암 환자의 80퍼센트가 화학 항암제와 방사선 요법 등으로 살해되고 있다는 충격적인 고발서이다. 본서는 아우슈비츠 수용소나 일본군 731부대의 학살극과도 같은 살해가 서양의학에 의해 자행되고 있다는 암 전문학자들의 전율할 만한 증언과 함께 거대 자본의 화학 약 이권에 얽힌 악랄한 암 산업의 진상을 낱낱이 밝히고 있다. 저자는 화학 항암제의 정체는 생명 세포를 죽이는 맹독 물질이자 면역력을 악화시키는 최악의 물질이라고 한다. 따라서 암 환자들은 암으로 죽는 게 아니라 화학 항암제 맹독 물질을 먹고 중독사당하고 있다고 한다.

우리가 몰랐던 항암제의 숨겨진 진실 (후나세 순스케 지음, 김하경 옮김, 기준성 감수, 중앙생활사 발간)

일본의 경우, 매년 31만 명의 암 환자가 목숨을 잃고 있다. 많은 의사들은 "그 중 25만 명 가까이가 실은 암이 아니고, 화학 항암제의 맹독성이나 방사능의 유해성, 수술로 인한 후유증으로 살해되고 있다."고 놀라운 증언을 하고 있다. 어느 대학병원 의사가 그 병원에서 1년간 사망한 암 환자의 사망원인을 규명한 결과 80퍼센트가 화학 항암제 등이 원인이 되어 죽었다고 한다. 그리고 그러한 의학 논문을 학장에게 보였더니 그 자리에서 찢어 없앴다고 한다. 이런 진실이 폭로되면, 어떤 소동이 벌어질지 뻔했기 때문이다. 본서는 암을 예방하는 방법과 치료법도 소개하고 있다.

의사에게 살해당하지 않는 47가지 방법 (곤도 마코토 지음, 이근아 옮김, 더난출판사 발간)

본서는 현직 암 전문의의 솔직한 고백이다. 40년 동안 의사로 일해 온 저자는 '암은 절제하지 않아야 낫는다', '항암제는 대부분의 암에 효과가 없다' 등 의료계의 상식을 뒤엎는 발언을 서슴지 않는다. 또 과잉 진료로 이어지는 조기 암 진단이나, 지나친 건강검진으로 인한 피해를 설명한다. 저자는 특히 병원에 자주 갈수록 불필요한 화학 약이나 과도한 의료 행위로 수명이 단축되기 쉽다고 강조하면서 환자를 상품으로만 취급하는 의료 현실에서 자신보다 환자를 더 사랑한 의사의 진심 어린 고백을 담고 있다. 더불어 잘못된 의학 상식을 바로잡아 주고, 화학 약에 의존하는 우리의 잘못된 습관을 없애 준다.

약에게 살해당하지 않는 47가지 방법 (곤도 마코토 지음, 김윤경 옮김, 더난출판사 발간)

저자는 본서에서 화학 약의 90퍼센트는 병을 치료하지 못하는 부작용 덩어리라고 단호하게 말한다. 그리고 화학 약에 얽힌 끔찍한 부작용과 거짓 선전을 폭로하며, 병을 고치려면 모든 화학 약을 끊으라고 충고한다. 화학 약의 부작용 사례를 구체적으로 설명하면서 의약계의 현실적 문제점을 파헤친다. 그리고 불안감을 줄이면서 쉽게 화학 약을 끊는 방법, 화학 약 없이도 두통이나 감기, 고열을 해소할 수 있는 방법들도 함께 소개함으로써 각종 화학 약물로부터 피해를 당하지 않도록 해 준다. 양의사의 처방대로 먹어 왔던 습관적인 화학 약 복용을 경계하고, 나아가 독감 인플루엔자나 자궁경부암 등 화학 백신 접종 역시 필요가 없음을 밝힌다.

암 치료로 살해당하지 않는 7가지 방법 (곤도 마코토 지음, 박정임 옮김, 맛있는책 발간)

본서는 일본에서 최초로 '유방온전요법'을 보급하여 암 치료 권위자로 명성을 떨치고 있는 저자가 '암 방치요법'의 기본 이론을 집대성한 책이다. 지난 30년간 게이오대학병원 외래과에서 수많은 '암 방치 환자들'을 정기적으로 진찰하며 얻은 풍부한 사례와 세계 유수의 학회지, 저널, 논문 등을 토대로 한 이론을 정리하였다. 또 인공 화학요법의 허구와 부작용이 예상되어도 수술과 화학 항암제를 권하는 양방 병원과 양의사들의 전형적인 '장삿속'을 지적하고 있다.

당신의 암은 가짜암이다 (곤도 마코토 지음, 문예춘추사 발간)

본서는 암 치료의 잘못된 상식을 바로 잡아주는 책이다. 저자는 암에는 치료하더라도 낫지 않는 '진짜암'과 방치하더라도 문제가 없는 '가짜암'이 있다고 주장한다. 그는 암 검진, 수술, 항암제 등 암 치료에 있어 기존의 사회통념과 상식을 송두리째 파괴한다. 어째서 조기 발견을 했는데 암으로 죽는 사람은 늘어나는지, 수술은 성공했는데 왜 암이 재발하는 것인지, 시한부 6개월을 선고받았는데도 3~4년이나 사는지 그 비밀을 '가짜암'에서 찾는다. 저자는 암에 대해 무지한 환자가 양의사의 말만 듣고 그대로 두어도 상관 없는 '가짜암'을 손대 고통을 당하고, 가산을 탕진하고 있다고 한다.

암에 걸리지 않고 장수하는 30가지 습관 (곤도 마코토 지음, 홍성민 옮김, 더난출판사 발간)

저자는 암 전문의로 방사선을 통한 암 치료를 전문으로 해 왔다. 그런데 많은 환자들이 오히려 방사선에 의해 암이 유발되어 사망하자 반성하는 마음을 담아 서양의학의 폐해에 대한 경고를 계속하고 있다. 조기 발견과 조기 치료가 암을 낫게 할 텐데, 왜 암으로 죽는 사람은 늘어나기만 할까. 저자는 이 같은 의문에 대해 암 환자는 암으로 죽는 것이 아니라 서양의학의 인공 화학요법에 의해 살해당하고 있다고 말한다. 따라서 암을 치유하려면 서양의학의 인공 화학요법부터 끊어야 한다고 말한다.

암혁명 (아보 도오루 외 지음, 중앙생활사 발간)

1990년 체코에서 6천300명을 대상으로 폐암 검진 실험을 했다. 대상자들은 모두 건강한 남성으로서 흡연자들이었다. A그룹은 연 2회 폐암 검진을 하고, B그룹은 검진을 전혀 하지 않았다. 실험이 실시된 것은 단 3년으로 A그룹은 모두 6회의 X선 촬영을 했다. 그리고 다시 3년에 걸쳐 폐암의 발생, 사망, 건강 상태를 추적해 조사했다. 결과는 놀라웠다. 3년간 아무런 검사를 받지 않은 B그룹은 82명이 폐암에 걸렸는데, X선 검사를 받은 A그룹은 180명이 폐암에 걸렸다. 암 검사를 받은 그룹에서 암 환자가 2배 이상이나 발생한 것이다. 본서는 인공 화학적인 암 검진이 암을 유발한다며 암에 관한 기존의 통념을 뒤집어 놓는다. 그리고 암은 인체의 악화된 내부 환경에 대한 적응 반응이라는 관점에서 자연치유력을 높이는 방법을 제시한다.

암의 진실 (타이 볼링거 지음, 토트 발간)

본서는 다국적 제약회사와 양의사가 숨기고 싶어하는 암의 진짜 치료법에 관한 정보를 다뤘다. 세상에는 우리가 생각하는 것보다 훨씬 많은 암 치료법이 있고, 실제로 그 방법들로 말기 암을 치유한 사람들이 무수히 많다. 저자는 본서를 통해 자신이 알게 된 쉬운 암 치료법에 대해 되도록 많은 정보를 정확하고 종합적으로 전달하는 데 집중하고 있다.

제약회사는 어떻게 거대한 공룡이 되었는가 (재키 로 지음, 궁리 발간)

세계적으로 의약품 소비액이 1972년의 200억 달러에서 2004년에는 5천억 달러로 무려 25배나 폭증했다. 그러나 이러한 수치는 건강이나 복지의 향상과는 아무런 관계가 없으며, 제약업계의 이익을 위해 더 많은 사람들을 질병의 위험에 노출시켰다는 것을 보여주는 방증이다.

이런 과정에서 제약회사들은 수입을 극대화하기 위해 임상실험이 제대로 이루어지지 않은 상태에서 가능한 한 빨리 화학 약품을 시장에 내보내려 하기도 하고, 예전에 시판하던 약들의 성분을 섞어 마치 새로운 약인 양 출시하여 시장에서 독점권을 누리기도 한다. 또 자신들이 출시한 화학 약품에 불리한 주장을 하는 학자의 논문이 출판되지 않도록 압력을 행사하기도 하고, 반대로 자신들에게 유리하게 글을 쓰도록 양의사들을 회유하기도 한다. 또한 제약회사를 감시하는 규제기관에 대규모 로비를 펼쳐 회사에 대한 부정적인 견해를 발표하지 못하도록 입막음을 하기도 한다.

위험한 제약회사 (피터 괴체 지음, 공존 발간)

본서는 900여 건의 검증된 문헌과 자료에 기초한 제약회사의 조직범죄와도 같은 비리를 고발한 탐사 리포트다. 저자는 제약회사의 사업방식이 갱단의 조직범죄와 다름없다고 말한다. 저자는 근거 중심의학의 세계적 권위자로 거대 제약회사에서 오랫동안 영업사원으로 일했다. 또 생물학과 의학을 전공한 학자로서의 전문성을 갖추고 있고, 내과 전문의로서 현장에서 보건 의료계의 문제점을 체감하기도 했다. 저자는 제약회사의 연구 부정행위와 과학으로 포장한 사기 등 제약회시가 어떻게 환자를 속여 유해하거나 쓸모없기 짝이 없는 화학 약을 팔아 막대한 돈을 챙기는지 상세히 들쳐낸다. 아울러 문제점을 파헤치는 것에 그치지 않고, 실현 가능한 합리적 해결책까지 제시하고 있다.

불량 제약회사 (벤 골드에이커 지음, 공존 발간)

본서에는 타미플루 외에 전 세계에서 베스트셀러로 손꼽히는 주요 화학 의약품들의 부정적인 사례가 수없이 등장한다. 위장약에서부터 혈당강하제, 혈압강하제, 항우울제, 항암제에 이르기까지 매년 수억 달러 내지 수십억 달러에 달하는 매출이 발생하는 중요한 화학 약들에 숨겨진 거북하고 무시무시한 진실이 드러나 있다. 연 매출이 6천억 달러에 달하는 제약업계에서 연구 개발보다 마케팅에 더 많은 돈이 지출되고 있는 게 오늘의 현실이다. 그 결과 화학 약 임상 시험 결과는 조작되기 일쑤고, 수익을 늘리기 위해 새로운 질병을 만들어 내기도 한다. 하지만 당국은 그들을 거의 규제하지 못한다. 이미 제약회사가 막강한 금력으로 당국, 언론, 학계를 구조적으로 장악하고 있기 때문이다. 의료계 역시 제약회사와 검은 뒷거래를 하며 제약회사의 입김대로 과장 과대 마케팅과 과대 투약의 첨병 역할을 하고 있다고 한다.

약이 병을 만든다 (이송미 지음, 소담 발간).

중증 아토피피부염에 걸린 어머니를 간병하느라 건강 문제에 관심을 갖게 된 저자가 화학 약의 부작용 문제를 꼼꼼하게 설명한다. 저자의 어머니는 아토피피부염 화학 약을 2년 가까이 복용하면서 오히려 증상이 심해졌다. 저자는 "아토피피부염이 치료되기는커녕 여러 부작용만 초래하는 화학 약을 양방 병원에서는 너무 쉽게 처방하고 있다."고 주장하면서 "사람에게는 자연치유력이 있는데 아프면 화학 약을 먹어야 한다는 고정관념에 사로잡혀 있다."고 지적한다. 저자는 화학 아토피약은 아토피피부염을 만성화시키고, 화학 감기약은 면역력을 약화시키며, 화학 항암제는 건강한 세포까지 죽이고, 화학 피임약은 호르몬 체계를 교란시킨다며 똑똑한 소비자가 될 것을 당부한다.

약이 사람을 죽인다 (레이 스트랜드 지음, 웅진리빙하우스 발간)

저자는 미국의 현직 가정의학과 의사다. 본서는 화학 약물의 부작용으로 고통받고 있는 사람들의 다양한 사례를 고발한다. 심지어 저자는 화학 약을 살인 도구라고까지 말하고 있다. 화학 약의 이런 심각한 문제가 있음에도 양의사와 약사, 제약회사는 의료 소비자에게 전혀 알려 주지 않고 눈가림을 하고 있다고 한다. 또 언론은 아무리 화학 약의 문제점이 지적되어도 거대 자본 앞에 침묵하고 있다고 한다.

건강의 적들 (안네테 자베르스키·외르크 치틀라우 지음, 열대림 발간)

본서는 석유의 슬러지에서 분자를 추출하여 만든 비타민제들이 여러 질병들을 유발시키고 있다고 비판한다. 그리고 식품첨가물 중에서 글루타민산염은 뇌에 영향을 미쳐서 식욕 조절에 장애를 일으키고, 이것이 결국 비만으로 연결된다고 지적한다. 저자가 특히 강하게 비판하는 부분은 동물실험을 통해 얻어진 화학 약물에 대한 정보들이다. 즉, 동물실험을 통해 얻어진 정보를 인간에게 적용하는 것은 매우 위험하다고 말한다. 설사 동물실험과 인체 실험까지 했다고 하더라도 사람마다 각기 다르게 적용되어야 하기 때문에 실험 결과를 무조건 일반화시킬 수도 없다고 주장한다. 더욱이 기업의 후원과 위탁을 받아 진행되는 연구의 경우는 문제가 크다고 지적한다. 위탁자의 마음에 흡족한 결과가 필연적으로 도출되어야 하기 때문이다. 그럼에도 그것이 검증과 과학이란 이름으로 포장되고 있다고 한다.

예방접종이 오히려 병을 부른다 (안드레아스 모리츠 지음, 정진근 옮김, 에디터 발간)

미국의 의학박사인 저자는 화학 백신은 질병을 예방해 주기는커녕 현대의 질병과 대부분 원인으로 연루되어 있다고 한다. 그는 각종 연구 자료를 근거로 화학 백신이 질병을 예방해 줄 것처럼 말하는 것은 제약회사와 양의사들이 그들의 이익을 위해 벌이는 거짓말이라고 한다. 오히려 화학 백신 접종을 받지 않은 사람이 화학 백신 접종을 받은 사람에 비해 질병으로부터 훨씬 안전하다고 한다. 그 이유는 화학 백신에 들어 있는 합성 화학물질이 독성 중독의 원인이 되고, 면역체계를 약화시키기 때문이라고 한다. 실제 미국의 어린이들은 만 5세가 되기 전에 36차례의 화학 백신 접종을 받고 있는데, 91명 중 1명꼴로 자폐증이 발생하고 있다고 한다. 또 만 5세 미만의 어린이 사망자 1천 명 중 8명은 화학 백신 접종이 원인이라고 한다. 그에 비해 11차례의 화학 백신 접종을 받는 아이슬란드 어린이들은 1만1천 명 중 1명꼴로만 자폐증이 발병하고, 어린이 사망자 1천 명 중 4명만 화학 백신 접종에 의한 것이라고 한다. 그럼에도 다국적 제약회사와 양의사들은 세균과 바이러스에 대한 공포감 조성과 화학 백신에 대한 과장된 선전으로 화학 백신이 질병과 죽음으로부터 인간을 보호할 수 있는 것처럼 믿도록 우리들을 현혹시켜 왔다고 한다. 그들이 인간의 원초적인 감정을 증폭시켜 대중의 의식 속에 각인시키는 것은 우리 아이들이나 우리 자신, 혹은 반려동물에게 화학 백신을 접종하지 않았을 때 일어날 수 있는 죽음에 대한 공포라고 한다.

백신의 덫 (후나세 순스케 지음, 북뱅 발간)

본서는 정부가 거대 제약회사들과 결탁하여 아무런 효과가 없는 화학 백신 접종에 국가 예산을 지원하는 등 혈세 낭비를 하고 있다고 지적한다. 일례로 일본뇌염은 일본에서 사라졌는데도 국가가 예산으로 화학 백신을 접종하도록 하고 있다고 한다. 또 자궁경부암 화학 백신은 효과가 없을 뿐만 아니라, 오히려 사망 사고를 내고 있는 것은 물론 자궁경부암 발생을 44.6퍼센트나 증가시켰는데도 국가가 접종을 지원하고 있다고 한다. 저자는 화학 백신의 부작용을 입증하기 위해 제2차 세계대전 중에 생체 실험을 했던 일본의 731부대도 다루고 있다. 그만큼 화학 백신 접종은 다국적 제약회사와 양의사들의 이익을 위해 벌이는 행위라는 것이다.

백신 주의보 (오로지 지음, 명지사 발간)

전 세계 의학 연구 논문이 망라되어 있는 펍메디(pubmed)를 조회해 보면 화학 백신이 질병을 예방해 주는 게 아니라, 암과 자폐증 등 치명적인 문제를 일으킨다는 논문을 수없이 찾아볼 수 있다. 심지어 화학 백신을 맞고 사망했다는 보고도 무수히 많다. 그런데 불행히도 정부 당국과 제약회사, 양의사, 그리고 대부분의 언론이 보여주는 화학 백신에 관한 정보는 극히 편향적이다. 화학 백신 제조업체와 양의사에게 유리한 정보는 범람하는 반면, 그들한테 불리한 정보는 은폐하다시피 하고 있다. 본서는 2년 반 동안 세계 각국의 화학 백신 관련 연구 논문과 보고서를 면밀히 분석하여 화학 백신에 대한 정확한 정보를 제시하고 있다.

인간은 왜 세균과 공존해야 하는가 (마틴 블레이 지음, 처음북스 발간)

본서는 화학 항생제가 남용되기 시작한 시기가 암과 당뇨, 고혈압 등 서구식 질병이 늘어나는 시기와 일치한다는 점에 주목하고 있다. 저자는 우리 몸 안의 미생물은 그 나름대로의 장점과 단점을 가지고 서로 생태계를 만들며 살아가고 있는데, 서양의학이 화학 항생제와 절개 수술 등을 남용하면서 우리 몸의 장내 생태계와 면역구조를 파괴했다고 주장한다. 화학 항생제 사용량의 70퍼센트 이상이 사료에 쓰이고 있는 현실을 감안하면 육류 중심의 서구식 식습관에 대해서도 주의할 것을 요구하고 있다.

좋은 의사는 소염제를 처방하지 않는다 (하비 비겔슨 저, 라의눈 발간)

미국 통합의학의 선구자인 저자는 양의사들이 포기한 환자들을 '서양의학이 아닌 방식으로 치료했다는 이유로 의사 면허를 박탈당했다. 그는 염증이 질병의 원인이라는 서양의학의 논리를 정면으로 거부하며, 염증을 가로막는 것이 오히려 질병을 만성으로 악화시키는 원인이라고 비판한다. 물론 심각한 외상이나 응급 상황에서는 서양의학의 개입이 필요하지만, 그렇지 않은 상황에서는 몸의 이상과 질병을 치유하려면 인공 화학요법의 개입을 멈춰야 한다고 강조한다.

고혈압, 약을 버리고 밥을 바꿔라 (황성수 지음, 페가수스 발간)

양방 병원에서는 고혈압 환자에게 평생 화학 약을 먹으라고 말한다. 그런데 본서의 저자는 고혈압을 고치려면 화학 약을 버리라고 외친다. 저자는 서양의학을 전공한 박사로 현직 신경외과 과장이다. 고혈압과 당뇨가 있는 사람들에게 자주 발병하는 뇌혈관 질환을 치료하는 것이 그의 전공 분야다. 저자는 평생 화학 약을 먹으라고 한다는 것은 서양의학으로는 죽어도 고혈압을 고칠 능력이 없다는 고백이라고 한다. 더구나 우려가 되는 것은 화학 혈압약의 부작용이다. 전신 쇠약, 전해질 이상, 발기부전, 뇌경색, 심근경색, 치매 등이 화학 혈압약과 관련이 있다고 한다. 그가 진단한 고혈압의 원인은 좁아진 혈관과 끈끈해진 피다. 따라서 고혈압을 고치려면 콜레스테롤과 중성지방이 많은 쇠고기와 돼지고기, 식용유에 튀긴 음식을 끊으라고 주문한다. 황 박사가 차려 주는 안전한 밥상은 우리 전통 식단인 현미밥과 채소 반찬이다.

건강검진의 거짓말 (마쓰모토 미쓰마사 지음, 에디터 발간)

저자는 일본의 현직 의사로서 '건강검진 만능론'에 의문을 제기한다. 건강하게 오래 살려고 받는 건강검진이 오히려 불안을 증폭시키고, 이 때문에 수명까지 줄어드는 사례가 적지 않다고 고발한다. 또한 건강검진 과정에서 피할 수 없는 방사선과 화학 약물로 인해 오히려 건강이 해쳐지고 있는 것은 물론, 굳이 문제라고 할 수 없는 병이 상업적 의도로 양산되고 있다고 한다.

환자 혁명 (조한경 지음, 에디터 발간)

본서의 저자는 미국에서 활동 중인 현직 의사로서 자신의 임상 경험과 연구를 바탕으로 건강하려면 화학 약과 양방 병원에 의존하지 말고 건강 주권을 회복하라고 주장한다. 응급처치와 성형이 아닌 이상 현대인의 질환을 치료하는 데 성공의 열쇠는 어디까지나 환자 자신에게 달려 있다고 강조한다. 즉, 의료와 질병 치료에 관한 한 수동적인 존재로서 남에게 맡길 게 아니라 스스로 책임질 수 있어야 한다는 것이다. 또 양방의 의료 기술과 화학 약, 과학이 질병 해결에 답을 갖고 있을 것이란 환상에서 벗어나 환자가 주체가 되어 중심에 서지 않으면 당뇨, 고혈압, 고지혈증, 비만, 관절염, 골다공증, 암 등 오늘날 문제가 되고 있는 그 어떤 병도 고칠 수 없다고 한다.

오비소겐, 독소의 역습 (가쿠 레이카 지음, 삼호미디어 발간)

지구에는 현재 7만여 종이나 되는 환경 화학물질이 존재하며, 매년 2천여 종의 새로운 화학물질이 추가된다. 이러다 보니 태어나는 아기의 탯줄에서도 평균 200종의 유해물질이 발견되고 있다. 해독 치료 전문의인 저자는 본서에서 우리의 건강을 위협하는 유해물질 중 생활 독소 오비소겐에 주목한다. 오비소겐이 무서운 이유는 우리가 수시로 접하는 많은 것들에 들어가 있기 때문이다. 슈퍼마켓이나 편의점에 진열된 반찬과 도시락, 패스트푸드점에서 마시는 음료에도 들어 있다. 또 페트병과 빨대 등에서 나오는 미세먼지도 오비소겐이다. 본서는 이미 체내에 축적된 오비소겐을 배출하는 방법도 소개한다.

독소, 죽음을 부르는 만찬 (윌리엄 레이몽 지음, 랜덤하우스 발간)

오랜 기간 식품 현장을 취재해 온 저자는 현재의 각종 식품 생산 방식은 인간의 생명과 건강을 위협하는 독소임을 사람들에게 생생하게 보고한다. 저자의 보고에 따르면, 오늘날의 식품 생산 방식은 사람의 건강을 위한 것이 아닌 자본주의 논리에 의해 이익을 추구하는 것에 초점이 맞추어져 있다고 한다. 따라서 대량 생산을 위해 비자연적인 방식, 비생태적인 공정, 인공적인 조작, 화학물질의 투여 등이 서슴없이 저질러지고 있다고 한다. 그 결과 오늘날 암, 고혈압, 당뇨, 비만 등 각종 질병을 불러왔다고 말하고 있다.

에코사이드 (마리-모니크 로뱅 지음, 목수정 옮김, 시대의창 발간)

본서는 매년 80만 톤씩 뿌려지는 화학 제초제 글리포세이트의 위험을 중점적으로 고발한다. 세계 최대 화학 제초제 회사 몬산토가 '라운드업'이라는 이름으로 특허권을 소유하고 있는 이 물질은 유전자조작식품과 함께 전 세계로 팔려 나가 토양, 하천, 공기, 일상용품, 수많은 음식물에 퍼져 동식물과 인간의 생명을 위협하고 있다. 몬산토는 베트남전쟁 당시 악명을 떨쳤던 고엽제 '에이전트오렌지'를 제조했던 회사로서 "죽음을 생산하는 기업"으로 불렸다. 그런데 글리포세이트는 고엽제보다 독성이 125배나 강하다. 시판 후 40년 만인 2015년 WHO 국제암연구센터에서 발암물질로 가까스로 지정됐지만, 여전히 대규모로 판매되고 있다. 본서는 '생태학살'를 저지하려는 세계 시민들의 노력을 촘촘히 기록함으로써 우리 모두의 변화와 실천을 촉구한다.

우리가 몰랐던 유전자조작식품의 비밀 (후나세 순스케 지음, 고선윤 옮김, 중앙생활사 발간)

의학평론가이자 소비자운동가로 명성이 높은 저자가 점차 세계인의 식탁을 장악하고 있는 유전자조작식품의 숨겨진 위험성을 낱낱이 파헤친다. 유전자조작식품이 인체에 미칠 수 있는 심각한 악영향과 결함으로 가득한 안전성 심사, 유전자조작식품 연구로 탄생한 끔찍한 괴물들, 전 세계 식량을 장악하고 있는 몬산토와 록펠러의 검은 비즈니스 등을 날카롭게 비판하면서 인간과 동물, 환경이 처한 위기를 경고한다.

도둑 맞은 미래 (테오 콜본 지음, 권복규 옮김, 사이언스북스 발간)

본서는 서구의 뉴턴과 데카르트의 실증과학이 인류의 미래를 위협하고 있다고 지적하고 있다. 물질적 실증과학으로 탄생한 합성 화학물질이 성적 변이와 생식 문제 등 자연생태계와 인류의 미래를 위협하는 현실을 과학적 증거로 생생히 묘사하고 있다.

혈관 오염을 막자 (주종대 지음, 뱅크북 발간)

본서는 몸의 각종 이상을 고치고 건강을 지키려면 혈관 오염을 막아야 한다고 강조한다. 그 맥락으로 건강한 식품의 중요성을 설명한다. 또 화학 첨가제로 가공한 식품에 중독된 식습관의 문제를 지적하고, 섬유질 섭취로 당뇨병을 예방하는 방법을 소개한다. 그리고 건강의 1등 공신으로 물, 소식(小食), 운동, 숙면의 중요성을 강조하고 있다.

사람을 살리는 해독요법 (최경송 지음, 창해 발간)

본서의 저자 최경송 박사는 서구의 화학 물질문명이 우리 사회를 구조적으로 장악하고 있는 현실에서 생명을 지키기 위해선 체내에 쌓인 독소를 해독해야 한다고 말하고 있다. 또한 이렇게 신체 내에 쌓인 독소를 해독해 면역력을 키우는 것이야말로 질병을 예방할 수 있는 가장 근본적인 대책이라고 한다.

내 몸 살리는 혈관 소통 (구허종 지음, 경향신문사 발간)

본서에서 저자는 우리 몸의 혈액순환이 얼마나 중요한지 얘기한다. 또 혈액순환을 방해하는 생활습관을 적극적인 방법으로 개선해야 한다고 강조한다. 몸의 이상과 질병을 치료하는 데 화학 약물에 의존하기보다는 운동과 섭생, 올바른 생활습관으로 건강한 삶을 되찾을 수 있도록 방법을 제시하고 있다.

배드 사이언스 (벤 골드에이커 지음, 강미경 옮김, 공존 발간)

본서는 과학을 악용해 식품과 영양에 관한 오해를 부추기는 거짓 주장과 엉터리 제품을 철저히 해부해 신랄하게 비판한다. 사회·정치적 문제를 의료화하려는 광범위한 움직임 속에서 그런 산업의 위험한 영향에 대해 살펴본다. 과학자 내지 전문가 또는 전문 기업을 자처하며 언론과 손잡고 거짓 주장을 퍼뜨려서 거대한 시장을 만들어 낸다고 말하며, 그들이 내세우는 과학적 근거를 제대로 평가할 수 있는 기본 지식과 방법을 소개해 '배드 사이언스'를 가려낼 수 있도록 도와준다. 저자는 현재 영국 국립의료원에서 신경정신과 전문의로 근무하고 있으며, 칼럼니스트 겸 과학저술가로도 활발하게 활동하고 있다.

약을 버리고 몸을 바꿔라 (조병식 지음, 비타북스 발간)

저자는 인간은 누구나 스스로 회복할 수 있는 능력, 즉 자연치유력을 지니고 있다고 한다. 그러므로 질병을 완치하려면 화학 약물에 의존할 게 아니라, 인체의 자연치유력이 100퍼센트 발휘될 수 있도록 화학 독소를 해독해야 한다고 강조한다. 저자는 의사 생활을 하던 중에 서양의학의 한계를 느끼고 암 환자들이 자연치유로 회복되는 것을 직접 체험하며 연구에 매진해 왔다.

인간이 만든 위대한 속임수 식품첨가물 (쓰카사 지음, 국일미디어 발간)

인스턴트식품과 가공식품 등에 첨가되는 화학 식품첨가물의 실체와 이들의 제조 과정을 낱낱이 밝힌 고발서다. 저자는 일본 화학 식품첨가물 업계의 산증인으로 그간 화학 식품첨가물이 얼마나 유해한지 실감하면서 그 실체를 양심 고백하지 않을 수 없었다고 한다. 그는 각종 인스턴트식품과 가공식품 등에 첨가되고 있는 화학 색소, 화학 방부제, 화학 향료, 화학 유화제, 화학 계면활성제 등 화학 식품첨가물은 우리의 몸과 마음을 망치는 위대한 속임수라고 강조한다.

과자 내 아이를 해치는 달콤한 유혹 (안병수 지음, 국일미디어 발간)

저자는 한때 유명 제과 업체에서 과자 만드는 일을 했다. 그는 직업상 과자를 많이 먹을 수밖에 없었는데, 그로 인해 그는 건강을 거의 잃을 뻔했다. 그는 아이에게 과자를 주느니 차라리 담배를 권하라고 한다. 그만큼 가공식품에 첨가되는 화학 첨가물이 위험하다는 뜻으로 알고는 절대 먹지 못한다고 한다.

불량 음식 (마이클 E. 오크스 지음, 박은영 옮김, 열대림 발간)

본서는 지금까지 알고 있던 음식에 대한 우리의 상식과 평판을 뒤집는다. 저자는 언론매체가 제공하는 정보에 의지하여, 또 상식과 평판에 의지해 좋은 음식과 나쁜 음식을 결정하는 우리의 그릇된 태도를 지적한다. 그리고 좋은 음식과 나쁜 음식의 새로운 기준을 제시하고, 좋은 먹을거리에 대한 정의를 새로이 정립할 것을 주문한다.

잘 먹고 잘사는 법 (박정훈 지음, 김영사 발간)

본서는 생명의 밥상 열풍을 몰고 왔던 방송 다큐멘터리 〈잘 먹고 잘사는 법〉을 책으로 엮은 것이다. 현대인의 밥상 속에 내재되어 있는 유전자조작식품 등 독이 되는 음식, 공장식으로 사육되고 있는 가축들의 비극, 잘못된 식습관으로 단축되는 수명과 위기의 아이들, 우유의 불편한 진실, 현명한 식사법, 세계의 식탁에 불고 있는 환경 바람 등 시간과 구성 관계상 다큐멘터리에 담지 못했던 이야기들을 풀어냈다. 막연하게 떠돌던 음식에 관한 이야기를 과학적 방법과 실증적 취재로 증명하고, 미래를 위한 식탁과 먹는 행위의 진실을 밝혔다.

항생제 중독 (고와카 준이치 외 지음, 시금치 발간)

본서는 먹을거리 생산 현장에서 무분별하게 사용되고 있는 화학 항생제의 실태를 고발하고, 소비자가 안전한 식품을 선택하기 위해서 화학 항생제 없는 식품을 가려내는 방법을 안내한다. 일본의 경우 지난 2002년 쇠고기·돼지고기·닭고기·우유·달걀·양식 어류 등의 생산에 사용된 화학 항생제 총량이 1천700여 톤에 달했다고 한다. 이는 양방 병원에서 사용된 화학 항생제의 2배에 달하는 양으로 추정된다. 이렇듯 가축들은 매일 화학 항생제가 첨가된 사료를 먹고 있다 한 발짝도 움직이지 못하게 비좁은 공간에서 화학 항생제가 첨가된 사료를 먹고 단순히 살만 찌우는 가축들은 병약해져 구제역과 조류독감 등으로 집단 폐사하고, 사람의 밥상은 화학 항생제에 오염된 먹을거리로 위협받고 있다. 또 논밭에 가장 많이 뿌려지는 스트렙토마이신은 결핵 치료용 화학 항생제로서 유독성이 큰 화학 농약 중 하나다. 식품산업에서 사용하는 화학 항생제는 가축에겐 구제역과 조류독감의 근본적인 원인이라고 할 수 있고, 사람에겐 암 등 각종 화학 독소 질환의 원인이리라고 할 수 있다.

칼로리의 거짓말 (조나단 베일러 지음, 홍익출판사 발간)

본서는 서양의학이 근거로 삼고 있는 칼로리에 대한 지식이 모두 거짓말이라는 것을 실증적으로 알려 주고 있다. 더 나아가 우리가 섭취하는 음식의 칼로리가 비만과 건강에 문제를 일으킨 핵심이 아니라고 한다. 그 실체적 본질은 인스턴트식품과 패스트푸드 등 비자연적인 서구식 음식을 많이 섭취함으로써 체내의 호르몬 시스템이 교란을 일으킨 게 문제라고 주장한다.

아유르베다 입문 (박종운 지음, 지영사 발간)

아유르베다란 5천 년 동안 이어져 온 인도의 전통 의술이다. 아유르베다의 '아유'는 삶을 의미하며 '베다'는 지식을 의미한다. 이것은 서양의 인공 화학적인 의술과는 전혀 다른 또 하나의 의술로서 이름 그대로 삶과 지식이 조화를 이루는 것을 질병 치유의 근본으로 여기고 있다. 본서는 주로 자연식이요법과 천연 약초요법으로 구성되어 있다.

닥터 포겔에게 물어 보세요 (알프레드 포겔 지음, 이상호 번역, 열음사 발간)

알프레드 포겔A. Vogel) 박사는 1902년 스위스에서 태어나 1952년 독일 자연요법 의사협회로부터 가장 권위 있는 프라이스니츠 메달을 수상했으며, 1996년 94세 일기로 작고하기까지 자연의학계의 세계적인 학자로 인정받았다. 본서는 저자가 경험한 세계 각국의 다양한 자연 치료법을 소개하는 한편, 건강을 지키려면 서양의학의 인공 화학요법을 거부해야 한다고 조언한다.

기준성 자연건강 교실 (기준성 지음, 보성사 발간)

본서는 진정한 의사는 자신이고, 자신의 몸 안에 있다고 한다. 인간은 본래 건강했는데, 현대의 화학 문명 생활을 하면서 갖가지 병을 얻게 되었다고 한다. 또한 이것을 양방의 인공 화학요법에 의존하여 치료하려고 한 결과 더욱 화학 독소를 가중시켰다고 한다. 현대의 질병을 해결하려면 자연식과 자연요법으로 몸의 자연성을 살리고, 혈액을 정화해야 한다고 강조한다.

자연치유 (앤드류 와일 지음, 정신세계사 발간)

저자는 양의사들이 병에 대해서는 해박하지만, 건강에 대해서는 무지하다고 말한다. 하버드의대 출신의 의학박사인 저자가 이렇게 말하는 것은 그간의 경험으로 볼 때 서양의학이 질병의 진정한 치유 열쇠인 인체의 자연치유 시스템을 파괴하는 행위를 서슴지 않고 있기 때문이다. 그는 환자에게 치유될 수 없는 병이라고 말하거나, 관리해야 하는 병이라고 말하는 의사에게는 절대 몸을 맡기지 말하고 조언한다. 또 의사도 환자를 위해 인체의 자연치유력을 강화하는 자연요법에 가슴을 열어야 한다고 주장한다.

암 자연치유 10가지 비밀 (후나세 순스케 지음, 중앙생활사 발간)

본서는 대체요법으로 암을 치유한 사례를 소개하는 동시에 자연치유력을 높여 암을 치유할 수 있다는 것을 알려 준다. 저자는 일본의 암 환자 자조모임인 이즈미회의 실천과 성과를 보면서 본서를 집필했다. 이 비전문가 집단은 양방 병원에서 처치하는 화학 항암제나 수술, 방사선 등 인공 화학요법 대신 마음가짐이나 식생활, 운동 등의 자연요법을 실천하여 생존율 95퍼센트라는 성과를 이뤄내고 있다.

치유 혁명 (리사 랭킨 지음, 시공사 발간)

본서의 저자가 수년간의 연구 끝에 발견한 것은 몸의 자연치유력과 마음을 통한 치유 메커니즘이었다. 본서는 1부에서 긍정적인 믿음과 의사의 적절하고도 따뜻한 보살핌이 강력하게 결합할 때 몸의 생리작용을 바꾸는 마음의 힘이 생겨남을 보여준다. 2부에서는 인간관계, 성생활, 직업, 재정 상태, 창조성의 정도, 낙관적이고 비관적인 성향, 여가 생활 등을 포함한 생활 방식이 어떻게 완전한 치유를 가져오는지 설명한다. 또 어디서나 활용 가능하고, 목숨을 구할 수 있는 귀중한 도구도 알려 준다. 그리고 마지막 3부에서는 저자가 직접 창안한 근본적이면서 새로운 건강 모델을 자가 치유 6단계와 함께 소개한다.

자연의학 바이블 (멜레티스 지음, 대성의학사 발간)

본서는 서양의학의 인공 화학요법이 질병 치료에 한계를 드러내고, 각종 부작용을 양산하고 있는 현실에서 자연의학으로 치료할 수 있는 방법을 명쾌하게 제시하고 있다. 과학적인 임상 결과를 토대로 질병에 대한 다양한 치료 방법과 의학 지식을 제공하고 있기 때문에 통합 진료를 원하는 의사나 한의사들이 임상 능력을 강화할 수 있다.

기적의 자연치유 (티모시 브랜틀리 지음, 박경민 번역, 전나무숲 발간)

본서의 저자 브랜틀리 박사는 병이란 우리가 먹어온 비자연적인 음식과 그릇된 마음가짐이 반복되어 나타나는 메시지라고 말한다. 따라서 근본적인 치료를 위해서는 화학적으로 가공된 비자연적인 식생활 등을 바꿔야만 한다고 주장한다. 저자는 자신이 청소년 시절에 겪었던 불치에 가까운 악성 피부 질환을 자연식으로 고친 체험담을 토로하는 한편, 자신이 자연치유에 입문하게 된 과정에서부터 20여 년에 걸쳐 영양학·의학·자연치유 분야를 연구하면서 자연식과 식생활의 변화로 암·당뇨·위장병 등 수천 명의 환자를 치료한 다양한 임상 사례를 생생하게 소개하고 있다.

백과사전 자연의학 (마이클 T머레이, 조셉 E, 피쪼르노 지음, 정성한 옮김, 전나무숲 발간)

본서는 자연의학의 핵심 원리와 임상 효과를 체계적으로 정리한 자연의학 백과사전이다. 또 한편으론 생활 속의 흔한 질병들을 간단히 해결할 수 있는 자연요법을 담고 있는 실용서이기도 하다. 이 모든 걸

좀 더 많은 사람들이 이해할 수 있도록 전문 의학용어를 간결하고 쉬운 말로 정리하였다. 저자는 자연의학 분야에 30여 년 이상 종사하며 세계적으로 권위를 인정받고 있다.

우리집 주치의 자연의학 (이경원 지음, 동아일보사 발간)

본서는 각 질환별로 자연 치료법과 자연 치료제들의 효과에 대한 여러 연구 결과들을 소개함으로써 자연의학이 과학적인 결과를 바탕으로 이루어진 학문임을 밝히고 있다. 1권은 우리가 일상에서 접하는 질환들이 왜 생기며, 어떤 증상들이 나타나는지를 알아본다. 2권은 건강기능식품 등 자연 치료제들이 어떤 효능을 가지고 있으며, 어떻게 복용해야 하는지를 설명한다.

병원 가지 않고 고치는 암 자연요법 (기준성·모리시타 게이찌 지음, 중앙생활사 발간)

본서는 서양의학이 암을 잘못 파악하고 있다고 한다. 즉, 암은 화학독소에 혈액이 오염되어 일어나는 대표적인 전신 병이라고 한다. 따라서 암이 있는 부분만을 잘라내었다 해도 암이 재발하게 된다고 한다. 암을 근본적으로 치료하려면 혈액부터 정화해야 한다. 그 기본이 되는 자연식품의 3대 요소가 배아, 엽록소, 효소다. 배아에는 암 독소를 해독하는 물질이 들어 있는데, 백미는 그것을 깎아 버린다. 푸른 야채류의 엽록소는 세포 부활과 혈액 정화작용을 한다. 또 효소는 육식 등으로 인해 사라지는 장내 유산균을 되살려 준다.

사람을 살리는 대체의학 (최경송 지음, 창해 발간)

본서의 저자는 미국에서 한의학과 대체의학을 두루 섭렵하고, 멕시코에서 세포생리학과 암 치료, 그리고 해독요법을 연구해 왔다. 이와 함께 자연 약재를 이용해 여러 가지 치료법들을 연구 개발해 왔다. 저자는 이런 지식과 경험을 바탕으로 대체의학에 대한 사람들의 궁금증들을 쉽게 풀어주고 있다. 또 자연요법으로 암을 비롯한 질병을 예방하고 치유하는 게 얼마나 중요한지 설명하고 있다.

암 환자를 구하는 제4의 치료 (요시미즈 노부히로가 지음, 편집팀 옮김, 자연과 생명 발간)

본서는 일본 의학박사인 요시미즈 노부히로가 공개하는 암 환자를 구하는 치료법이다. 서양의학의 암 치료 의료기인 사이버나이프 수술을 책임지는 외과 의사가 암 수술을 거부하고, 전혀 다른 방안을 제시하여 일본에서도 큰 화제가 되었다. 요시미즈 박사가 주장하는 제4의 치료는 동양의학과 자연의학, 서양의학 등을 활용한 통합 치료법이다. 그는 직장암·갑상선암·췌장암·대장암·폐암·위암·유방암·자궁경부암 등 많은 종류의 암에 대한 서양의학의 치료법에 한계를 느끼고, 암 환자의 생존율을 높이는 임상 경험을 의학적 관점에서 자세하게 설명하기 위해 본서를 집필했다고 한다. 저자는 암이 있다고 해서 서양의학의 방법으로 인체를 파괴해서는 안 되고, 암을 유발한 화학 독소 등을 해독하면서 인체의 자연치유력을 살려야 한다고 강조한다.

건강과 치유의 비밀 (안드레아스 모리츠 지음, 에디터 발간)

본서를 관통하는 기본 주제는 건강을 찾는 일이 생각보다 어렵지 않다는 것이다. 저자는 몸이 가장 자연스러운 상태, 즉 최적의 균형과 효율로 돌아가는 조건이 충족되면 치유는 저절로 된다고 말한다. 생활 방식, 식습관, 영양, 운동, 일상생활, 햇빛 노출 등 건강에 관한 가장 실질적인 방법을 통해 심장병, 당뇨병, 암 등을 치유하는 방법을 구체적으로 제시하고 있다.

암을 이긴 7가지 습관 (황병만 지음, 힐링앤북 발간)

본서는 기적적으로 암을 치유한 저자의 생생한 증언이다. 그는 결혼과 함께 찾아온 대장암으로 양방 병원이 하자는 대로 직장을 떼어내고, 대장 일부를 절제했다. 그리고 위암이 발생했을 때는 위와 비장·부신을 떼어내고, 대장·소장·췌장·십이지장을 반이나 절제했다. 양방 병원에서는 생존율 1퍼센트라고 했다. 하지만 살겠다는 의지를 붙들고 식이요법과 운동으로 철저하게 체력 관리를 시작했다. 외식을 절대 하지 않는다는 철칙 아래, 단백질이 풍부한 콩과 두부, 그리고 제철의 재료로 식단을 꾸몄다. 또 매일 1만 보를 걷고, 가벼운 등산을 했다. 지은이는 그렇게 얻은 삶을 덤으로 여기고 방송과 인터넷 활동, 강연 등을 통해 암 환자와 가족 등에게 희망의 메시지를 전하고 있다.

기적을 만든 21인의 암 치료법 (한상갑 지음, 랜덤하우스코리아 발간)

저자는 대구 매일신문 기자로 일하며 2003년 간암 말기로 시한부 3개월 선고를 받았다. 이후 수술과 지속적인 자연 치료법으로 암을 극복하고, 2005년 말 현직에 복귀했다. 이후 신문에 자신의 경험담을 포함한 암 극복기를 연재하기도 했다. 본서는 저자 자신의 체험담을 포함해 전국 각지의 자연치료생활관을 찾아다니며 만났던 자연요법으로 암을 완치한 사람들의 인터뷰를 모은 것이다.

몸이 원하는 장수요법 (이시하라 유미 지음, 전나무숲 발간)

본서의 저자는 병약하게 태어났지만 대학에 들어가서 우연히 접한 민간 자연요법으로 4년 이상 고생해 온 설사와 변비가 진정되는 놀라운 경험을 한다. 그 후로 자연요법에 흥미를 갖게 되고, 체력도 누구 못지않게 강해졌다. 대학에서는 서양의학인 혈액내과를 전공했으나, 한계를 느끼고 대학원에서 예방의학을 전공했다. 그 뒤 미국의 자연식 운동을 시찰하고, 장수 지역으로 유명한 코카서스 지방에 가서 장수 식단을 조사했다. 이런 경험을 바탕으로 몸이 원하는 식사법과 근육 단련법, 그리고 마음 건강법까지 자세히 안내한다.

125세 건강 장수법 (유병팔 지음, 에디터 발간)

본서는 세계적인 노화학(老化學) 학자인 유병팔 박사가 평생 연구하고 실천하면서 알게 된 노화 조절의 진수를 일목요연하게 정리했다. 아울러 노화 현상을 논리적으로 설명하고, 건강하게 오래 살 수 있는 비결을 제시하고 있다. 생활환경의 중요성, 내장 지방과 염증의 중요성, 새로운 건강 장수법, 호르몬 요법, 생체 조직의 재생, 회춘의 비밀, 나아가 노인 문제까지 폭넓게 다루고 있다.

안현필의 삼위일체 건강법 (안현필 지음, 썰물과밀물 발간)

본서의 저자는 1970년대에 삼위일체 영어 교수법으로 돌풍을 일으켰다. 그러나 인생의 절정기에 고혈압·심장병·당뇨병·간장병으로 좌절하고 만다. 건강이 인생의 기초라는 것을 깨닫게 된 선생은 사업을 뒤로하고 건강 연구에 매진했다. 그리고 마침내 자신의 모든 병을 스스로 고치게 된다. 본서에는 선생이 인생 70에 깨달은 건강 진리, 땅속에 파묻히기에는 너무 아까운 선생의 건강 비법이 모두 실려 있다.

나는 병 고치러 산에 간다 (윤한흥 지음, 전나무숲 발간)

본서는 그동안 떠돌던 전국 각 산의 치유 효능에 대해 최초로 체질과 용도에 맞는 정보를 공개했다는 점에서 의미가 있다. 전통의학에서는 오행에 각 장부를 배속하여 간담은 목(木), 심장과 소장은 화(火), 비위는 토(土), 폐와 대장은 금(金), 신장과 방광은 수(水)라고 본다. 마찬가지로 각 장부에 병이 들었을 때는 해당 장부의 기운 성쇠를 통해 질병 치료에 응용한다. 본서는 팔공산, 소백산, 태백산, 수락산, 두타산 등 국내 16개 명산을 직접 현장 답사하여 강력한 치유 에너지를 발산하는 장소 71곳을 공개하고 있다. 71곳에서 발산하는 오행의 기운을 설명하고, 각자의 체질에 따라서 내 몸에 맞는 산이 어떤 산인지 알려 준다. 또 특정한 병증을 고칠 때 어느 장소가 도움이 되는지도 공개하고 있다.

오뚝이 인생 절망은 없다 (김상문 지음, 상문각 발간)

저자는 1954년 동아출판사를 창업하여 동아전과와 완전정복시리즈 등 사상 최대 20억 부 판매를 돌파하여 한국 출판업계를 평정했다. 93세의 연세에도 40~50대의 건강을 누리고 있어 주위의 부러움을 사고 있지만, 40대 무렵에는 고혈압과 비만 등 각종 병으로 고생하기도 하였다. 김상문 회장이 다시 건강을 되찾고 무병장수를 누릴 수 있게 된 비결은 육식과 화학 약을 금하고, 현미를 위주로 한 자연식과 운동, 단식이다.

잘못된 식생활이 성인병을 만든다 (원태진 편역, 형성사 발간)

1970년대 미국 상원은 암·고혈압·당뇨병·심장병 등으로 고생하는 사람이 급속히 늘어나자 국민 보건의 근본 문제점을 파헤치기 위해 원내에 영양문제위원회를 설치하였다. 그리고 1975년부터 2년간에 걸쳐 의학·식품·환경 분야 등에 관련된 세계적인 석학들을 미국으로 초청하여 다양한 증언을 청취하였다. 그런 끝에 1977년에 방대한 보고서를 발표했는데. 그게 바로 미국인의 질병이 그릇된 식품 때문에 급증했다고 지적한 〈맥거번 리포트〉다. 본서는 약 5천 페이지에 달하는 〈맥거번 리포트〉의 주요 내용을 소개하는 한편, 올바른 식생활 방법을 제시하고 있다.

기적을 낳는 현미 (정사영 지음, 시조사 발간)

현미는 인체가 필요로 하는 양질의 영양소를 균형 있게 지니고 있다. 뿐만 아니라 체내의 독소를 배설시키는 식이섬유와 해독 효소를 풍부하게 지니고 있다. 그 결과 현미 자체의 잔류 농약은 물론, 체내의 독소가 해소된다. 본서의 저자 전 위생병원장 정사영 박사는 구체적인 근거 자료를 통해 주식을 현미로 올바로 바꾸기만 해도 질병을 예방할 수 있는 것은 물론, 대부분의 질병을 치유할 수 있다고 한다.

식사가 잘못됐습니다 (마키타 젠지 지음, 더난출판사 발간)

20만 명이 넘는 임상 경험을 보유한 저자는 오늘날 범람하고 있는 많은 식품이 잘못되었다고 단언한다. 일본의 장수 마을과 단명 마을을 비교 조사한 자료에 따르면 건강과 장수의 비결은 압도적으로 식생활에 있었다. 장수마을 사람들은 채소와 해조류를 많이 먹고 고기나 생선 같은 동물성 단백질은 적게, 콩류의 식물성 단백질은 적극적으로 섭취하고 있다. 저자는 혈압과 혈당치가 높은 원인은 육류의 과다 섭취와 서구식으로 가공한 화학 식품에 있다고 설명한다.

죽음의 밥상 (피터 싱어, 짐 메이슨 공저, 함규진 번역, 산책자 발간)

저자인 피터 싱어는 논쟁적 윤리학자이고, 짐 메이슨은 환경 문제를 고민하는 농부이자 변호사다. 그들은 육가공식품 애호 가족과 완전 채식주의 가족 등 각기 다른 식습관을 가진 세 가족을 모델로 삼아 이들이 먹고 있는 식품이 어디서 왔는지를 깐깐하게 추적하기 시작한다. 그리고 채식과 유기농법으로 생산된 먹을거리가 얼마나 중요한지 설명한다. 이와 함께 공장식으로 대량 사육되는 가축의 현실과 시스템, 식품업자와 대형마트의 장난과 거짓말 등 현대의 식생활을 둘러싼 감추어졌던 이야기들에 대해서도 낱낱이 들춰낸다.

식사혁명과 자연식 문답 (모리시다 게이찌 지음, 가리내 발간)

저자는 암, 고혈압, 당뇨, 심장병, 신장병, 비만 등 현대에 창궐하고 있는 질병들이 우리 사회를 지배하고 있는 서구의 칼로리 중심의 식품학에서 비롯되었다고 한다. 육류와 가공 식품 등 칼로리가 높을수록 건강에 좋다고 하여 믿고 충실히 실천한 결과 현대인의 체질은 철저하게 병약해졌다고 한다. 저자는 이제라도 육류와 화학 가공식품, 화학약을 금하고 자연식을 실천하면 암과 고혈압, 당뇨 등 모든 병을 스스로 치유할 수 있다고 한다.

암도 낫게 하는 자연식 (모리시다 게이치 지음, 시골문화사 발간)

저자는 암을 비롯한 현대병은 칼로리 중심의 잘못된 식생활에서 비롯되었다고 한다. 음식의 질적 가치를 무시하고 서구의 식품학에 따라 칼로리 중심으로 음식을 섭취한 결과 현대인의 체질은 철저히 악화되어 암에 걸리기 쉬운 체질이 되었다고 한다. 모든 병의 원인은 식사에 있다고 말하는 저자는 누구든지 자연식에 의해 암을 비롯해 각종 현대병을 치료할 수 있다고 한다.

가난한 밥상 (이원종 지음, 시공사 발간)

오늘날 많은 사람들이 각종 성인병으로 고생하고 사망하는 것은 우리 전통의 자연주의 식생활을 버리고, 육식과 인스턴트식품 등 서구의 비자연적인 식생활을 따라했기 때문이라고 한다. 농사짓는 교수로 유명한 저자는 각종 질병 속에서 의학에 의존해 생명을 연장하고 싶지 않다면 지금이라도 우리 선조들의 생활습관을 본받아 소박한 삶과 적당한 운동, 그리고 화학 첨가제에 오염되지 않은 신선한 먹을거리로 가난한 밥상을 차릴 것을 제안한다. 저자가 제안하는 가난한 밥상은 대략 현미잡곡밥, 시래기 된장국, 두부, 미역 등이다.

음식이 몸이다 (이기영 지음, 살림출판사 발간)

식품공학 박사인 호서대 이기영 교수는 오늘날 많은 사람들에게 재앙처럼 나타나고 있는 당뇨·고혈압·암·아토피피부염 등은 서구의 비자연적인 식품이 가져다주었다고 말한다. GMO와 화학 첨가물은 인체를 망치는 독극물과 다름없고, 화학물질이 자연과 인간의 멸종을 부르고 있다고 설명한다. 또 석유로 만든 화학 식품과 화학 약을 금해야 지구가 살 수 있고, 화학 항생제가 침묵의 살인 저지르고 있다며 그 실체를 고발한다. 반면 장류는 세계 최고의 발효식품으로 국가의 보물이고, 고추장과 된장이 성인병 잡는 특효약이라고 강조한다. 저자는 비자연적인 서구 문명 속에서 우리가 건강하게 살 수 있는 길은 우리 전통 음식에 있다고 역설한다.

암으로 죽지 않는 식사 (가미오 데쓰오 지음, 한국경제신문 발간)

본서는 암에 걸렸던 저자가 살기 위해 실천한 것들의 임상 기록이다. 자신의 몸을 실험 대상으로 몸에 좋은 것과 나쁜 것을 선별하는 실험을 수없이 반복하고, 몸 상태가 안정되는 식생활을 끊임없이 실천해 왔던 것들을 아낌없이 공개하고 있다. 저자는 암을 음식으로 고치기 위해 염두에 두어야 할 일곱 가지를 제시하고 있다. 즉, 그 지역에서 채취한 제철 식품을 섭취해야 한다. 식재료는 껍질째 통째로 먹고, 몸을 따뜻하게 하는 양성식품을 적극적으로 섭취한다. 또 편중된 식습관을 피하고, 균형 있는 잡식을 해야 하며, 생명력이 강한 채소를 구해 먹어야 한다. 그리고 화학 식품첨가물의 섭취를 피해야 한다.

병에 걸리지 않는 식사법 (슈토 히로시 지음, 다른세상 발간)

저자는 중국에서 사스(SARS)가 유행했을 때 김치의 효능을 적극 알린 일로 유명하다. 그는 일본 최고의 암 전문의로서 식사요법을 통해 질병을 치료할 수 있는 방법을 본서를 통해 제시하고 있다. 병을 부르는 요인 중 가장 중요한 잘못된 식생활에 대해 이야기하고, 건강한 사람들에게는 건강을 계속 유지할 수 있도록 식탁 위의 위험 요소에 대해 낱낱이 설명하고 잇다. 이미 질병에 걸린 사람들에게는 질병을 해결할 수 있는 적절한 처방을 내려주고 있다.

먹거리 혁명 (존 로빈스, 오션 로빈스 지음, 한울아카데미 발간)

본서의 저자는 배스킨라빈스라는 대기업을 물려받는 대신 환경운동가의 길을 택한 존 로빈스와 먹을거리 혁명 네트워크 운동을 펼치는 그의 아들 오션 로빈스이다. 로빈스 부자(夫子)는 심장질환과 뇌 질환 등으로 양방 치료로 차도를 보지 못한 환자들이 건강한 음식으로 식단을 바꿔 실제로 질병을 치료한 사례를 증명하고 있다. 이 방법은 어려운 일이 아니며, 누구나 가정에서 한 가지씩 실천하면 되는 생활의 일부라는 것을 강조한다. 화학 첨가제로 가공한 식품, 유전자가 조작된 식품, 화학 사료로 사육된 고기, 화학 약을 끊고 자연 그대로의 건강한 음식을 섭취하면 되는 일이라고 한다.

건강 항암 밥상 (황미선 지음, 넥서스북스 발간)

저자는 유방암과 자궁경부암으로 양의사들이 권하는 대로 하다 부작용도 겪었고, 무엇을 어떻게 먹어야 할지 몰라서 몇 개월 동안 미음만 먹기도 했다. 그러다 약초와 음식의 위대성을 깨달았다. 이런 깨달음을 바탕으로 저자는 해독과 면역력을 지닌 자연식품을 꾸준히 먹으면서 질병의 위험에서 벗어날 수 있었다. 서양의학의 인공 화학요법으로는 죽음밖에 없었던 암 환자에서 이제는 암 치료 요리 전문가가 되었다. 자연의 기운이 깃든 채소와 천연 과일에 막걸리를 넣어 만든 발효 식초, 말린 약재와 말린 해산물을 우려낸 영양수를 더하면 암 치료에 더 큰 효과를 거둘 수 있다고 귀띔한다.

암, 음식으로 고친다 (장혜주 지음, 웅진리빙하우스 발간)

본서는 암을 치유하는 데 도움이 되는 식품과 올바른 조리법을 알려 준다. 구체적으로 살펴보면, 우리나라의 콩·마늘·된장·청국장 등이 전 세계의 주목을 받고 있는 암 치유 식품이란 점과 이것을 효과적으로 섭취하는 방법을 일러주고 있다. 또 암 치유 식품 30가지를 건강 음식으로 조리하는 방법을 제시하고 있다.

암 억제 식품사전 (니시노 호유쿠 편저, 최현숙 옮김, 전나무숲 발간)

저자는 일본 국립암센터연구소 암예방연구부장 등을 역임하면서 오랫동안 식품이 암에 미치는 영향에 대해 연구해 오고 있다. 본서는 암을 고치는 약이 특별한 데 있는 게 아니라 우리 일상에서 흔히 볼 수 있는 자연식품 속에 있음을 일깨워 준다. 이를 통해 암 예방은 물론, 치료도 할 수 있다는 희망을 주고 있다. 또한 암에 효과 있는 자연 음식을 구체적으로 소개함으로써 누구나 쉽게 이용할 수 있도록 했다.

생존의 밥상 (김수현 지음, 넥서스북스 발간)

본서는 제목이 암시하듯이 우리의 밥상이 위협받지 않으려면 달걀 하나라도 그 실체를 꼼꼼히 따져 먹어야 한다고 강조한다. 이런 맥락에서 본서는 사람들이 궁금해 하는 광우병의 진실을 비롯해 트랜스지방과 유전자조작식품의 실체를 밝히고 있다. 그리고 현대인들이 많은 질병을 가지고 살아가는 이유와 병든 밥상에 대해 이야기하고 있다.

내 몸 내가 고치는 기적의 밥상 (조엘 펄먼 지음, 북섬 발간)

본서는 암과 고혈압 등 오늘날 창궐하는 질병을 해결하는 방법은 화학 약이 아니라 밥상이라고 주장하고 있다. 본서에 따르면 제대로 차린 밥상은 비만과 고혈압과 당뇨병의 예방은 물론, 비염이나 천식과 같은 고질병의 치료도 가능하다고 한다. 반면 화학적으로 만들어진 약품들은 어느 정도라도 반드시 그 독성의 폐해를 몸에 고스란히 남긴다고 한다. 저자는 20년 동안 2천 건이 넘는 연구와 임상 자료, 그리고 많은 사람들의 실질적인 경험을 통해 이런 주장을 증명한다.

내 몸에 이로운 식품 내 몸에 해로운 식품 (박영미 저, 아이프렌드 발간)

본서는 어떤 음식이 해롭고, 어떤 음식이 이로운지, 또 영양소들이 우리 몸 안에서 어떤 역할을 하는지 구체적으로 설명해 준다. 또한 음식이 몸에 미치는 영향뿐만 아니라, 부엌에서 직접 활용할 수 있는 건강한 요리법, 그리고 저혈당이 불러오는 문제점에 대해서도 설명해 준다. 나아가 암을 예방하는 방법, 건강에 이로운 식생활 방법, 밀가루의 유해성, 성공적인 노화 방법 등을 제시해 준다.

먹는 면역력 (겐미자키 사토미 지음, 전나무숲 발간)

본서는 인체의 면역력을 높여 주고, 질병을 예방할 있는 방법은 화학 백신 주사가 아니라 올바른 자연음식이라고 주장한다. 그리고 이에 대한 논리적 타당성과 실천 방법을 제시해 준다. 본서의 감수를 맡은 아보 도오루는 세계적인 면역학자로서 화학 약품이 아닌 천연 식품에서 면역체계를 발견하였다. 그의 말에 따르면 면역력을 높여 주는 식생활을 하면 만성질환의 치료는 물론, 균형 잡힌 신체로 활력 있고 건강한 생활을 할 수 있다고 한다.

백년 면역력을 키우는 짠맛의 힘 (김은숙·장진기 지음, 앵글북스 발간)

소금에 대한 오해를 풀고, 머리부터 발끝까지 자신에게 잘 맞는 소금 사용법을 배울 수 있도록 구성한 책이다. 서울대 졸업 후 20년 동안 건강 자립 멘토 및 자연 섭생법 전문가로 활동해 온 두 저자가 20년간 자신들이 운영하는 센터를 거쳐간 사람들 중 소금으로 건강을 되찾은 1만 명 이상의 사례를 경험하면서 깨달은 내용을 담았다.

소금 이야기 (함경식, 정종희, 양호철 공저, 동아일보사 발간)

사람은 음식 없이는 오래 버틸 수 있으나 소금과 물 없이는 견디기가 어렵다. 이렇듯 소금은 인간이 생명을 유지하는 데 없어서는 안 될 물질이다. 이런 점에서 인류는 역사적으로 소금을 확보하기 위해 노력해 왔고, 소금이 귀한 20세기 이전만 해도 소금은 '백색의 황금'으로 통하는 귀한 자원이었다. 또 특정인이 생명의 기본인 소금을 독점하는 것을 막기 위해 국가가 전매사업으로 하였다. 그런데 근래에 이르러 양의사와 식품학자를 중심으로 소금이 마치 건강을 해치는 원흉인 양 취급되고 있다. 본서는 과학적 연구를 통해 소금에 대한 그릇된 미신(迷信)을 바로 잡는 한편, 가정에서 꼭 알아야 할 소금 건강법, 소금을 활용한 자연 치유요법, 소금의 문화적 친환경적 자원으로서의 가치에 대해 자세히 설명하고 있다.

죽염요법 (김윤세 엮음, 광제원 발간)

죽염은 서해안 천일염을 대나무에 다져넣고 고열로 9번 구워 소금의 약성을 극대화시킨 신약(神藥)이다. 본서는 인산 김일훈 선생이 개발한 죽염의 가치와 함께 죽염으로 난치병을 치유한 많은 사람의 체험 사례를 소개하고 있다. 또 생활 속에서 죽염을 다양하게 활용하는 방법과 서리간장 등 식품의약으로 개발하는 방법도 소개하고 있다. 죽염은 한민족의 지혜가 베인 경험의방으로 암, 고혈압, 당뇨 등으로 고통을 받는 현대인들에게 삶의 희망이 될 것이라고 한다.

대한민국의
의료, 보건, 식품, 환경을 말하다

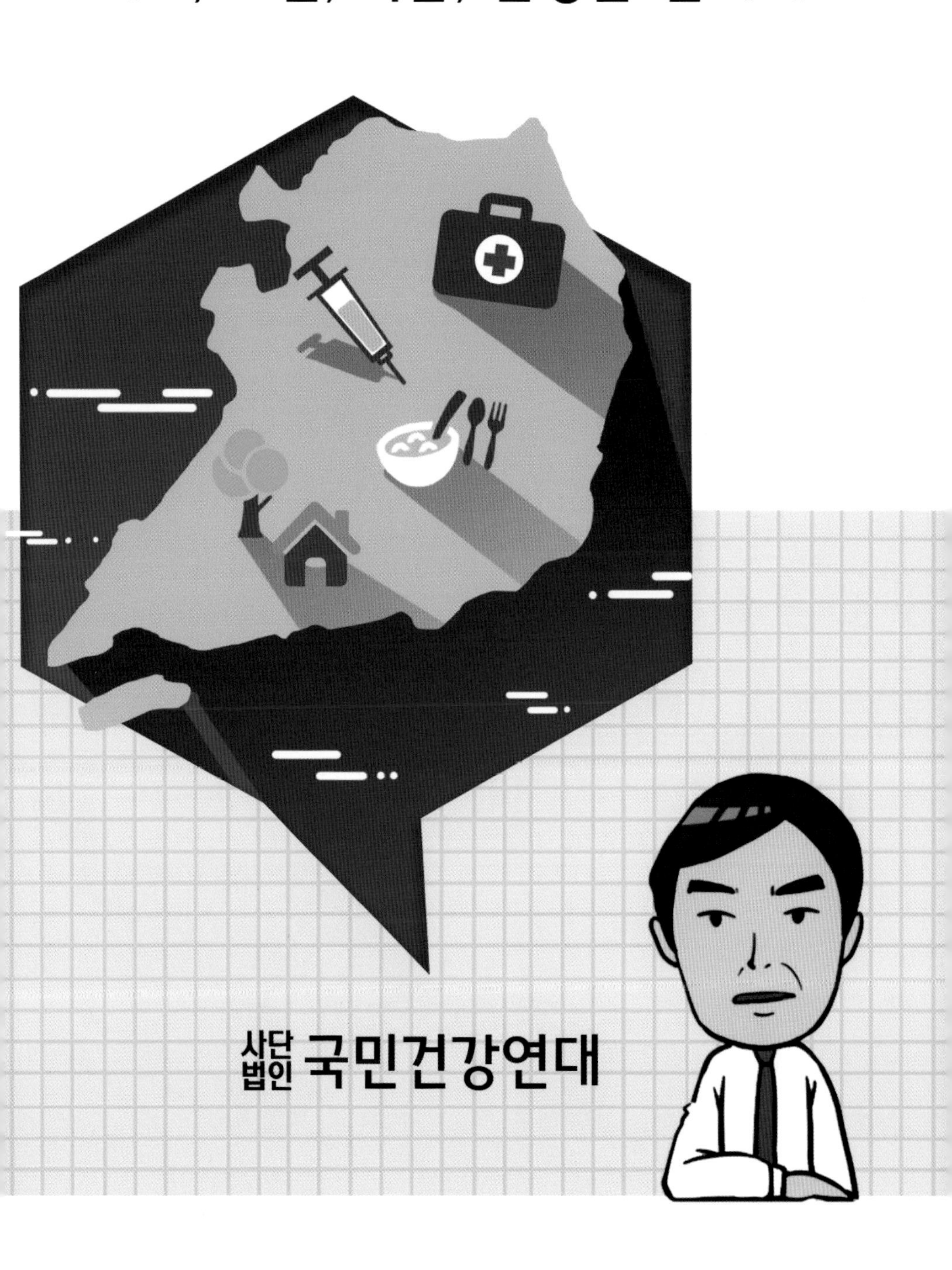

사단법인 국민건강연대

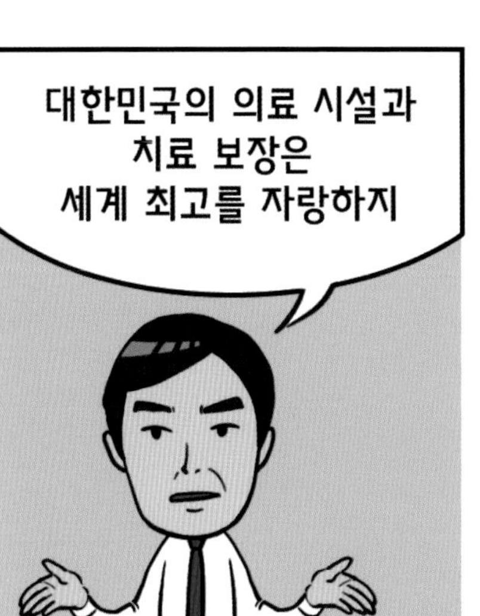
대한민국의 의료 시설과
치료 보장은
세계 최고를 자랑하지

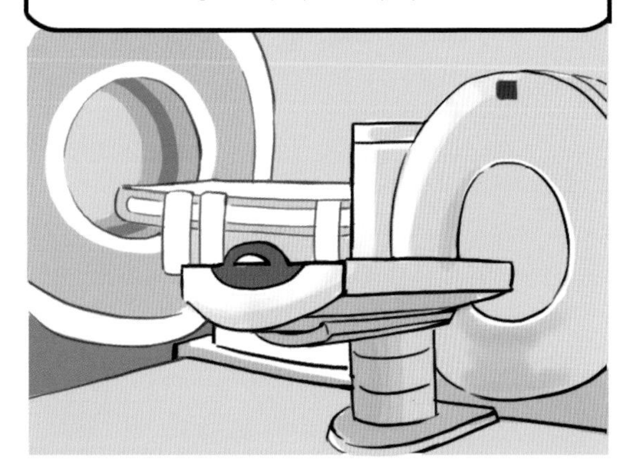
CT와 MRI 등 첨단 검사기
병원마다 즐비하고

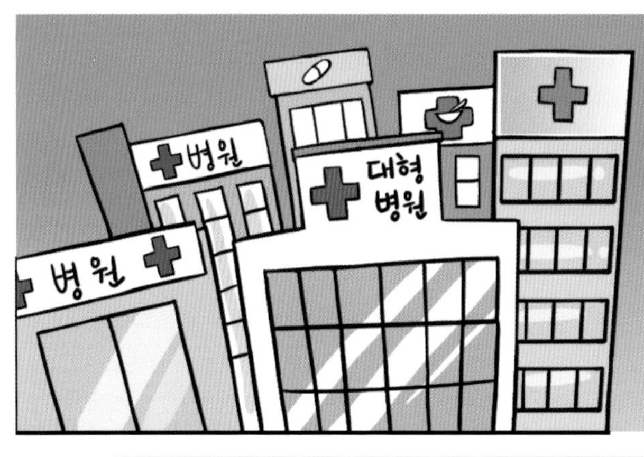
병원
대형
병원
병원
으리으리한
대형 병원과
약국들도 곳곳에 있어
몸이 아프면
편리하게
이용할 수 있지

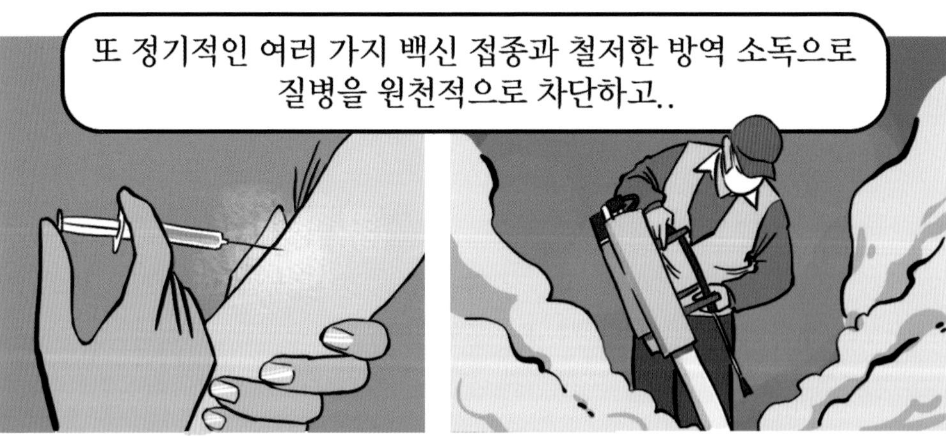
또 정기적인 여러 가지 백신 접종과 철저한 방역 소독으로
질병을 원천적으로 차단하고..

국민이 병나면 국가가 의료비를
지원해 주기 때문에 안심하고
치료 혜택을 누릴 수 있는 나라
정부

그런데
그 내막을
들여다보면
실망스럽기
그지없네

경제협력기구 2012년 발표한 〈건강자료(health data)에 따르면〉

암 사망률, 암 발생률 1위

40~50대
사망률
1위

불임률
1위
난자
정자

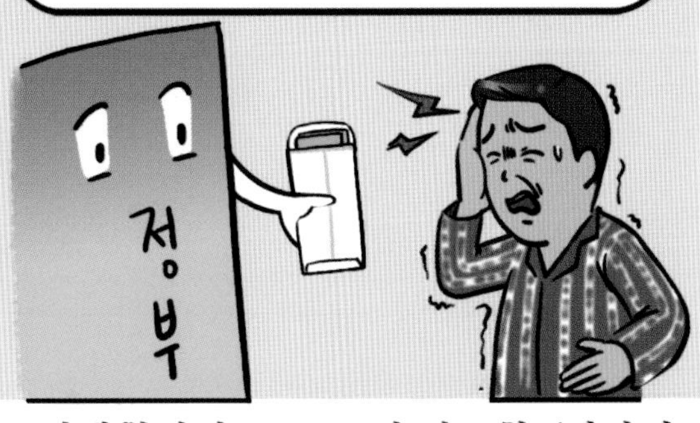

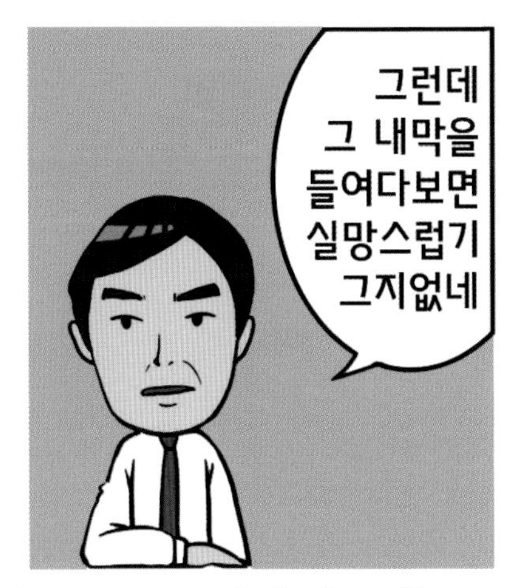

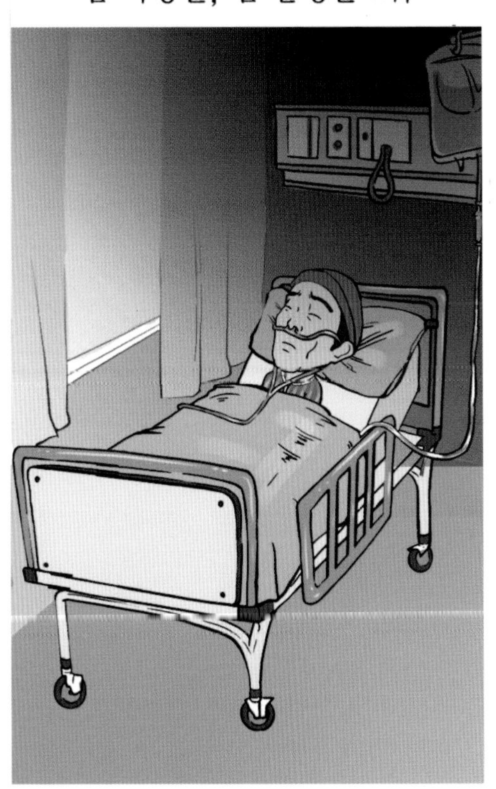

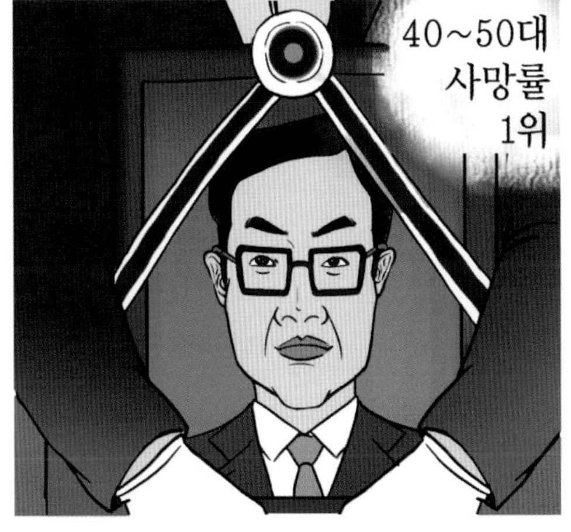

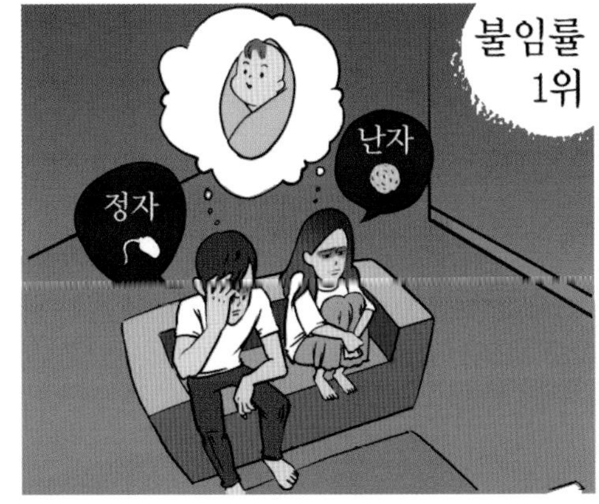

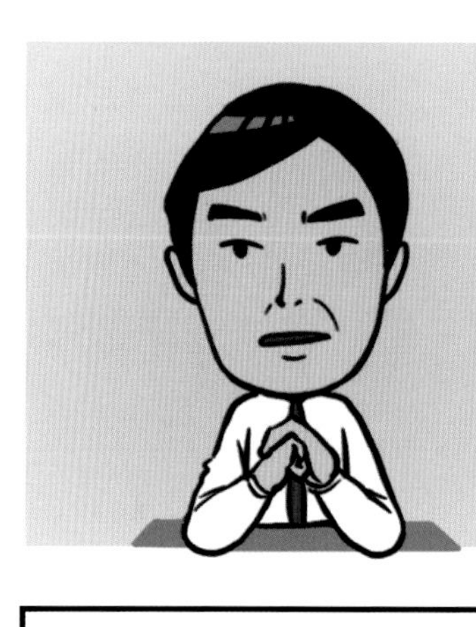

국민들이 각종
질병에 시달리는
상황도 심각하다

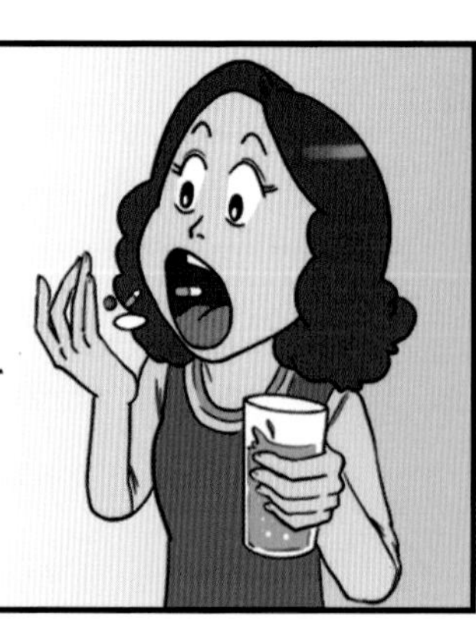

성인 2명 중 1명이
고혈압과 당뇨

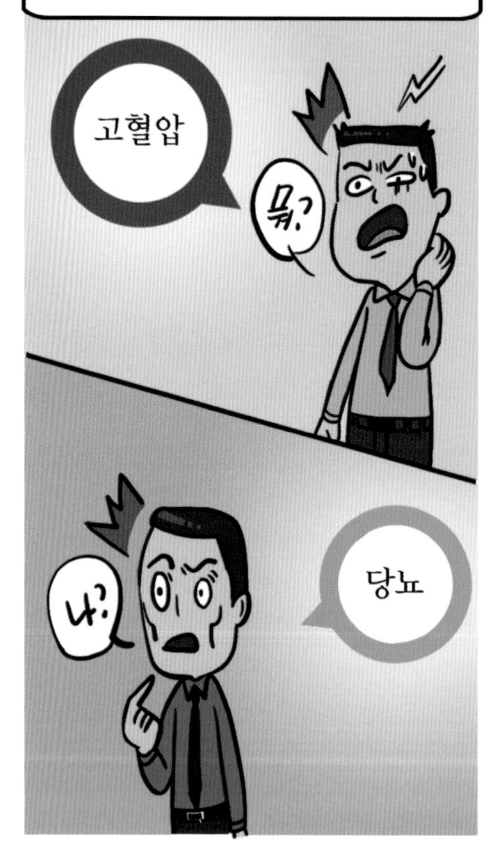

65세 이상 노인 중 치매 환자
72만5천 명

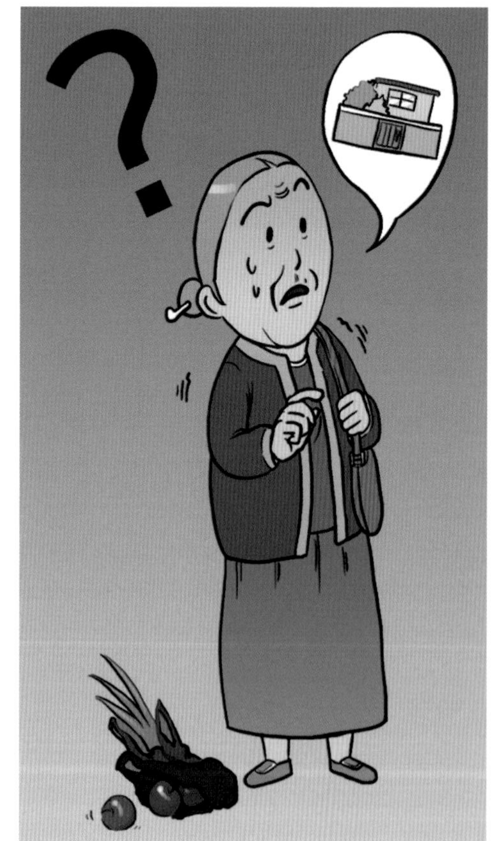

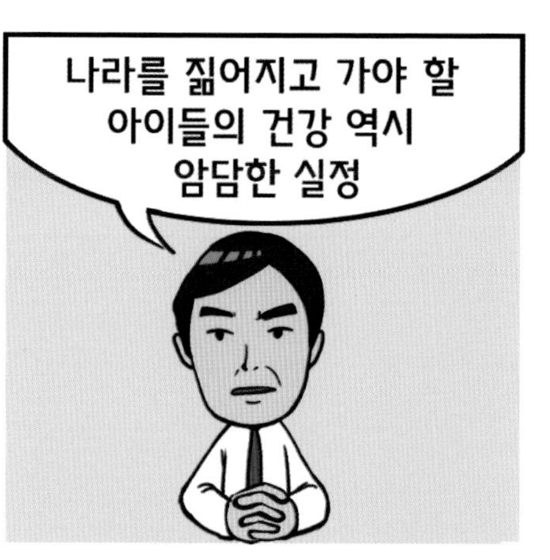

1980년대에 비해 아토피피부염
어린이 11배 증가 세계 1위 유병률

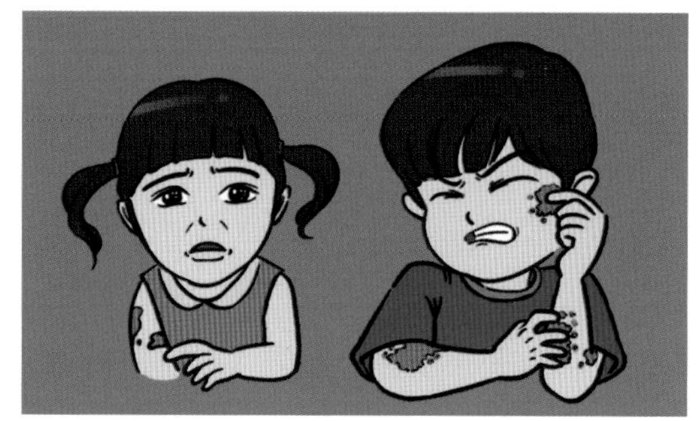

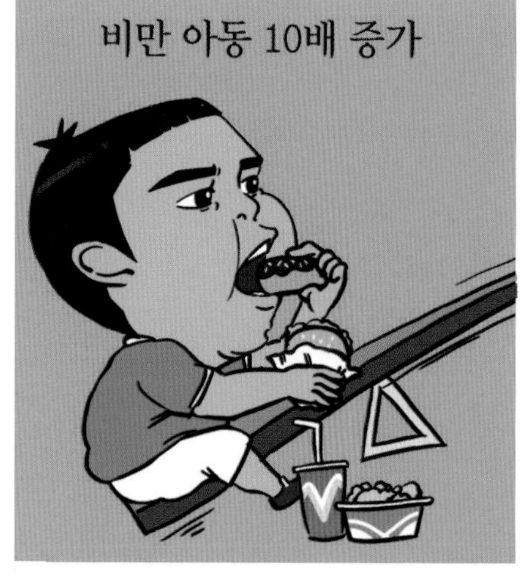

주의력결핍과잉행동장애아
24배 증가

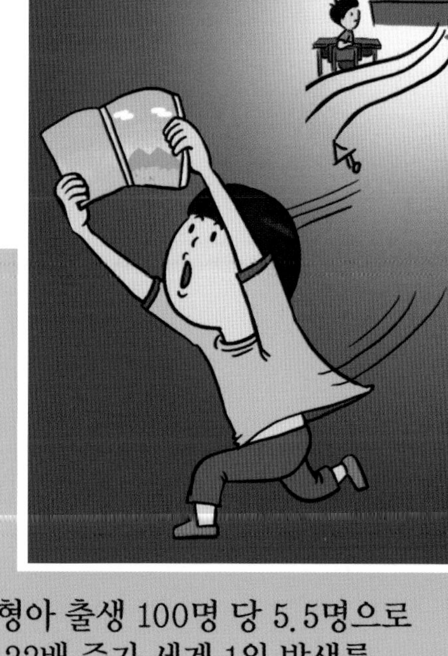

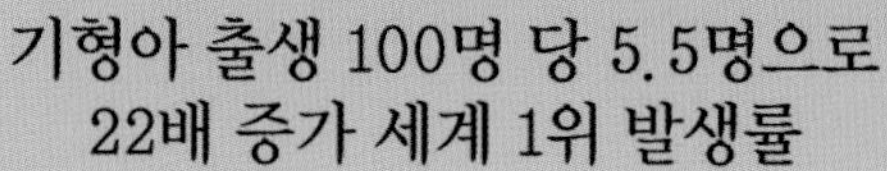

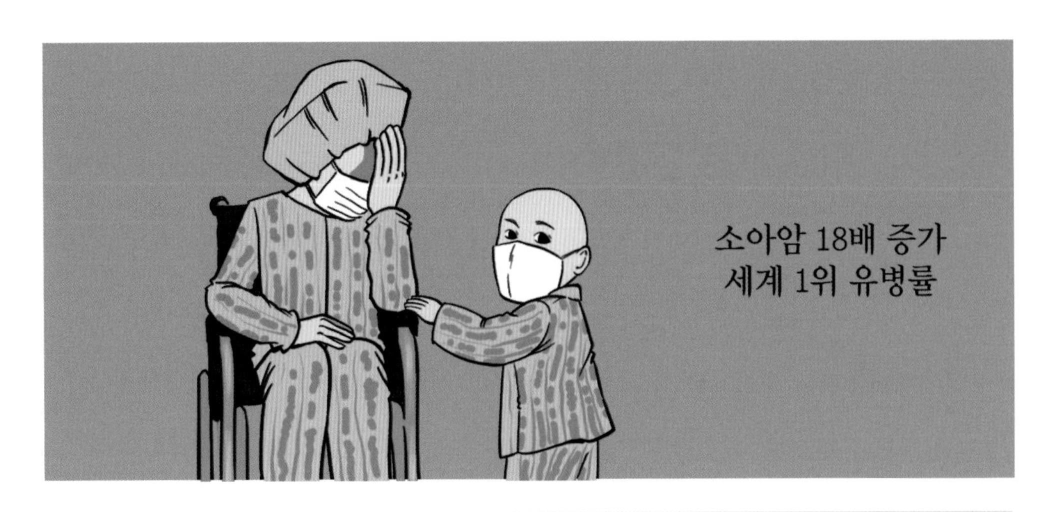
소아암 18배 증가
세계 1위 유병률

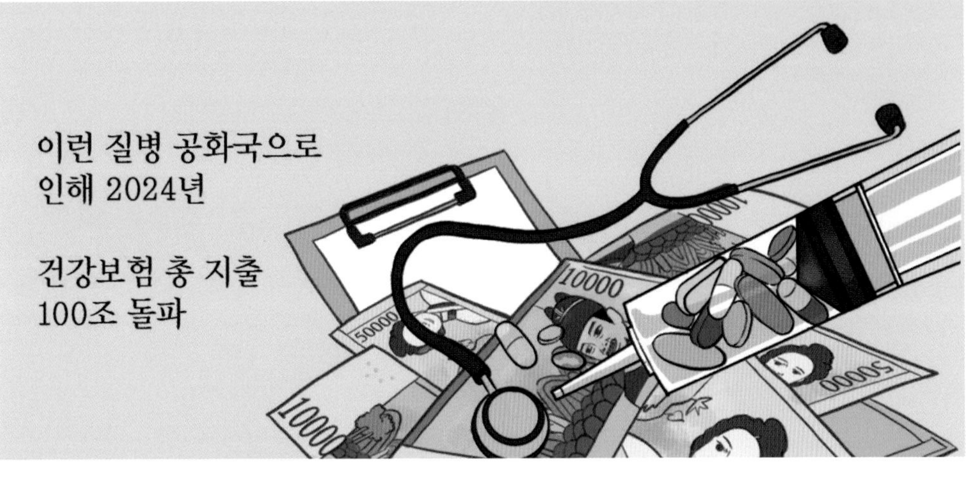
이런 질병 공화국으로
인해 2024년
건강보험 총 지출
100조 돌파
10000
50000

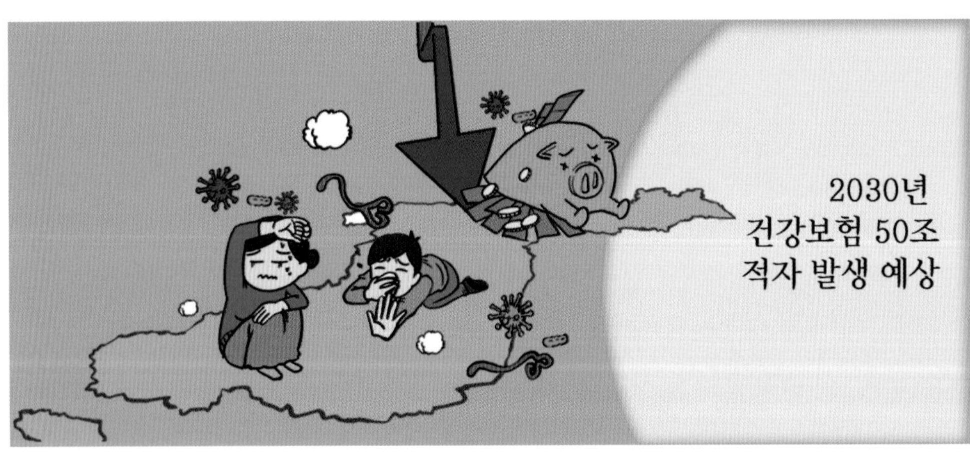
2030년
건강보험 50조
적자 발생 예상

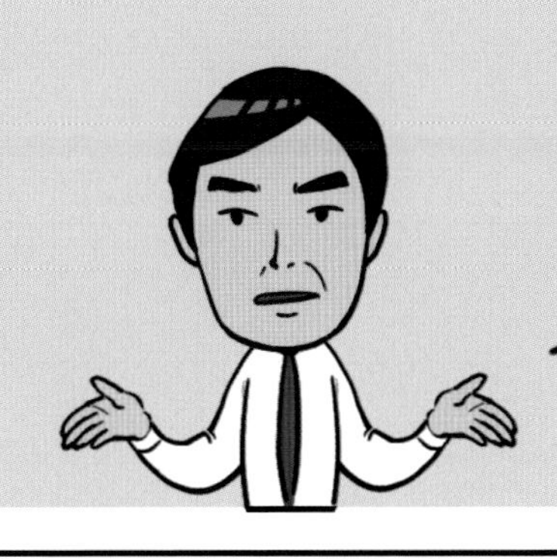
그리고 질병 예방 명분으로
집중하는 백신에는
수은, 포르말린, 알루미늄, 페놀
포름알데히드, MSG, 아황산염,
에틸글리올 등 뇌신경계에 유해한
독성 화학물질 함유

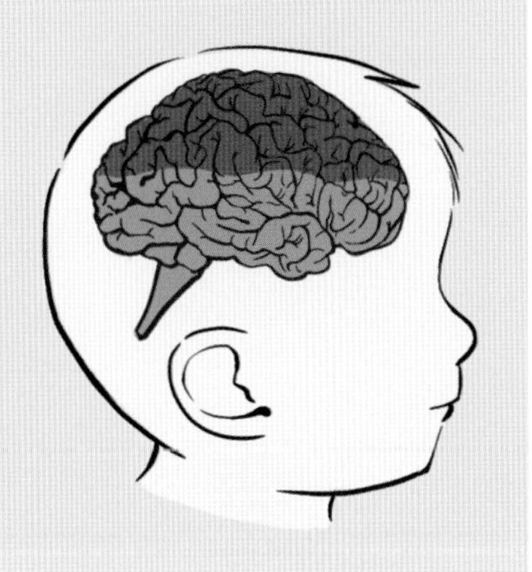
뇌 신경계가 발달하지 않은 생후
6개월 사이의 신생아에게 필수 예방
접종이라 하여 10여 차례
화학 백신 접종

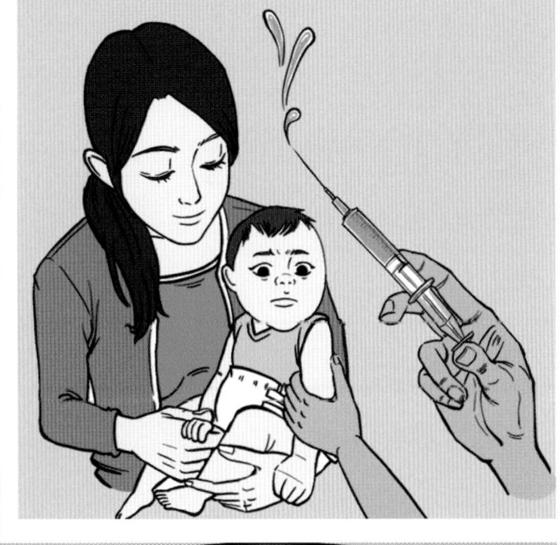
이로 인해 생후 6개월 사이
신생아의 뇌에 축척되는 수은이
평생 뇌에 축척되는 총량의 50%

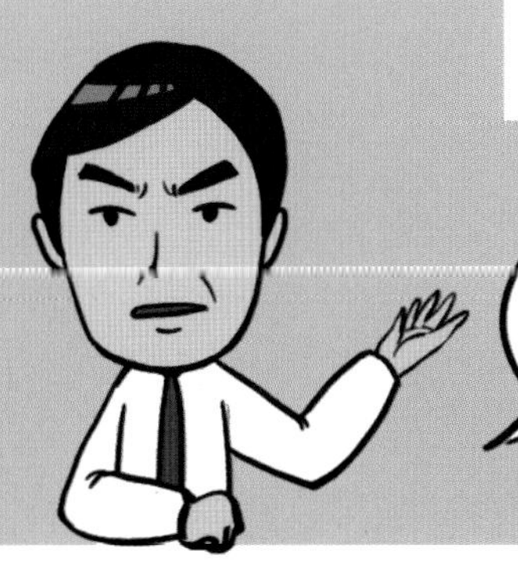
뇌성마비, 자폐아,
기형아 급등이
화학 백신과 관련 있다는
연구 결과가 발표되고 있는데
원인을 밝혀야 하지 않을까?

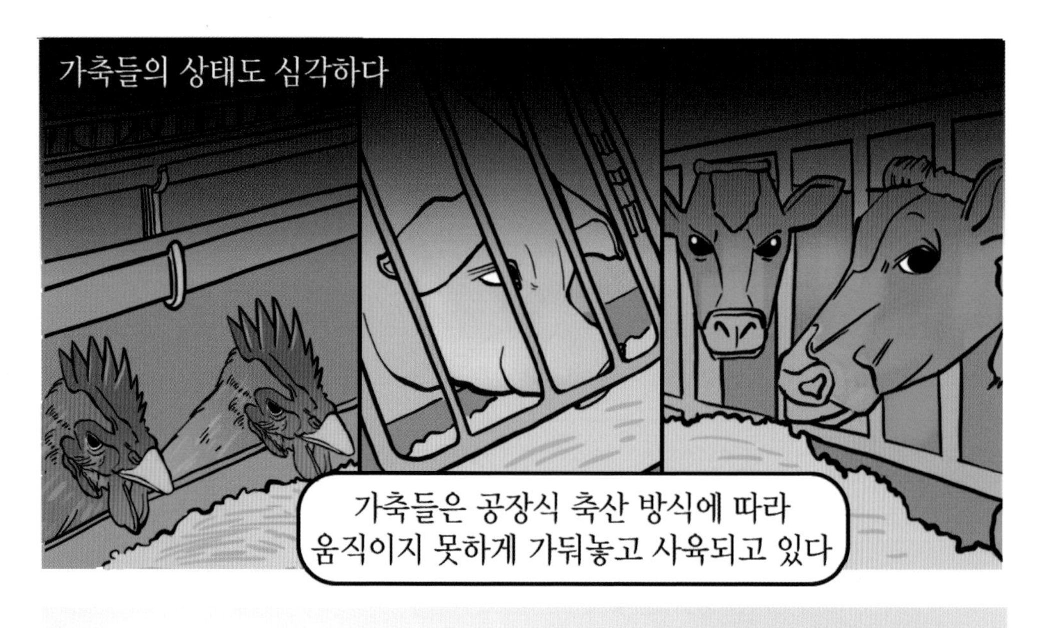
가축들의 상태도 심각하다
가축들은 공장식 축산 방식에 따라
움직이지 못하게 가둬놓고 사육되고 있다

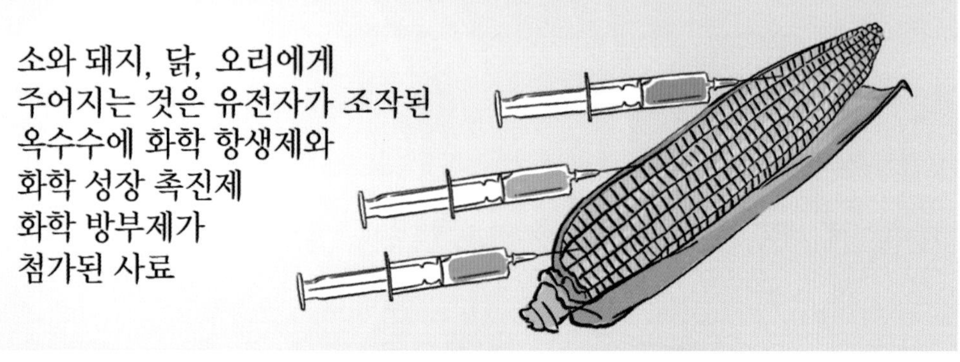
소와 돼지, 닭, 오리에게
주어지는 것은 유전자가 조작된
옥수수에 화학 항생제와
화학 성장 촉진제
화학 방부제가
첨가된 사료

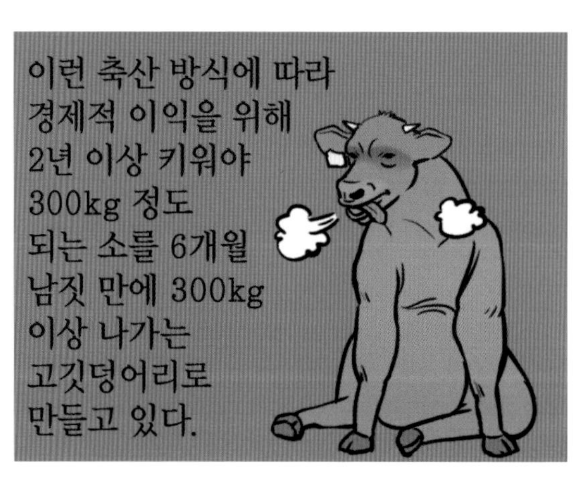
이런 축산 방식에 따라
경제적 이익을 위해
2년 이상 키워야
300kg 정도
되는 소를 6개월
남짓 만에 300kg
이상 나가는
고깃덩어리로
만들고 있다.

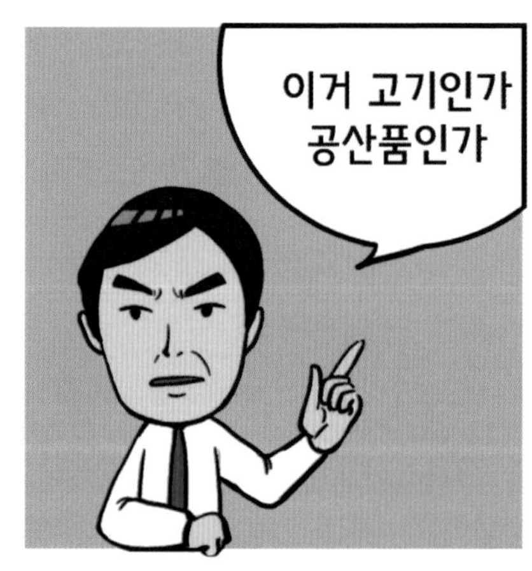
이거 고기인가
공산품인가

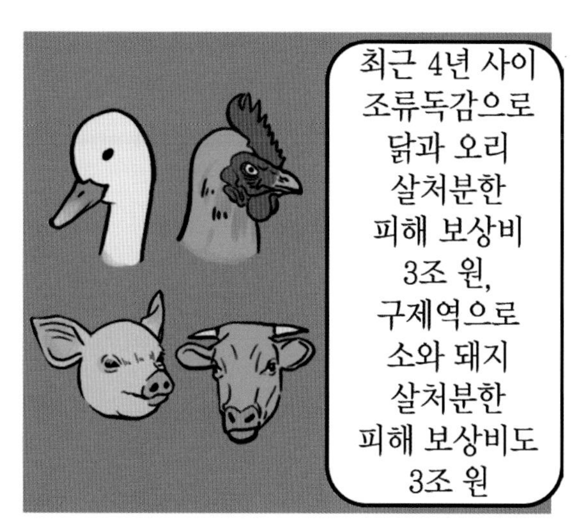

최근 4년 사이 조류독감으로 닭과 오리 살처분한 피해 보상비 3조 원, 구제역으로 소와 돼지 살처분한 피해 보상비도 3조 원

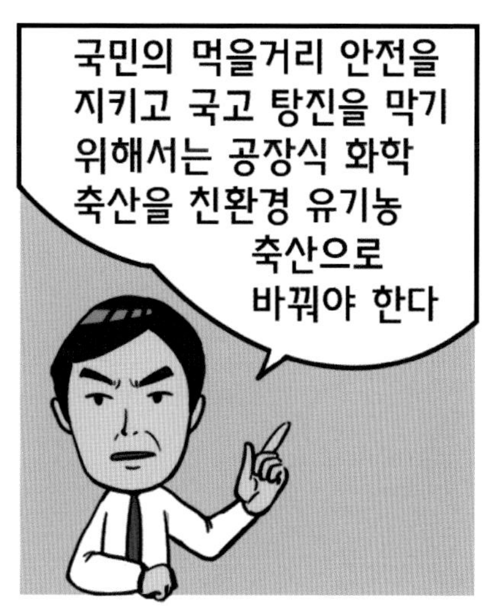

국민의 먹을거리 안전을 지키고 국고 탕진을 막기 위해서는 공장식 화학 축산을 친환경 유기농 축산으로 바꿔야 한다

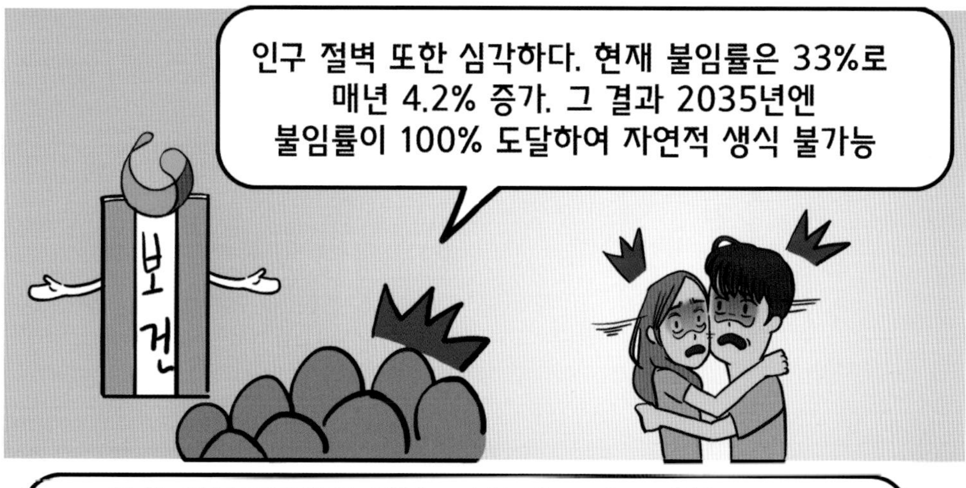

인구 절벽 또한 심각하다. 현재 불임률은 33%로 매년 4.2% 증가. 그 결과 2035년엔 불임률이 100% 도달하여 자연적 생식 불가능
보건

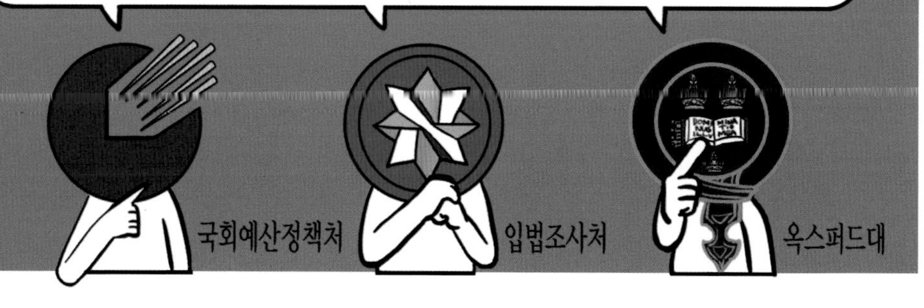

국회 예산정책처와 입법조사처, 옥스퍼드 대학교수 등 세계적 미래학자가 2700년에 "한민족"이 지구상에서 가장 먼저 소멸할 민족 1호로 예상
국회예산정책처
입법조사처
옥스퍼드대

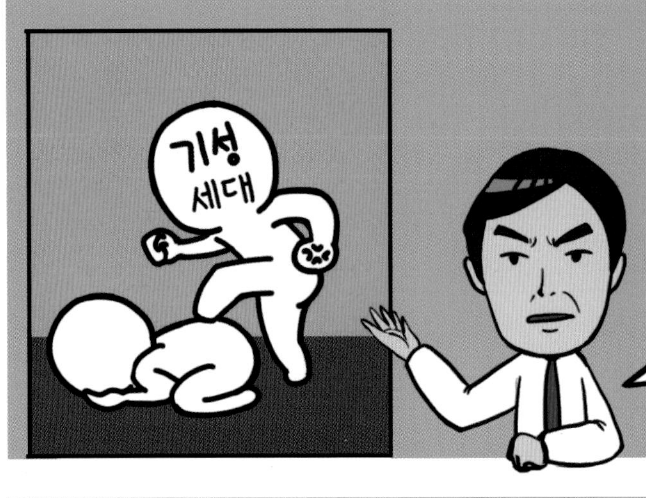
기성
세대
현재의 상황은 국권 침탈, 남북 분단, 한국전쟁에 비견할 만큼 심각하다. 이것은 기성세대가 탐욕에 젖어 다음 세대에게 저지르는 집단적 범죄 행위이다

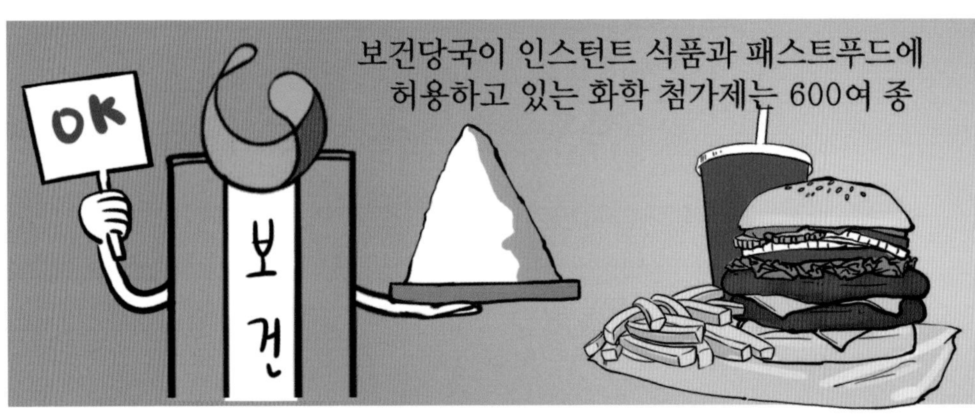
보건당국이 인스턴트 식품과 패스트푸드에 허용하고 있는 화학 첨가제는 600여 종
OK
보
건

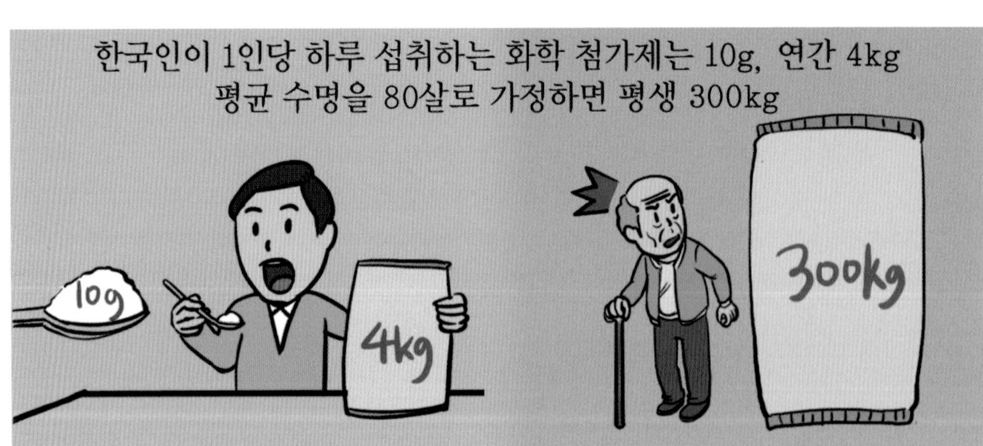
한국인이 1인당 하루 섭취하는 화학 첨가제는 10g, 연간 4kg
평균 수명을 80살로 가정하면 평생 300kg
10g
4kg
300kg

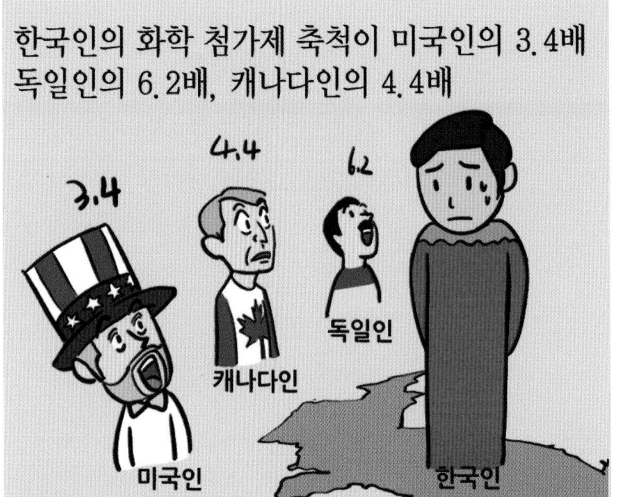
한국인의 화학 첨가제 축적이 미국인의 3.4배
독일인의 6.2배, 캐나다인의 4.4배
3.4
4.4
6.2
독일인
캐나다인
미국인
한국인

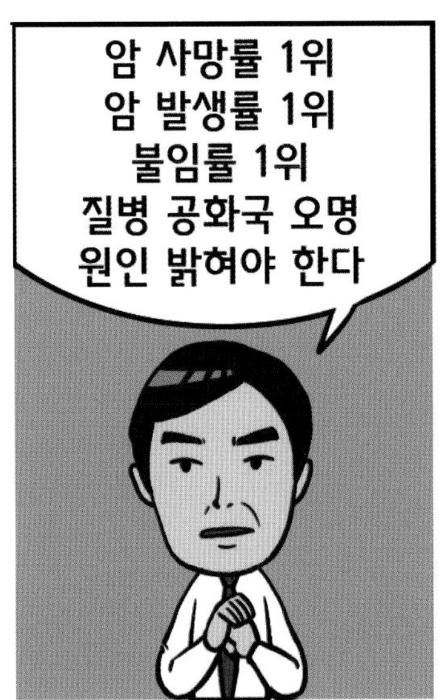
암 사망률 1위
암 발생률 1위
불임률 1위
질병 공화국 오명
원인 밝혀야 한다

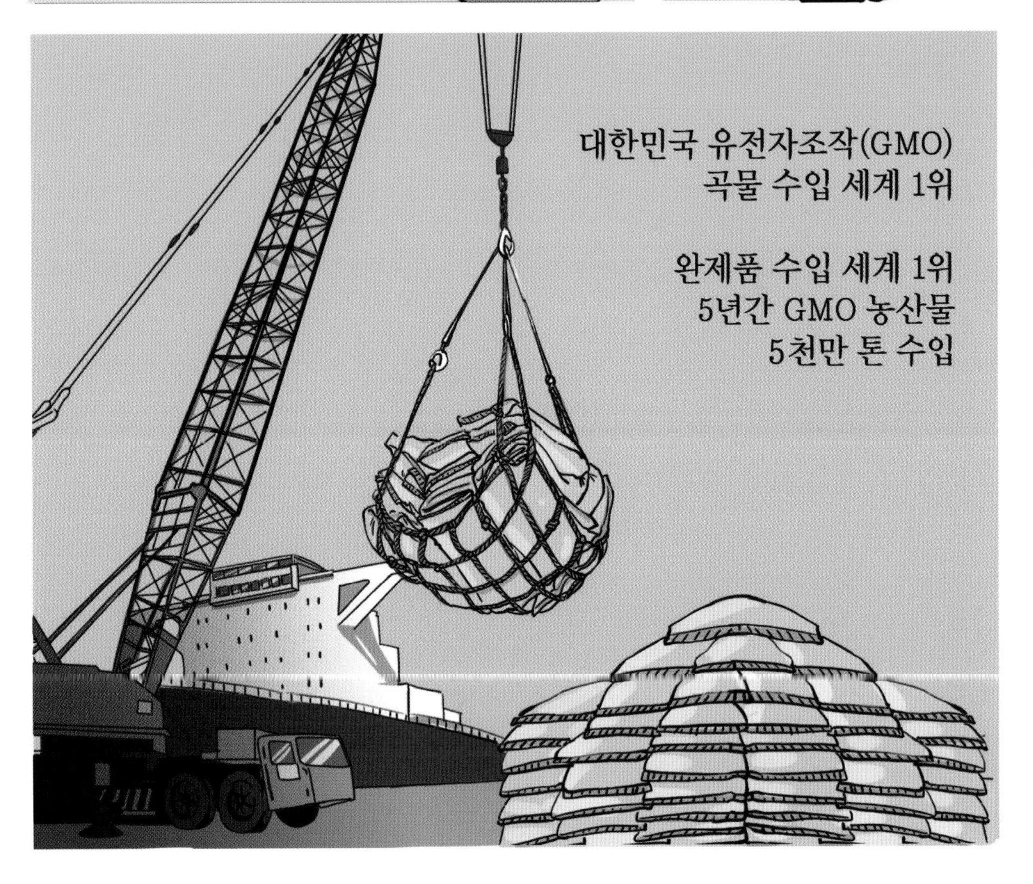
대한민국 유전자조작(GMO)
곡물 수입 세계 1위
완제품 수입 세계 1위
5년간 GMO 농산물
5천만 톤 수입

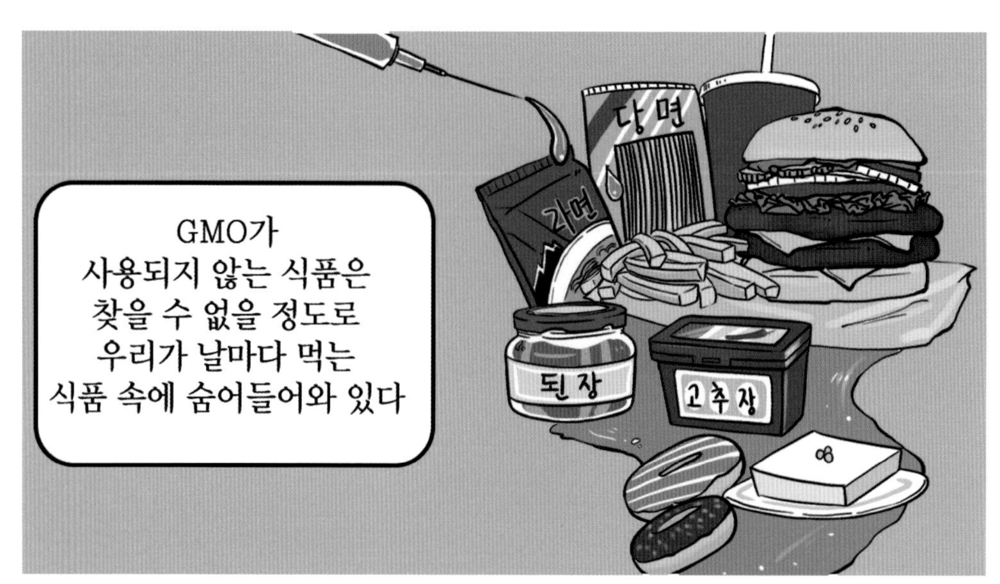
GMO가
사용되지 않는 식품은
찾을 수 없을 정도로
우리가 날마다 먹는
식품 속에 숨어들어와 있다
당면
라면
된장
고추장

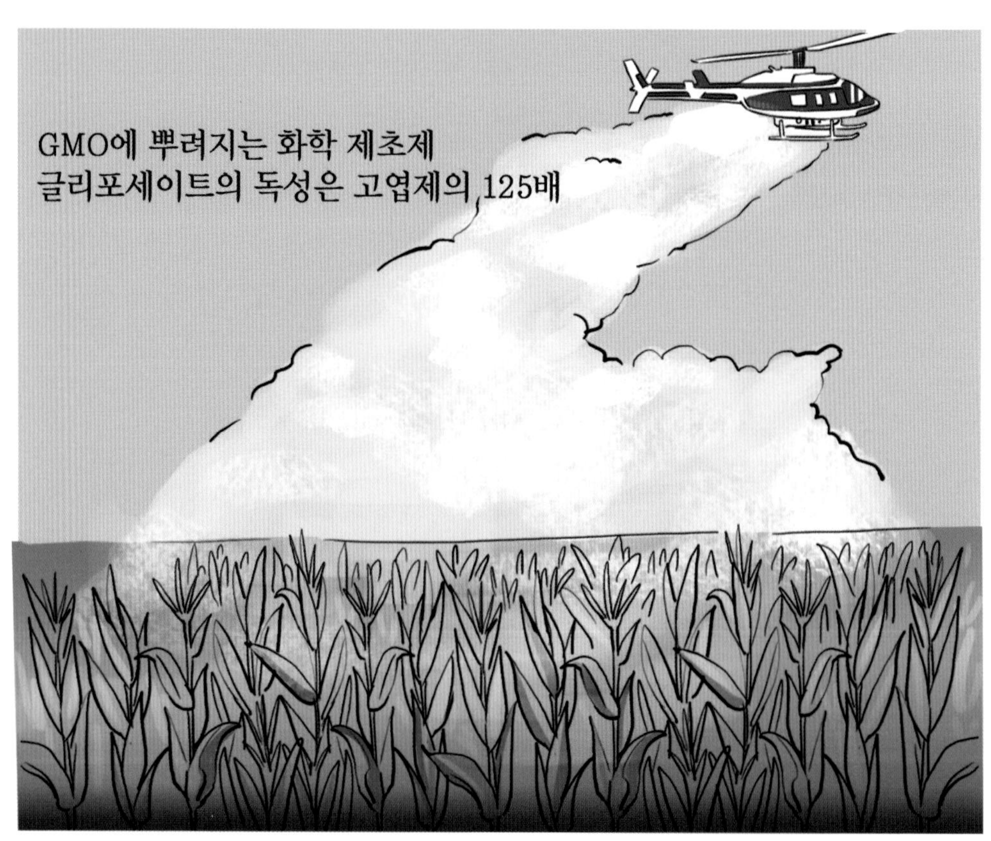
GMO에 뿌려지는 화학 제초제
글리포세이트의 독성은 고엽제의 125배

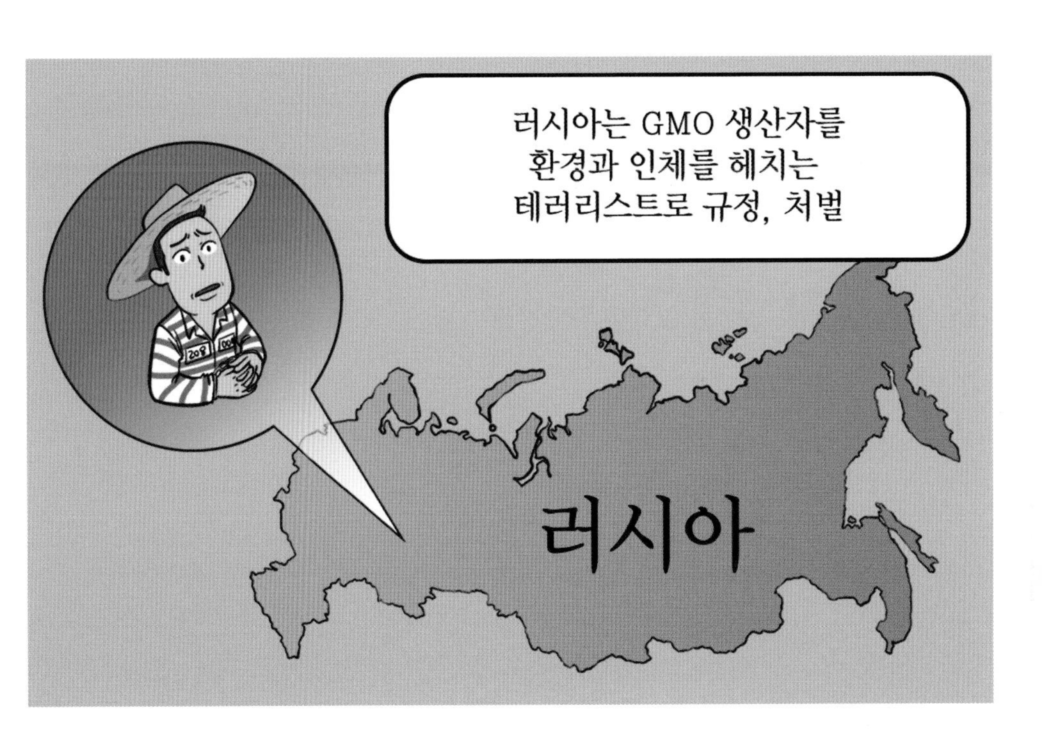
러시아는 GMO 생산자를
환경과 인체를 헤치는
테러리스트로 규정, 처벌
러시아

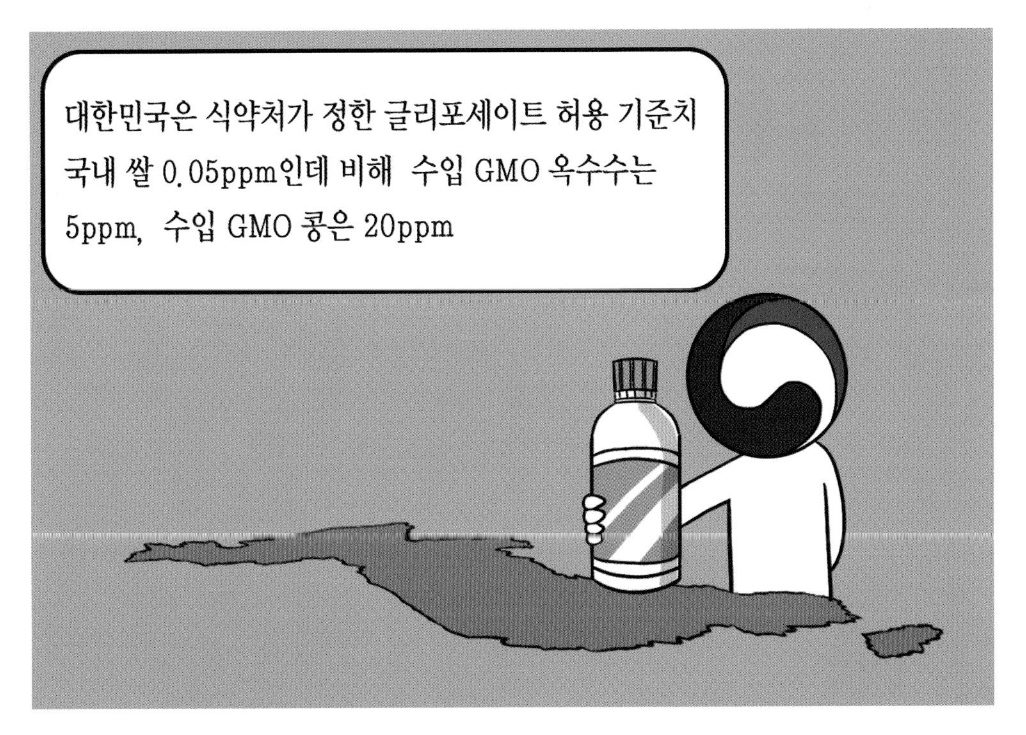
대한민국은 식약처가 정한 글리포세이트 허용 기준치
국내 쌀 0.05ppm인데 비해 수입 GMO 옥수수는
5ppm, 수입 GMO 콩은 20ppm

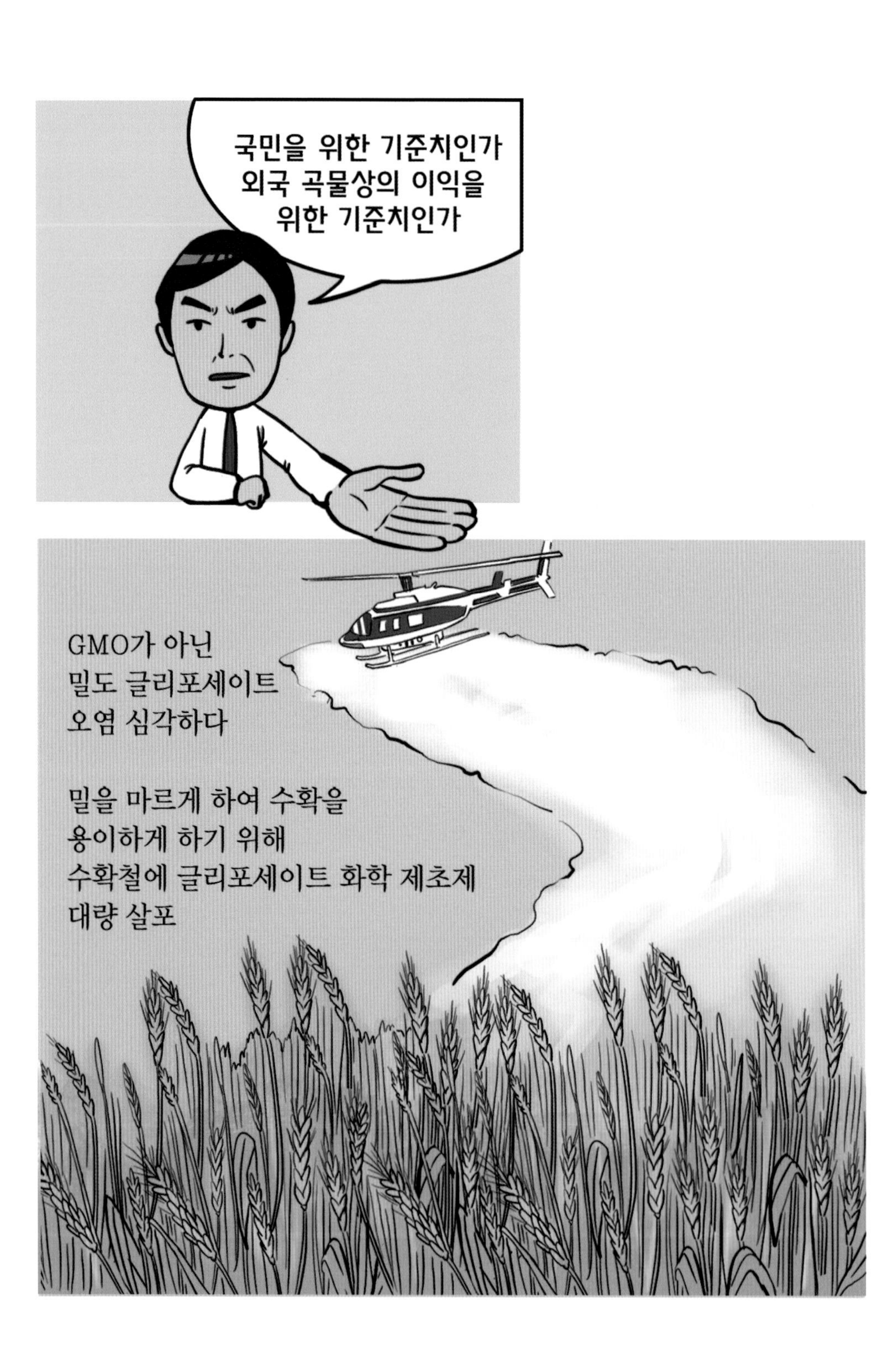
국민을 위한 기준치인가
외국 곡물상의 이익을
위한 기준치인가
GMO가 아닌
밀도 글리포세이트
오염 심각하다
밀을 마르게 하여 수확을
용이하게 하기 위해
수확철에 글리포세이트 화학 제초제
대량 살포

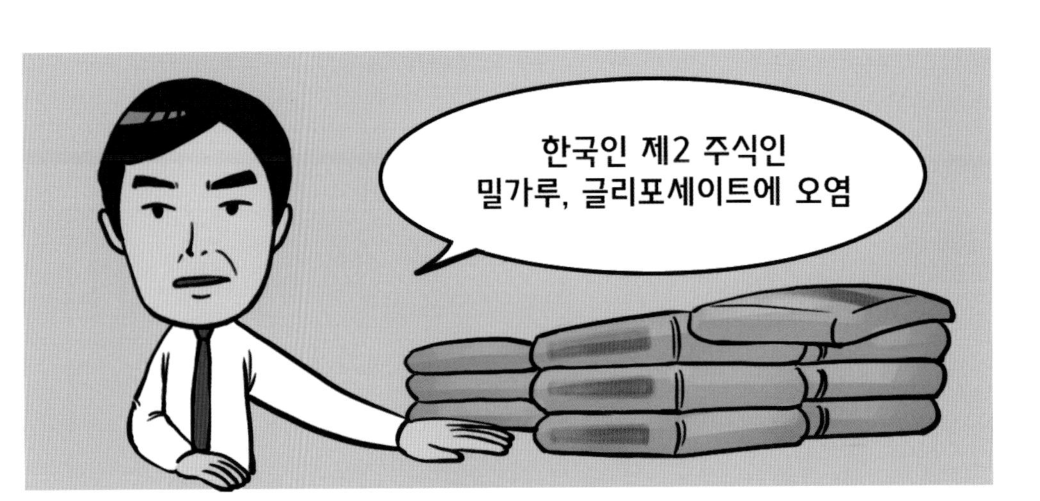
한국인 제2 주식인
밀가루, 글리포세이트에 오염

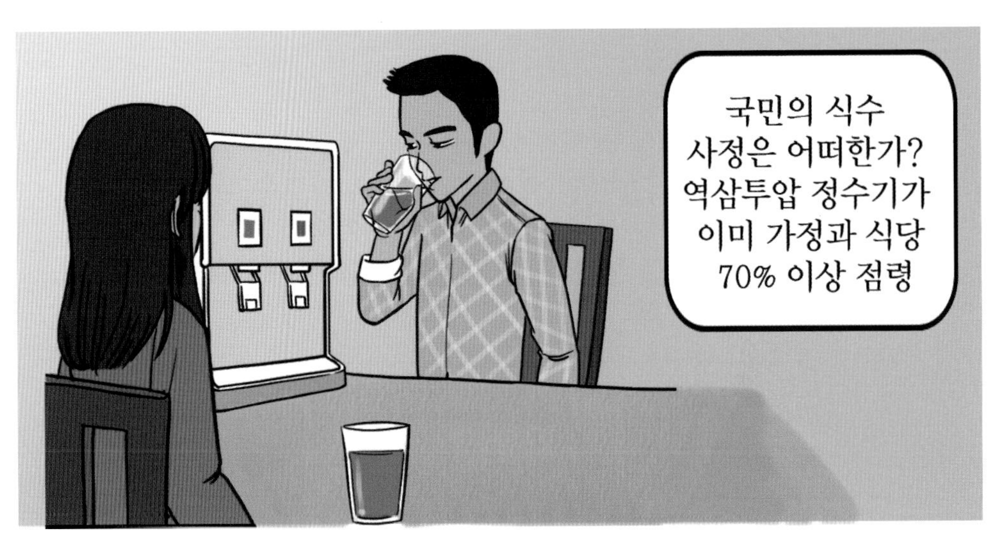
국민의 식수
사정은 어떠한가?
역삼투압 정수기가
이미 가정과 식당
70% 이상 점령

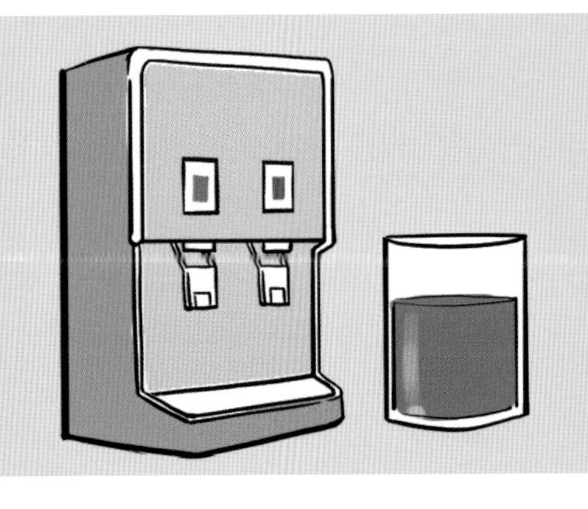
인체 세포와 체액
pH7.4로 약알칼리성인데,
역삼투압 정수기 물은
pH5.5 이하 강산성수로
인체 산성화시켜
각종 질병 위험 높인다.

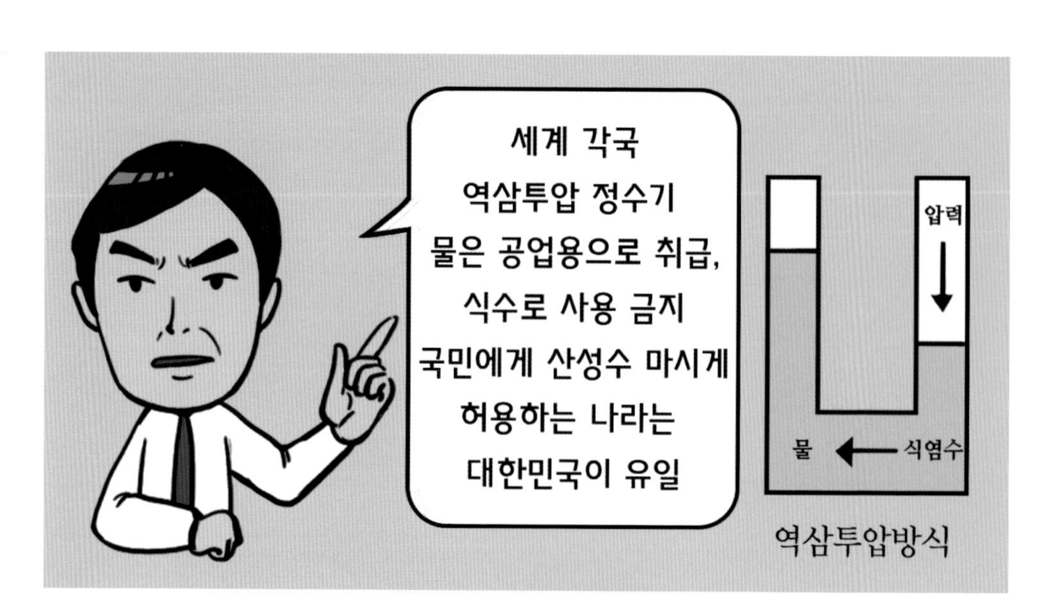
세계 각국
역삼투압 정수기
물은 공업용으로 취급,
식수로 사용 금지
국민에게 산성수 마시게
허용하는 나라는
대한민국이 유일
압력
물
식염수
역삼투압방식

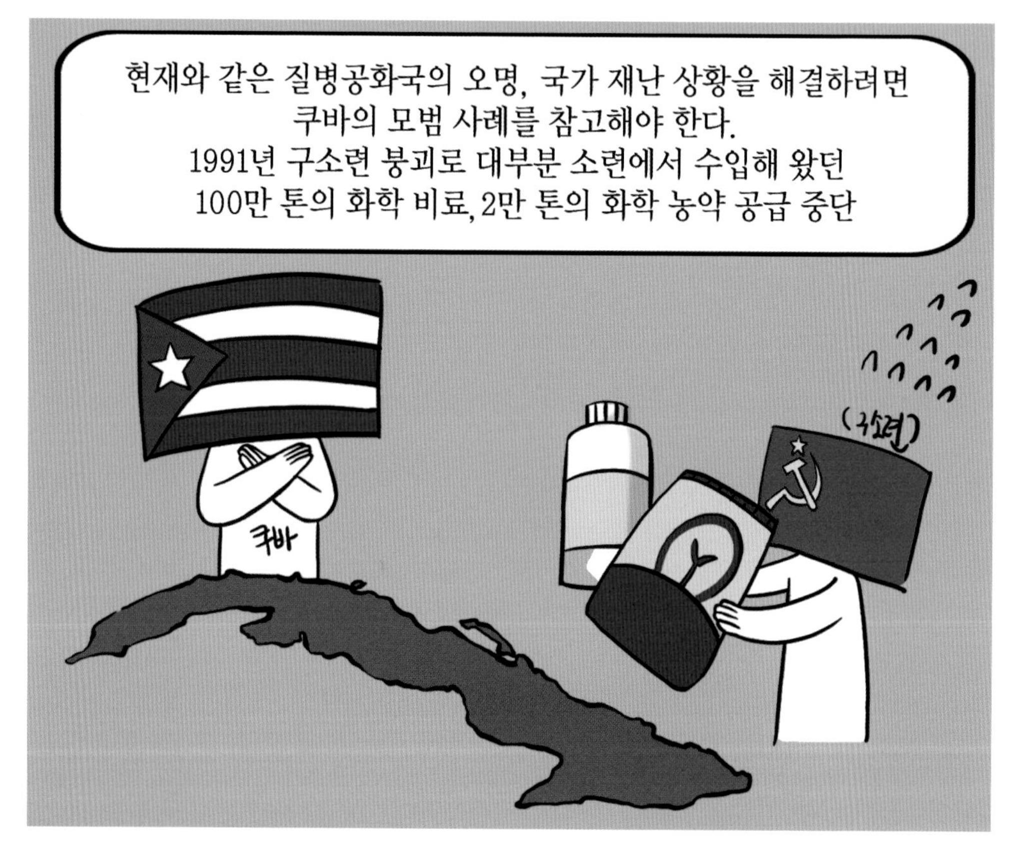
현재와 같은 질병공화국의 오명, 국가 재난 상황을 해결하려면
쿠바의 모범 사례를 참고해야 한다.
1991년 구소련 붕괴로 대부분 소련에서 수입해 왔던
100만 톤의 화학 비료, 2만 톤의 화학 농약 공급 중단
쿠바
(구소련)

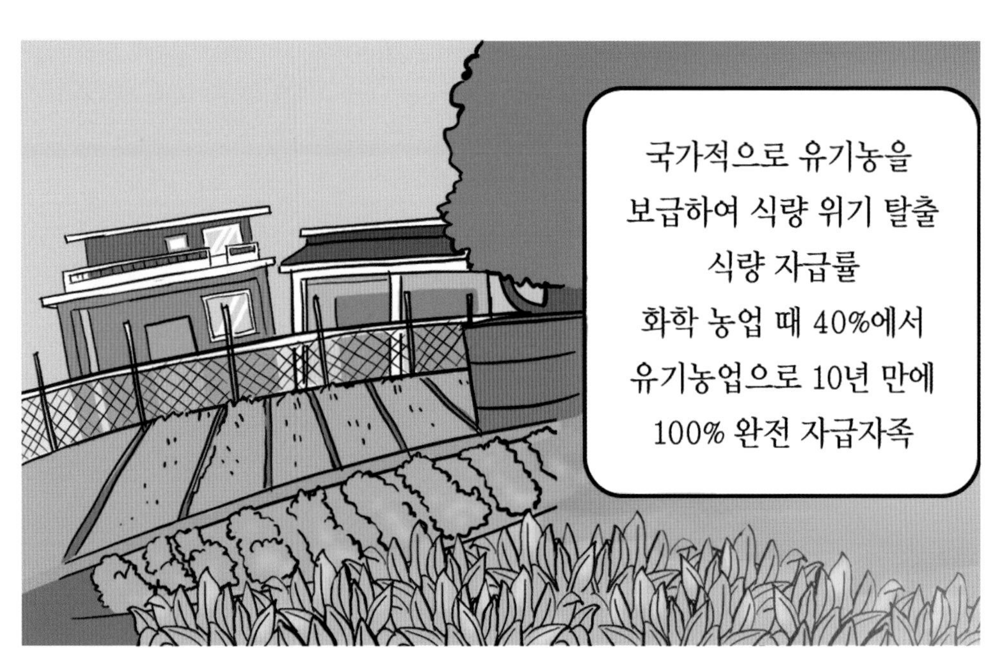
국가적으로 유기농을
보급하여 식량 위기 탈출
식량 자급률
화학 농업 때 40%에서
유기농업으로 10년 만에
100% 완전 자급자족

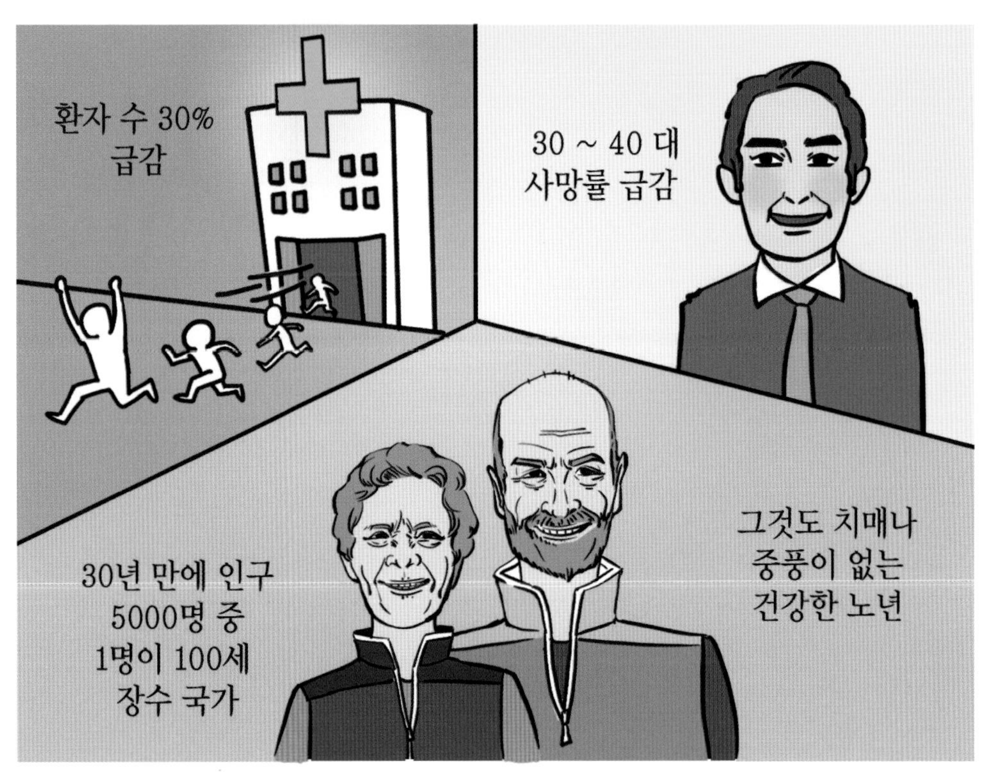
환자 수 30%
급감
30 ~ 40 대
사망률 급감
30년 만에 인구
5000명 중
1명이 100세
장수 국가
그것도 치매나
중풍이 없는
건강한 노년

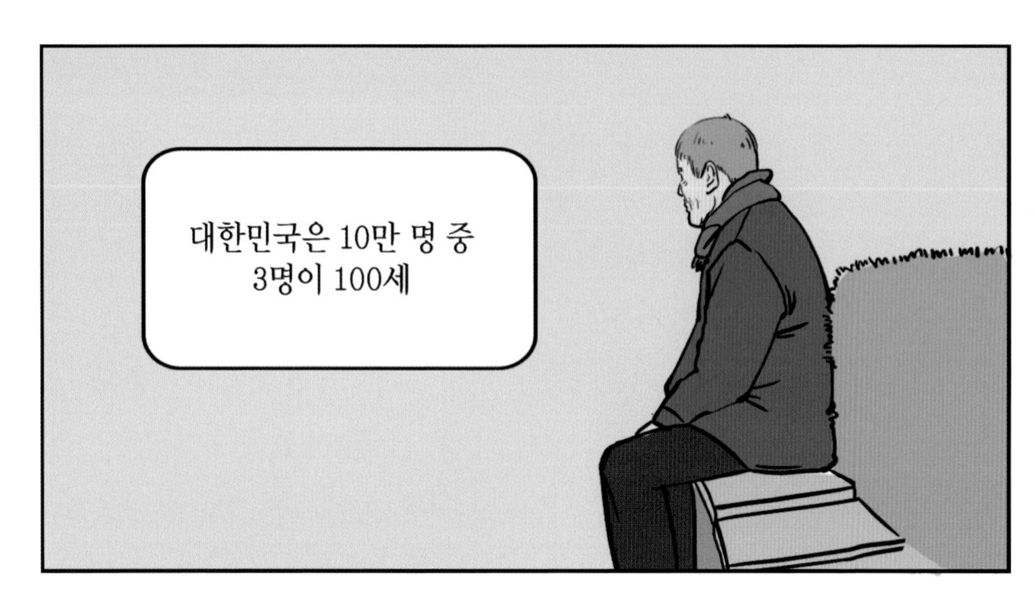
대한민국은 10만 명 중
3명이 100세

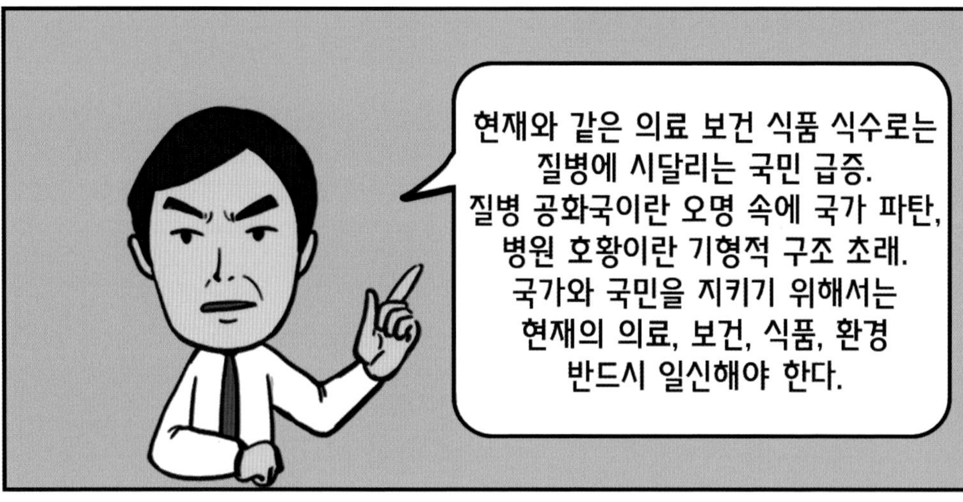
현재와 같은 의료 보건 식품 식수로는
질병에 시달리는 국민 급증.
질병 공화국이란 오명 속에 국가 파탄,
병원 호황이란 기형적 구조 초래.
국가와 국민을 지키기 위해서는
현재의 의료, 보건, 식품, 환경
반드시 일신해야 한다.